그림으로 이해하는 인체 이야기 007

신체와 질병의 구조

다나카 후미히코 감수 윤관현 감역 김희성 옮김

BM (주)도서출판 **성안당**

들어가며

 이 책은 인체에서 일어나는 질병에 관심을 갖고 기본 지식을 배우려는 일반인들을 위해 썼다. 현대 사회는 비단 의학뿐 아니라 각 분야의 지식을 담은 서적과 궁금한 건 무엇이든 검색할 수 있는 인터넷 웹사이트가 범람하여 손쉽게 '만물박사'가 될 수 있는 굉장히 편리한 세상이다. 하지만 인체가 그렇게 간단한 것일까?

 나는 의사 생활을 하면서 태중 태아가 분만을 거쳐 신생아에서 유아로, 다시 아동으로 성장하는 과정을 많이 지켜봐 왔다. 또한 병리 진단부에서는 다양한 질환과 싸우는 환자들의 검체와 표본을 진단했으며 불행하게 죽은 사람의 병리 해부도 수백 차례 경험했다. 그러나 그렇게나 많은 의료 현장을 체험했는데도 아직 인체는 모르는 것투성이다.

 인간의 질병을 이해하려면 인체라는 복잡한 계(系, System)를 종합적으로 파악하는 것이 가장 지름길이라는 관점에서 데이쿄대학에서 임상 검사 기사가 되려는 학생들을 대상으로 인체 각 부의 형태와 기능, 나아가 각 장기의 상호작용 등을 유기적으로 연계해서 강의해 왔다. 본서의 집필을 도와준 이이오 사키(飯尾 무紀) 씨는 나의 강의를 들은 제4기 졸업생 중 한 사람이다.

 나의 병리학 강의를 듣고 나서 7년이나 경과했음에도 내가 가르친 의학 지식의 근간을 제대로 기억하고 있는 것을 보고 나의 강의 방침은 틀리지 않았다고 확신했다. 그 강의 내용을 일반인들을 대상으로 재집필한 것이 이 책이다. 그래도 서점에서 파는 유사 도서보다 내용은 어렵겠지만 인체의 복잡성을 생각하면서 읽어주기를 바란다.

다나카 후미히코

● 목차 ●

3장_소화기의 구조와 질병 ------------ 67

노화와 죽음

POINT
- 노화에는 생리적 노화와 병적 노화가 있다.
- 세포는 분열 중식을 반복하다가 결국 정지한다.
- 활성산소가 세포 노화를 촉진시킨다.

노화란 나이를 먹는 것에 의한 변화를 말한다

사람은 나이를 먹으면서 체력이 떨어지고 생리 기능이 약해진다. 이것을 노화(생리적 노화)라고 한다. 한편 개인차가 있기는 하지만 나이에 따른 변화를 넘어 체의 기능이 쇠퇴하는 것을 병적 노화라고 한다. 다만 생리적 노화와 병적 노화를 구분하는 것은 어렵다. 노화 현상은 다양하게 나타나지만, 가령 뇌는 노화에 수반해서 중량이 감소하고 위축된다. 또한 심장은 육안으로 관찰하면 갈색이 되고(갈색 위축), 심장은 사구체가 아교질의 증가로 경화해서 숫자가 감소한다. 이처럼 노화에 의해서 신체 기능이 약해지고 최종적으로 개체 죽음(노사)에 이른다.

세포 레벨의 노화

개체의 노화에 수반하여 세포 단위로도 노화의 변화가 있다. 세포에는 분열과 재생하는 능력이 있지만 세포의 종류에 따라 능력이 다양하다. 세포는 40~50회 분열을 하고 나면 분열과 중식이 정지하는 것으로 밝혀졌다(헤이플릭 한계 Hayflick limit). 세포 분열 시에 출현하는 염색체의 말단에는 텔로미어(Telomere)라는 가운데서 같은 구조가 있고 세포 분열과 함께 짧아진다. 이렇게 해서 세포 분열이 정지하는 현상을 세포 노화라고 한다. 이외에도 세포 분열이 정지하는 요인에는 스트레스에 의해 발생하는 활성 산소도 있다. 활성 산소가 증가해서 DNA가 상처를 입으면 노화가 촉진된다. 또한 암 유전자의 시그널도 세포 노화를 정지시켜 세포 노화를 일으키는 요인이다.

20

시험에·보는·어구

텔로미어
염색체 복제 시 일단에 존재 하는, 염기 배열로, 염색체의 소모가 기능하는 것이 텔로미어 등 유지되기 위해서는 필요하다.

활성 산소
다른 스트레스로 인해 많은 세포를 살며 내 신체를 촉진하는 작용을 한다. 활성 화 역할이 높은 조직이나 세포로 인을 일으키는 독소의 과잉을 심화하면 활성 산소를 들을 수 있다.

조로증
베르너(Werner) 증후군, 소아 조로증(Progeria)은 같이 유전적으로 노화가 가속되는 선천성이상도 있다. 다른종류 추론도 노화가 가속된다.

포인트

해당 항목에서 학습할 내용의 포인트를 모아 두었다.

3종류의 주석

시험에 나오는 어구

각종 자격시험에서 출제 빈도가 높은 어구를 선별해서 정리해 두었다.

키워드

본문 중에서 중요한 용어나 어려운 용어를 설명한다.

메모

본문의 용어를 다시 자세히 설명한다.

컬러 일러스트

신체와 질병의 원리를 이해하기 쉽게 컬러 일러스트로 설명한다.

칼럼

칼럼은 2종류이다.
Athletics Column 은 운동과 신체에 관한 폭넓은 지식을 게재하였고 Column 은 각 페이지에서 설명한 내용과 관련된 다양한 지식을 다루었다.

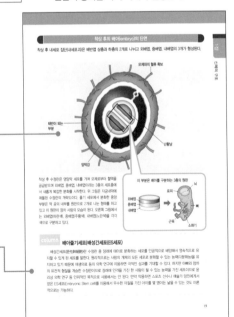

착상 후의 배아(embryo)의 단면

착상 후 내세포 집단(내세포괴)은 배반엽 상층과 하층의 2개로 나뉘고 외배엽, 중배엽, 내배엽의 3개가 형성된다.

착상 후 수정란은 영양막 세포를 거쳐 모체로부터 혈액을 공급받으며 외배엽, 중배엽, 내배엽이라는 3층의 세포층에서 서로를 복잡한 분화를 시작한다. 이 그림은 자궁벽에 매몰된 수정란의 개략으로 3층 세포에서 분화한 중앙 부분은 각 공의 내부를 원인으로 2개로 나눈 형태를 하고 있고 이 원인이 장차 태아의 모습이 된다. 오른쪽 그림에서는 외배엽(파란색), 중배엽(주황색), 내배엽(노란색) 색으로 구분되고 있다.

column 배아줄기세포(배성간세포(ES세포)

배성간세포(배성간세포)란 수정란 후 장래에 태아로 분화하는 세포를 인공적으로 배양해서 영속적으로 유지할 수 있던 세포를 말한다. 원리적으로는 사람의 개체의 모든 세포로 분화할 수 있는 능력(다분화능)을 유지하고 있기 때문에 재생의료 등의 의학 연구에 이용된다.

19

1장

신체의 구조

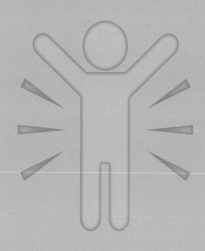

인체의 구조 ①

POINT
- 해부에는 육안(거시) 해부와 현미(미시) 해부가 있다.
- 두개(頭蓋, 머리뼈)는 15종 23개의 뼈로 구성되어 있다.
- 척주는 경추, 흉추, 요추, 천추, 미추로 구성된다.

해부를 통해서 신체가 어떻게 이루어지는지 이해한다

병리학은 질병의 원인을 규명하는 학문이지만 그것을 배우려면 우선 인체의 구조를 이해해야 한다.

구조를 이해하기 위해서는 해부학을 알아야 한다.

골격계는 신체를 지지하는 역할을 하며 머리(두개)와 그 외 체간의 둘로 구분된다. 두개는 15종 23개의 뼈로 구성되어 있다. 15종류의 뼈 가운데 네 가지(전두골, 상악골, 접형골, 사골)를 함기골이라고 한다.

체간에는 우선 척주가 있다. 척주는 경추, 흉추, 요추, 천추, 미추로 구성된다. 다음에 늑골이 있다. 늑골은 12쌍 있으며 후방에서 흉추와 관절을 형성해서 결합하고 전방에서 연골을 거쳐 흉골과 결합되어 있다. 다시 말해 척주 중 늑골과 접하는 관절을 가진 12개가 흉추이다. 몸 바깥에서 만져서 늑골을 헤아릴 때는 빗장뼈(쇄골) 아래에 있는 제2늑골을 우선 확인하자.

신체를 움직이려면 뼈뿐 아니라 근육도 필요하다. 골격근은 관절을 가로질러 뼈에 붙어 있으며 신경의 지배에 의해 수축해서 골격을 움직이는 중요한 기능을 한다. 팔(상지(上肢))은 견갑골을 거쳐 상완골과 관절을 형성하고 있다. 아래팔(전완(前腕), 팔뚝)에는 척골과 요골이 2개 나란히 있지만 위팔(상완(上腕), 어깨에서 팔꿈치까지 부분)과 연결된 관절에서 팔꿈치를 굽히고 펴는 것은 척골이며 요골은 손목의 뼈와 관절을 만들어 척골의 주위를 회전하고 손바닥을 뒤집는 운동을 지탱하고 있다. 다리(하지(下肢)). 대퇴, 무릎, 하퇴(정강이)와 발로 나뉜다)는 골반을 거쳐 대퇴골을 형성하고 있다. 하퇴에도 경골과 비골이 2개 나란히 있지만, 사람의 경우 아래팔만큼 복잡한 운동에는 관여하지 않았다.

시험에 나오는 어구

함기골(含氣骨, 공기뼈)
부비동(副鼻腔. P.140 참조)을 가진 뼈를 말한다. 전두골, 상악골, 접형골, 사골의 네 가지 뼈를 가리킨다.

척주(脊柱)
경추 7개, 흉추 12개, 요추 5개, 천추 5개, 미추 3~6개로 구성된다. 5개의 천추는 하나로 융합해서 천추를 형성한다.

교근(咬筋)
관골에 부착된 저작근(咀嚼筋)의 하나로, 삼차신경에 의해 지배를 받는다.

메모

골격근
수축과 이완에 의해 자기 마음대로 움직일 수 있는 근육(수의근)이다. 이에 대해 내장의 평활근과 심근은 의사와는 관계없이 움직이기 때문에 불수의근이라고 불린다.

괄약근
수의근의 대부분은 관절을 걸쳐 골격을 움직이는 골격근이지만 예외적으로 뜻하는 대로 안륜근과 구륜근, 항문을 수축시키는 바깥항문조임근(외항문괄약근) 등이 있다. 이것을 괄약근이라고 한다.

골격계

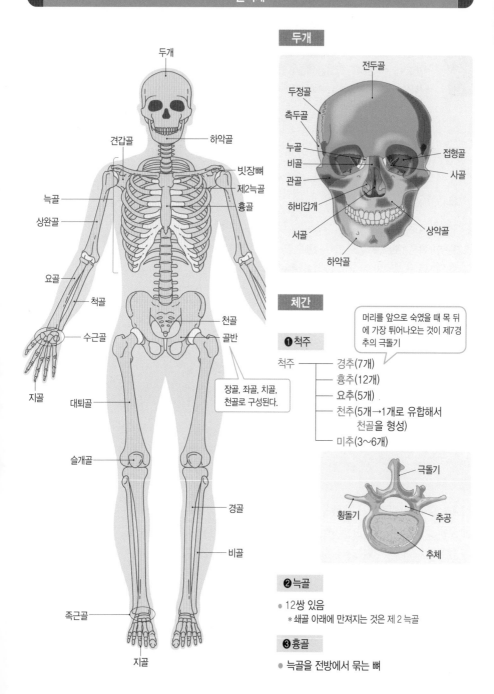

두개

상완골

견갑골

늑골

요골

척골

수근골

지골

하악골

빗장뼈

제2늑골

흉골

천골

골반

대퇴골

슬개골

경골

비골

족근골

지골

장골, 좌골, 치골,
천골로 구성된다.

두개

전두골

두정골

측두골

누골

비골

관골

하비갑개

접형골

사골

상악골

서골

하악골

체간

❶ 척주

> 머리를 앞으로 숙였을 때 목 뒤
> 에 가장 튀어나오는 것이 제7경
> 추의 극돌기

척주 ── 경추(7개)
        흉추(12개)
        요추(5개)
        천추(5개→1개로 유합해서
              천골을 형성)
        미추(3∼6개)

극돌기

횡돌기

추공

추체

❷ 늑골

● 12쌍 있음
  * 쇄골 아래에 만져지는 것은 제 2 늑골

❸ 흉골

● 늑골을 전방에서 묶는 뼈

인체의 구조 ②

- 세포는 생물의 기본 단위이다.
- 세포 내 소기관에는 다양한 역할이 있다.
- 세포는 조직과 기관을 형성하여 집합체로서 기능한다.

인체의 최소 단위는 세포

우리의 신체는 세포로 구성되어 있으며 전부 60조 개의 세포가 있다고 한다. 세포는 생물의 기본 단위이다. 세포에는 내부 환경을 유지하면서 자기복제(세포분열)하는 기능이 있다.

세포 안에는 다양한 세포 내 소기관이 활동하고 있다. 가장 큰 세포 내 소기관인 핵은 DNA를 갖고 있다. DNA란 유전자를 말한다. 또한 조면 소포체는 DNA의 정보에 따라서 단백질을 합성하는 장(場) 역할을 하며 리소좀(lysosome)은 이물질을 처리하는 기능을 한다. 이외에도 칼슘을 저장하고 해독하는 기능을 하는 활면 소포체와 단백질에 당을 부가해서 마무리를 하는 골지장치(Golgi's apparatus, -裝置)라는 것도 있다.

그중에서도 미토콘드리아는 세포의 발전소라 불릴 만큼 중요한 세포 내 소기관이다. 미토콘드리아는 동물 세포의 활동에 필요한 에너지를 만든다. ATP(아데노신 3인산)라 불리며 생명 활동에 필수불가결한 에너지를 화학적으로 축적하는 물질이다.

팀으로 기능하는 신체

세포 몇 개가 결합해서 부위에 따라서 기능을 분담하는 구조를 조직이라고 한다. 그리고 조직이 조합한 집합체를 기관이라고 한다. 이처럼 다세포 생물의 신체는 세포에서 조직으로, 조직에서 기관으로 세포의 집합체를 이루어 기능하고 있다. 세포·조직·기관과 같은 식으로 신체는 체계(hierarchy)를 만들고 있다.

시험에 나오는 어구

세포 내 소기관
핵 이외는 전자현미경이 아니면 관찰할 수 없다. 세포를 덮은 세포막은 지질의 이중막으로 되어 있으며 이것을 단위막이라고 부른다.

뉴클레오티드
뉴클레오티드(염기+당)에 인산기가 붙은 것으로 DNA의 염기에는 아데닌, 구아닌, 시토신, 티민의 4종류가 있고 배열에 따라 유전 정보가 결정된다.

키워드

미토콘드리아
미토콘드리아는 태곳적 원시세포에 포식된 박테리아와 비슷하기 때문에 박테리아 공생설이 있다. 그 박테리아는 산소를 사용해서 에너지를 효율적으로 양산하는 능력을 갖고 있다.

메모

조직·기관
조직에는 결합 조직·근 조직·신경 조직·상피 조직 등이 있다. 보통 기관이란 심장과 위, 장, 폐 등 장기를 가리킨다.

세포의 구조

세포 안에는 다양한 소기관이 있고 각각 단백질이나 에너지를 만들고 노폐물을 대사, 배출한다.

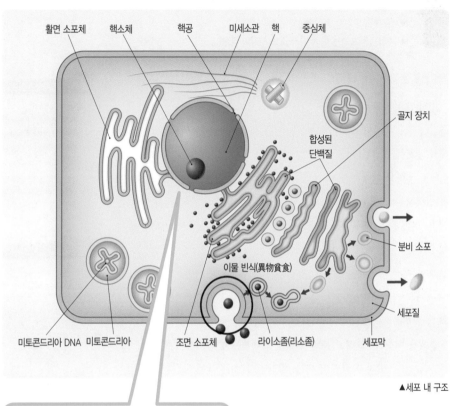

활면 소포체　핵소체　핵공　미세소관　핵　중심체

골지 장치

합성된
단백질

분비 소포

이물 빈식(異物貧食)

세포질

미토콘드리아 DNA　미토콘드리아　조면 소포체　라이소좀(리소좀)　세포막

▲세포 내 구조

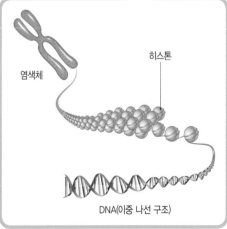

염색체

히스톤

DNA(이중 나선 구조)

◀염색체의 구조

평소에는 핵 안에 DNA로서 풀린 형태로 존재하지만 세포가 분열할 때 응집해서 염색체 형태로 통합된다. 전부 46개 있다. DNA는 얽히거나 끊어지지 않도록 히스톤이라는 단백질에 감기어서 규칙적으로 접히면서 염색체를 구성한다. 신체에 필요한 단백질인 아미노산 배열을 지정한 DNA가 과부족 없이 분열하려면 이러한 포장 구조로 통합할 필요가 있다.

세포의 증식(세포분열) *cell division*

- G1, S, G2, M의 네 가지 세포 주기가 있다.
- 세포분열이 가장 격심한 시기는 M기이다.
- G1기는 세포의 종류에 따라 소요 시간이 다르다.

자기를 복제하는 세포

1858년 독일인 의사 루돌프 피르호(Rudolf Virchow)가 '세포는 세포에서 생긴다'라고 주장한 것처럼 세포는 자기복제를 한다. 즉, 세포분열을 반복해서 세포를 늘려간다.

세포는 항상 일정 상태에 있는 게 아니라 G1, S, G2, M의 네 가지 주기를 반복하는데 세포 복제를 하는 것은 이 가운데 M기가 된다. 또 M기는 전기, 분열 전기, 분열 중기, 분열 후기, 말기의 다섯 가지 단계로 핵과 핵내 DNA가 분열하고 그리고 세포질 분열이라는 형태로 세포가 2개로 분열한다. 우선 전기에는 DNA가 농축해서 염색체를 형성한다. 이 염색체는 DNA가 꽉 찬 팩과 같다. 다음으로 분열 전기에 핵막이 소실되어 염색체의 동원체에 미세소관이 부착된다. 이어서 분열 중기가 되면 염색체는 적도면에 늘어선다. 그리고 분열 후기에 염색체는 중앙에서 종렬해서 극으로 이동한다. 말기가 되면 염색체 쇄편(낭염색체)은 극에 도달하고 핵막이 형성된다. 최후에 세포질 분열이 일어나고 염색체의 농축이 해제되어 세포분열이 완료된다.

M기 이외의 G1기, S기, G2기를 합쳐 분열간기(分裂間期) 세포 주기라고 한다. G1기는 DNA가 합성되기 이전으로, 가장 안정된 시기이다. 세포분열을 하지 않고 휴지기(G0기)에 들어가는 세포(신경세포와 근육세포 등)도 있다. S기에는 DNA가 복제되어 G2기에 들어가지만 이 시기는 통상 2배에 달하는 양의 DNA를 갖고 있으므로 불안정하며 M기를 거쳐 안정된다. 세포 주기의 조절에는 사이클린(cyclin)이라는 단백질이 관여하고 있다.

 시험에 나오는 어구

염색체
사람은 46개(23쌍)의 염색체를 갖고 있다. 염색체는 M기에만 관찰할 수 있다.

핵막
핵과 세포질을 사이에 두고 있는 막을 말한다. 핵막은 지질 이중막으로 구성된다.

 키워드

미세소관
세포 소기관인 중심체가 생성된다. 세포 내 소기관의 움직임과 세포분열 시 염색체 움직임을 주도한다. 방추사라고도 한다.

 메모

사이클린
세포 주기를 조절하는 단백질. G1기에서 S기에 관여하는 G1/S 사이클린 연구가 진행하고 있다. S기를 나온 세포는 반드시 분열을 하므로 G1기부터 S기를 컨트롤하면 사이클린을 채취할 수 있는 효율이 높다.

세포 주기

세포가 2개의 딸세포를 만들어 내는 것 또는 그 주기를 말한다.

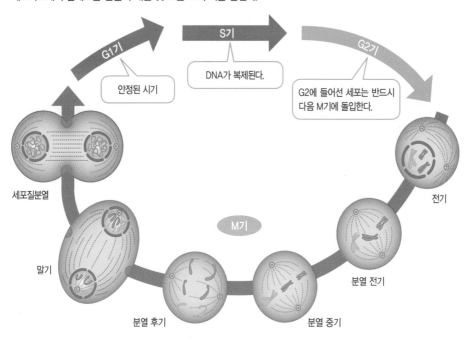

세포 주기의 세포 변화

세포는 세포 주기별로 다양하게 변화한다.

M	전기	• DNA가 농축되어 염색체를 형성한다. • 염색체는 M기에만 보인다.
	분열 전기	• 핵막이 소실된다. • 염색체의 동원체에 미소관이 생긴다.
	분열 중기	• 염색체는 적도면에 늘어선다. • 미세소관(방추사)은 적도면을 일부 넘는다.
	분열 후기	• 염색체는 중앙에서 종렬(세로로 갈라짐)되어 극에 도달한다.
	말기 세포질 분열	• 핵막이 형성된다. • 염색체 각각의 반쪽(딸염색체 딸염색체(daughter chromosome)은 극에 도달한다.
G1		• 가장 안정된 시기를 가리킨다. • 휴지기(G0기)에 들어서는 세포도 있다.
S		• 다음의 세포분열에 대비해 DNA의 복사본을 만든다. • DNA 양은 2배가 된다.
G2		• G2기에 들어선 세포는 반드시 분열기를 거친다.

인체의 발생

● 인체는 배반포를 구분하는 원반에서 발생한다.
● 척삭에서 결정된 원시선조(原始線條)를 따라서 체축이 결정된다.
● 원시선조 주위의 세포가 이동해서 3개의 배엽을 형성한다.

수정란은 착상까지 2주 소요

복강 내에 배란된 난자는 자궁관에 진입해서 자궁을 향하고 한편 질내에 진입한 정자도 자궁에서 자궁관을 거슬러 올라가 둘은 도중에 합체해서 수정란이 된다. 수정란은 처음에는 1개의 세포에 지나지 않지만 세포분열을 반복하면서 2주일 정도에 자궁 내막에 착상한다. 이때 수정란의 상태는 장래 태아로 분화하는 줄기세포와 태반으로 분화하는 영양막세포로 나뉘고 이 상태를 전문 용어로 배반포라고 한다. 이 줄기세포에서 만들어진 세포주가 배아줄기세포(배성간세포)이다.

착상 후 종자세포는 다시 분화해서 구체 안에 영양을 축적하고 있는 난황낭과 장래 양수가 저류하는 양막강이라는 2개의 공간을 만들며, 이 둘을 구분하는 원반이 복잡하게 분화해서 사람의 형태가 된다. 이 원반은 3개의 세포층으로 구성된다. 양막강 측에서 외배엽, 중배엽, 내배엽이라 불리며 외배엽 측에 태아의 축을 결정하는 척삭이 형성되고 거기에 기초해서 각 배엽에서 대략적으로 다음과 같은 기관이 발생한다. 외배엽에서 유래하는 것에는 양막을 감싸는 표피와 피부 부속기, 구강과 항문이 있다. 또한 신경관으로 함입해서 신경 관련 장기도 형성하기 때문에 중추신경, 말초신경, 내이, 안구, 부신수질도 외배엽 유래이다. 내배엽에서 유래된 것에는 소화관 점막과 간, 췌장 등의 소화기, 인두와 분기하는 후두에서 기관지와 폐의 점막, 또한 하부에서 직장과 나뉜 요도, 방광 점막, 다시 전립샘이 있다. 나머지가 중배엽에서 유래된 것이고 근육과 뼈, 연골, 결합조직, 비뇨기, 생식기, 심장, 혈관, 혈구 등이 있다.

척삭(脊索, notochord)
태아의 신체 축을 결정하는 세포군으로, 태아의 발생을 생각할 때 체축(體軸)은 중요한 개념이다. 우선 척삭을 따른 원시 선조 방향으로 축이 정해지고 다음으로 머리 방향이 결정되며, 복배가 결정되면 마지막에 신체는 좌측과 비좌측(우측)으로 분화한다. 이들은 모두 유전자 산물에 의해서 정밀하게 유도된다.

배엽의 유래
장기가 어느 배엽에서 유래하는지를 살펴보는 개념이다. 예를 들면 소화관만 하더라도 점막은 내배엽, 점막하 조직과 평활근층과 복막은 중배엽, 신경얼기는 외배엽 유래이고 구성 성분별로 배엽이 다르다. 기본적인 개념으로는 양수에 접하고 있는 표피는 당연히 외배엽이고 예외적으로 외배엽에서 내부로 들어가서 형성되는 신경관에서 거의 모든 신경계에 관여하는 기관이 발생한다. 다음으로 난황낭에 접하는 내배엽에서는 영양을 흡수하는 소화관 점막이 발생하고, 계속해서 이어지는 간과 췌장은 물론 인두에서 나뉘는 호흡기 점막과 직장에 인접하는 요도와 방광의 점막도 내배엽에서 유래한다.

착상 후의 배아(embryo)의 단면

착상 후 내세포 집단(내세포괴)은 배반엽 상층과 하층의 2개로 나뉘고 외배엽, 중배엽, 내배엽의 3개가 형성된다.

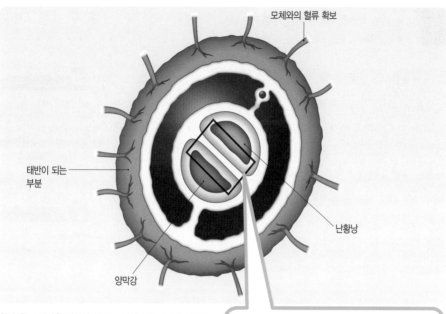

모체와의 혈류 확보

태반이 되는
부분

난황낭

양막강

착상 후 수정란은 영양막 세포를 거쳐 모체로부터 혈액을 공급받으며 외배엽, 중배엽, 내배엽이라는 3층의 세포층에서 새롭게 복잡한 분화를 시작한다. 위 그림은 자궁내막에 매몰된 수정란의 개략도이다. 줄기세포에서 분화한 중앙 부분은 딱 공의 내부를 원판으로 2개로 나눈 형태를 하고 있고 이 원판이 장차 사람의 모습이 된다. 오른쪽 그림에서는 외배엽(파란색), 중배엽(주황색), 내배엽(노란색)을 각각 색으로 구분하고 있다.

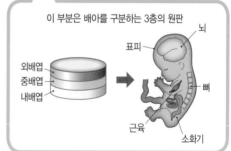

이 부분은 배아를 구분하는 3층의 원판

외배엽
중배엽
내배엽

뇌
표피
뼈
근육
소화기

배아줄기세포(배성간세포(ES세포))

배아줄기세포(배성간세포(胚性幹細胞))란 수정란 중 장래에 태아로 분화하는 세포를 인공적으로 배양해서 영속적으로 유지할 수 있게 된 세포를 말한다. 원리적으로는 사람의 개체의 모든 세포로 분화할 수 있는 능력(다분화능)을 유지하고 있기 때문에 재생의료 등의 의학 연구에 이용하면 극적인 성과를 기대할 수 있다. 하지만 아빠와 엄마의 유전적 형질을 계승한 수정란이므로 장래에 인격을 가진 한 사람이 될 수 있는 능력을 가진 세포이므로 윤리상 의학 연구 등 인위적인 목적으로 사용해서는 안 된다. 만약 악용하면 스포츠 선수나 예술가 양친에게서 얻은 ES세포(Embryonic Stem cell)를 이용해서 우수한 자질을 가진 아이를 몇 명이든 낳을 수 있는 것도 이론적으로는 가능하다.

노화와 죽음

POINT

- 노화에는 생리적 노화와 병적 노화가 있다.
- 세포는 분열 증식을 반복하다가 결국 정지한다.
- 활성산소가 세포 노화를 촉진시킨다.

노화란 나이를 먹는 것에 의한 변화를 말한다

사람은 나이를 먹으면서 체력이 떨어지고 생리 기능이 약해진다. 이것을 노화(생리적 노화)라고 한다. 한편 개인차가 있기는 하지만 나이에 따른 변화를 넘어 신체의 기능이 쇠퇴하는 것을 병적 노화라고 한다. 다만 생리적 노화와 병적 노화를 구분하는 것은 어렵다. 노화 현상은 다양한 장기에 나타나지만, 가령 뇌는 노화에 수반해서 중량이 감소하고 위축된다. 또한 심장은 육안으로 관찰하면 갈색이 되고(갈색 위축), 신장은 사구체가 아교질의 증가로 경화해서 숫자가 감소한다. 이처럼 노화에 의해서 신체 기능이 약해지고 최종적으로 개체 죽음(노쇠)에 이른다.

세포 레벨의 노화

개체의 노화에 수반하여 세포 단위로도 노화의 변화가 있다. 세포에는 분열과 재생하는 능력이 있지만 세포의 종류에 따라 능력이 다양하다. 세포는 40~50회 분열을 하고 나면 분열과 증식이 정지하는 것으로 밝혀졌다(헤이플릭 한계, Hayflick limit). 세포분열 시에 출현하는 염색체의 말단에는 텔로미어(Telomere)라는 카운터와 같은 구조가 있고 세포분열과 함께 짧아진다. 이렇게 해서 세포분열이 정지하는 현상을 세포 노화라고 한다. 이외에도 세포분열이 정지하는 요인에는 스트레스에 의해 발생하는 활성산소도 있다. 활성 산소가 증가해서 DNA가 상처를 입으면 노화가 촉진된다. 또한 암 유전자의 시그널도 세포분열을 정지시켜 세포 노화를 일으키는 요인이다.

노화에 수반되는 인체의 변화

노화에 의해서 인체에 생기는 변화는 다양하다.

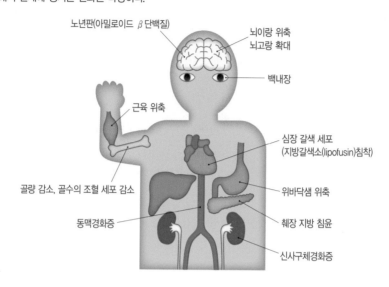

노년판(아밀로이드 β 단백질)

뇌이랑 위축
뇌고랑 확대

백내장

근육 위축

심장 갈색 세포
(지방갈색소(lipofusin)침착)

골량 감소, 골수의 조혈 세포 감소

위바닥샘 위축

동맥경화증

쵀장 지방 침윤

신사구체경화증

세포의 노화

세포의 노화에는 다양한 종류가 있지만 텔로미어가 짧아지면 헤이플릭 한계는 찾아온다. 암세포의 경우 텔로미어가 짧아지지 않으므로 이상 분열과 증식을 반복한다.

헤이플릭 한계

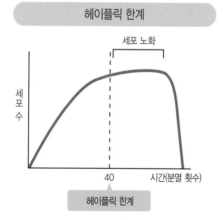

세포 노화

세
포
수

40   시간(분열 횟수)

헤이플릭 한계

사람의 세포는 40~50회의 세포분열을 하면 한계를 맞이한다. 분열을 정지한 세포를 노화세포라고 하며 최종적으로는 개체의 죽음에 이른다.

텔로미어 배열의 구조

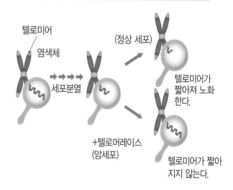

텔로미어
염색체

(정상 세포)

세포분열

텔로미어가
짧아져 노화
한다.

+텔로머레이스
(암세포)

텔로미어가 짧아
지지 않는다.

사람의 경우는 약 1만 염기가 반복되지만 분열할 때마다 말단의 텔로미어 배열이 조금씩 사라지고 어느 길이에 달하면 멈춘다.

호메오스타시스의 유지

- 신체의 항상성을 호메오스타시스라고 한다.
- 생체반응을 일으켜 항상성을 유지한다.
- 피드백이라는 우수한 기능을 갖고 있다.

외부의 영향을 받지 않는 현명한 신체

우리의 신체는 외부 환경이 어떻게 변화해도 내부는 변화하지 않도록 만들어져 있다. 예를 들면 일정한 체온을 유지하고 전해질과 체액을 유지한다. 또한 혈액의 pH(수소이온 농도)를 변화시키지 않도록 하거나 일정 산소를 세포로 공급해서 신체 전체의 균형을 취하고 있다. 이렇게 해서 생체 기능을 일정하게 유지하는 것을 호메오스타시스(항상성, Homeostasis)라고 한다.

기온이 높을 때나 고열이 날 때 땀을 흘리거나 운동을 할 때 심박수가 빨라지는 것은 신체가 항상 항상성을 유지하려고 하기 때문이다.

생명을 유지케 하는 우수한 시스템

호메오스타시스 기능이 무너지면 신체는 정상 균형을 취할 수 없다. 호메오스타시스를 무너뜨리려는 인자가 외부에서 들어오면 신체는 그것을 인식하고 우선 다양한 수용기에 작용한다. 신경계와 면역계, 내분비계 등의 제어 센터에 정보가 보내지고 자율신경과 면역반응, 호르몬의 분비를 조정하는 각 장기에 지시사항이 전달된다. 그리고 심장과 혈관, 내장의 평활근에 작용해서 생체 반응을 일으킨다. 호메오스타시스를 유지하기 위해 일어난 생체반응이 과잉인 경우는 반응을 억제하도록, 또한 반응이 충분하지 않는 경우는 반응을 촉진하도록 조정된다. 이것을 피드백이라고 한다.

 시험에 나오는 어구

호메오스타시스
신체의 내부 환경을 일정하게 유지하려는 것을 말한다. 항상성 유지.

생체 기능
살아가기 위해 필요한 다양한 신체 기능. 신체는 항상 일정한 상태를 유지하려고 일한다. 예를 들면 혈액의 pH 유지나 체온을 조절하고 신체의 산소 공급량을 유지하는 것 등이다.

생체 반응
신체의 호메오스타시스를 유지하기 위해 수행하는 다양한 생체 내 화학 반응과 자율신경이나 호르몬의 조절을 말한다. 자율신경(교감신경과 부교감신경)이 심박수의 증가와 발한 등을 조절하고 있다. 또한 내분비 장기(췌장과 갑상샘 등)에서 호르몬을 방출하는 것으로도 조절한다.

 키워드

피드백
신경계에서는 신경 전달 물질로, 내분비에서는 호르몬을 사용해서 조절하고 있다.

호메오스타시스의 삼각형

자율신경계는 순환, 호흡, 소화, 발한·체온 조정, 내분비, 생식 기능, 대사 등을 제어하여 호메오스타시스를 유지하고 있다.

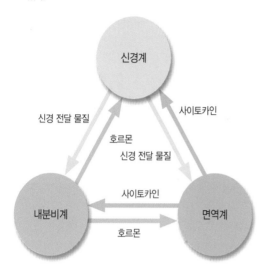

자율신경, 내분비, 면역계의 세 가지 균형을 호메오스타시스의 삼각형이라고 한다. 각 기능이 제대로 작용하지 않으면 신체와 마음의 균형이 무너져서 질병에 걸리기 쉽다. 즉, 신체는 항상성을 유지해야 건강을 지킬 수 있다.

피드백 기구

사람의 신체는 호메오스타시스가 흐트러져도 피드백 기구가 기능하여 정상 체내 환경을 유지하려고 한다.

●내분비의 피드백 예

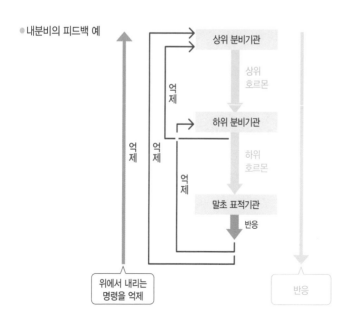

호메오스타시스는 온도와 습도 등의 외인과 유전적 요소에 의한 내인 등 다양한 요인에 의해서 흐트러지지만 이를 바로 잡아 항상성을 유지하는 기능을 피드백 기구라고 한다. 이 작용에 의해서 생체는 정상 상태로 돌아간다.

생체 에너지

- ATP(아데노신 3인산)는 생체의 에너지원이다.
- 해당계(解糖系), 구연산 회로(TCA 회로), 전자전달계의 세 가지 산화 반응만이 동물의 ATP를 공급할 수 있다.

동물은 산화 반응으로 ATP를 획득한다

식물은 광합성과 탄산 동화 작용에 의해 환원적으로 탄수화물과 산소를 합성하면서 생체의 에너지원인 ATP(아데노신 3인산)를 생성한다. 한편 동물은 반대로 탄수화물에서 수소 원자를 빼앗는 탈수소 반응과 거기에 산소를 결합시켜 물로 만드는 2종류의 산화 반응에 의해서 ATP를 생성한다. 동물 세포는 기본적인 탄수화물(당질)인 글루코스를 혈액 중에서 받아들여 세포질 내에서 해당계라는 탈수소 반응에 의해 피루브산으로 변환하는 과정에서 1분자의 글루코스에서 2분자의 ATP를 획득한다.

미토콘드리아에서 아세틸 CoA로 변환되어 구연산 회로(TCA 회로)의 탈수소 반응으로 생긴 수소 원자는 최종적으로 미토콘드리아 내막의 전자전달계에서 산소와 결합하고 물이 되는 과정에서 대량의 ATP를 발생한다. 대량 생성은 미토콘드리아가 관여하는 호기적 호흡에 의해서 글루코스 1분자에서 32분자의 ATP가 생성된다고 추정된다. 미토콘드리아가 관여하지 않는 혐기적 조건과 비교하면 효율이 좋다고 할 수 있다.

절식(絶食) 상태에 대한 비축 대응

동물 세포는 절식으로 인한 글루코스 결핍에 대비하여 글리코겐과 중성지방을 비축하고 있다. 글루코스가 중합한 글리코겐은 주로 간과 근육에 비축되고 또한 글리세린과 지방산으로 구성되는 중성지방은 지방 조직에 비축되어 있다. 글리세린은 글루코스로 변환, 지방산은 β산화로 아세틸 CoA로 분해되어 구연산 회로(TCA 회로)에서 전자전달계의 ATP 합성에 사용된다.

중성지방

중성지방은 글리세린(글리세롤)이라는 3가의 알코올에 긴 사슬의 탄소 원자가 연결된 지방산이 3분자가 결합한 물질이다. 글리세린은 해당계의 역반응에 의해 글루코스로 변환되고 지방산은 탄소 원자 사슬을 2개씩 분해해서 아세틸 CoA로 변환된다.

CoA(코엔자임 A)

보조효소 A라고도 불리며 글루코스와 지방산 등의 에너지 대사를 보조하는 물질이다. 비타민 B군인 판토텐산(pantothenic酸)에서 합성된다.

미토콘드리아의 역할

미토콘드리아는 원시 동물 세포와 공생해서 효율적인 호기적 에너지를 생성하는 세포 내 소기관으로 TCA 회로와 전자전달계를 수행하고 있다. 지방산의 β산화도 이 내부에서 이루어져서 아세틸 CoA를 공급하는 것 외에 TCA 회로에서 발생하는 이산화탄소를 이용하는 요소 회로의 최초 단계 및 TCA 회로의 물질을 이용하는 헴 합성(heme synthesis)에도 관여하고 있다.

에너지를 생성하는 화학반응

생체의 에너지원인 아데노신 3인산 (ATP)은 해당계, 구연산 회로, 전자 전달계의 세 가지 화학 반응으로만 생성된다.

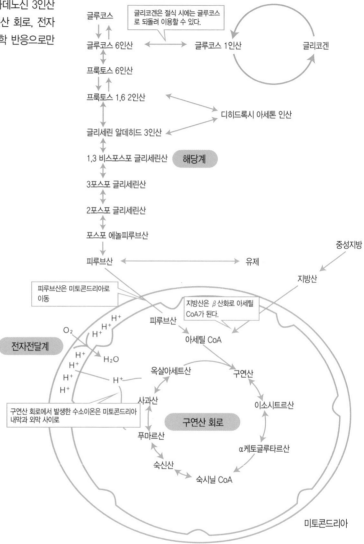

글루코스

글리코겐은 절식 시에는 글루코스 로 되돌려 이용할 수 있다.

글루코스 6인산 ◄─────► 글루코스 1인산   글리코겐

프룩토스 6인산

프룩토스 1,6 2인산 ◄───────

디히드록시 아세톤 인산

글리세린 알데히드 3인산 ◄───────

1,3 비스포스포 글리세린산   **해당계**

3포스포 글리세린산

2포스포 글리세린산

포스포 에놀피루브산

피루브산 ◄────────────► 유제   중성지방

피루브산은 미토콘드리아로 이동   지방산

지방산은 β산화로 아세틸 CoA가 된다.

O₂   H⁺ H⁺ H⁺   피루브산   아세틸 CoA

전자전달계   H⁺ H₂O   옥살아세트산   구연산

H⁺ H⁺ H⁺ H⁺ H⁺   사과산   이소시트르산

구연산 회로에서 발생한 수소이온은 미토콘드리아 내막과 외막 사이로   푸마르산   **구연산 회로**   α케토글루타르산

숙신산 ◄────► 숙시닐 CoA

미토콘드리아

마라톤과 스프린트 경기

순발력이 필요한 스프린트 경기에서는 해당계, 장시간 지속하는 운동이 필요한 마라톤 등의 장거리 종목에 서는 미토콘드리아 대사계가 활약한다. 전자는 참치나 가다랑어 등의 회유어(붉은살 생선), 후자는 넙치와 가자 미 등의 흰살 생선의 근육에 자주 비유된다.

식물 없이 동물 없다

까마득한 태곳적 바다 속에는 식물이라고도 동물이라고도 할 수 없는 원시 세포가 클로로필(엽록체)이라는 박테리아와 같은 생명체를 내부에 흡수하여 공생하게 됐고, 이것이 광합성과 탄산 동화 작용에 의해 대기 중으로 산소를 방출하고 체내에 탄수화물을 저장하게 됐다.

즉, 최초에 식물이 진화해서 번성하지 않았다면 동물의 진화는 있을 수 없었다.

식물이란 한마디로 말하면 자급자족이 가능한 생명체이다. 이산화탄소를 마시고 산소를 토해내서 광합성을 하며 살아간다. 지구상에 산소를 만드는 것이 가능한 것은 식물뿐이다.

그러면 광합성이란 무엇인가? 광합성이야말로 식물의 자급자족 수단이다. 살아가는 데 필요한 탄수화물과 아미노산 등을 태양의 빛을 받아 합성하는 것이다.

동물은 식물이 가져다준 탄수화물과 산소를 최종적으로 이산화탄소와 물로 바꾸어 에너지를 생성하면서 신체 대사를 유지해서 살아간다.

한편 동물의 기관은 산소와 이산화탄소를 교환하는 호흡기, 탄수화물을 찾아 움직이며 돌아다니는 운동기, 탄수화물을 소화하는 소화기, 필요한 물질을 체내에 운반하는 순환기와 혈액, 전체를 통합하는 신경계와 내분비계, 이들을 외부에서 보호하는 면역계와 같은 식으로 나누어 생각할 수도 있다.

2장

질병의 구조

사람은 왜 질병에 걸리는가? (내인과 외인)

POINT
- 호메오스타시스가 붕괴됐을 때 질병에 걸린다.
- 질병에 걸리는 원인에는 내인과 외인이 있다.
- 내인은 면역 시스템과 유전적 요소가 크게 작용한다.

질병을 일으키는 다양한 요인

질병은 호메오스타시스가 유지되지 않게 됐을 때 일어난다. 질병은 잠복기, 전구기, 극기, 회복기로 분류할 수 있다. 진행이 빠른 경우는 급성, 느린 경우는 만성이라고 하며 극단으로 빠른 경우를 극증(劇症)이라고 한다. 또한 질병에 걸릴 때는 반드시 원인이 있고 그 사람 자신이 가진 것이 원인인 내인과 외부 환경이 원인인 외인 두 가지로 나뉜다. 내인은 유전자의 변이와 면역계가 관계한다. 이에 대해 외인은 병원균과 바이러스, 환경 인자, 외상 등이 관계하며 상호적으로 작용해서 질병을 일으킨다.

내인과 외인에는 구체적으로 무엇이 있는가

내인은 개인이 가진 체질과 적지 않은 관계가 있다. 예를 들면 면역계 시스템이 원활하게 작동하지 않아 일어나는 것에는 아토피 피부염과 천식, 꽃가루 알레르기 등이 있다(자가면역질환인 아교질병도 포함). 또한 유전적 요소도 커서 유전자 변이와 유전자 다형도 면역계와 마찬가지로 내인의 하나로 꼽힌다. 생체(살아있는 신체)는 외부에서 다양한 자극을 받기 때문에 외인은 다방면에 걸쳐 있다.

물리적인 요인으로는 화상, 동상, 빛과 자외선에 의한 장애, 방사선, 기압 변화, 외상, 화학적 요인에는 석면, 미나마타병(Minamata disease, 水俣病)의 유기수은, 이타이이타이병의 카드뮴, 다이옥신, 분진 등이 있고 모두 환경 호르몬이 문제되고 있다. 생물학적 요인으로는 다양한 감염증을 들 수 있다.

자가면역질환
자신에 대한 면역은 통상적으로 억제되어 있어 면역관용이라 불리지만 그것이 망가진 상태를 말한다. 간이나 갑상샘 조직 등 특이적 장기에 대한 자가면역에 의한 것과 전신에 대한 것이 있고 전신의 자가 면역질환에 대한 질병을 아교질병이라고 총칭한다.

유전자 다형(多型)
유전자를 구성하는 DNA의 배열에 개체차가 있는 것을 말한다.

환경 호르몬
내분비 교란 화학물질이다. 우리 생활환경에 널리 퍼져 있기 때문에 체내에 축적되기 쉽고 생식 기능에 악영향을 미칠 수 있다는 문제가 제기되고 있다.

질병을 일으키는 원인에는 그 사람 자신이 갖고 있는 것이 원인인 내인과 외부 환경이 원인인 외인이 있다.

자외선

태양 빛의 하나로 장시간 노출되면 세포를 상처 낼 가능성이 있는 UVA, 피부암과 일광욕의 원인이 되는 UVB가 질병의 원인이 된다.

방사능

어깨 결림, 요통, 관절통 등에서 눈이 뿌옇게 보이는 현상이나 마비 같은 자각 증상 외에 권태감, 심부전, 방광염, 호르몬 이상, 암 등의 다양한 만성질환을 일으킬 가능성이 있다.

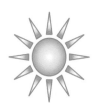

알코올 등의 기호품

콜레스테롤 과다, 과음이 원인인 생활습관병으로 고혈압과 당뇨병, 담배가 원인인 폐암과 사이질폐렴 등 기호품에 의해서 일어나는 질환도 있다.

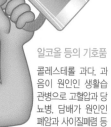

면역 반응

자신을 지켜야 할 면역이 어떤 원인에 의해서 공격하는 자가면역질환. 원인에는 내인성과 외인성이 있다.

사고

교통사고와 스포츠 중에 입는 상처도 외인 중 하나이다. 대부분은 외과적 질병으로 골절과 창상, 근육 파열 등의 근육 손상이 있다.

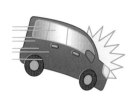

유전적 요인

유전자의 이상이 원인이 되어 체질적으로 일어나는 질환을 말한다. 대부분은 난병으로 지정된다. 모친에게서 아이에게 감염되는 것을 모자감염이라고 한다.

병원균·바이러스

가까운 것에는 인플루엔자 등의 감염증이 해당된다. 병원체와 바이러스에 감염되어 증상을 일으키는 병태이다.

선천이상 *congenital abnormality*

POINT
- 선천이상의 원인은 출생까지의 단계에 있다.
- 다운증후군은 21번 트리소미(3염색체성)이다.
- 고양이울음증후군과 터너증후군은 염색체의 결실 때문에 일어난다.

선천이상은 원칙적으로 불가역한 병변

선천이상이란 출생하기까지의 어느 단계에 원인이 있으며 종족의 대다수 개체와 두드러지게 다른 형태와 기능을 나타내는 것을 말한다. 선천이상은 유전자의 돌연변이로 일어나는 유전자병, 배우자병(염색체이상), 기관형성에 이상(기형)을 일으키는 태아병(胎芽病), 태아의 성숙 과정에 장애가있는 태아병(胎兒病)으로 분류할 수 있다.

염색체 이상에 의한 다양한 질환

사람의 염색체는 46개(23쌍) 있으며 그 수의 이상에 의해 나타나는 질환이 있다. 수적 이상은 염색체상의 유전자가 하나 많거나 적은 것에 기인한다. 정상인 것을 다이소미(이염색체성(disomy))이라고 하며, 하나 많은 것을 트리소미(삼염색체성(trisomy)), 하나 적은 것을 모노소미(일염색체성(monosomy))라고 한다. 트리소미는 고령 출산에서 생기기 쉽고 대표적인 질환은 21번트리소미인 다운증후군(P.226 참조), 18번 트리소미, 13번 트리소미이다.

또 염색체의 구조 이상에 의한 것도 있고 전좌(轉座)에는 상호전좌, 로버트슨 전좌가 있고 염색체의 팔의 일부를 잃는 결손(결실)으로는 5번의 부분모노소미(일염색체성)인 고양이울음증후군(Cri-du-chat syndrome), X의 단완 모노소미인 터너증후군(Turner's syndrome)이 유명하다.

또한 동원체를 중심으로 같은 팔(장완 또는 단완)이 존재하는 동완염색체(이소염색체)와 하나의 염색체가 2개소에서 절단되어 반대로 결합하는 역위라는 구조도 있다. 염색체의 과잉 결실에 의해 그 부위에 포함되는 복수유전자의 발현이 흐트러져서 여러 종류의 증상이 합병하는 것을 인접유전자증후군이라고 한다.

시험에 나오는 어구

트리소미(삼염색체증)
트리소미(삼염색체성)는 친모가 고령 출산을 할 때 많이 생긴다. 멘델의 분리의 법칙에 의해 불분리가 많아지기때문이다.

키워드

터너증후군
X의 단완(短腕) 모노소미이기 때문에 구조는 X 장완(長腕)의 이소염색체(iso chromosome)이기도 하다.

전좌
염색체의 일부 또는 전부가절단되어 타 염색체에 결합하는 등 위치를 바꿈으로 인해 돌연변이의 원인이 된다.

메모

염색체이상
염색체이상에는 수의 증감과팔 일 부의 과잉 또는 부족등 다양한 종류가 있지만 세포분열 시에 형성되는 염색체의 각각 결정된 부위에는반드시 정해진 유전자(DNA)가 포함된다. 같은 염색체 이상(가령 다운증후군) 환자는모두 같은 유전자의 발현이장애를 일으키기 때문에 환자들이 같은 증후군을 보인다.

염색체 이상증의 일례

염색체 이상에는 본래 쌍(페어)으로 존재해야 할 상동염색체가 하나 많은 트리소미(3염색체성)와 하나 적은 모노소미(1염색체성)가 있다. 질환의 대표적인 예는 21번 염색체에 이상이 일어나는 다운증후군이다.

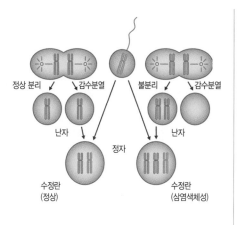

염색체 수의 이상은 배우자 형성 과정인 감수분열(P.220 참조) 시에 염색체가 분리되지 않아 일어난다.

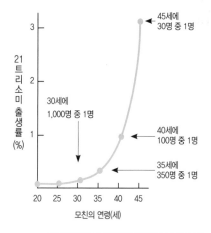

엄마의 연령과 자녀의 염색체이상 리스크(2016년판)
(일본 후생 노동성) 발췌

모친의 연령이 높을수록 출생 빈도가 높다.

---

column **임신 중 금기 사항**

　새로운 생명의 탄생을 앞두고 주위 사람들은 누구나 건강하고 예쁜 아기가 태어나길 기다리지만 때로는 선천적인 질병을 가진 아기가 태어나는 일이 있다. 어느 의미에서 신의 장난이라고밖에 생각되지 않지만, 그런 리스크를 최대한 방지하려는 마음가짐이 중요한 것은 말할 것도 없다. 건강한 아기를 낳기 위해 옛날부터 여러 경고가 있었지만 그중에서도 가장 오래된 것이 구약성서의 '사사기(士師記)'라고 한다. 거기에는 예언자가 임신한 여자에게 포도주나 도수가 높은 술을 마셔서는 안 된다. 오염된 것을 먹어서는 안 된다고 경고한 글이 있는데, 바로 선천이상을 예방하는 기본사항으로 현대에도 통용되는 내용이다.

　현대에는 음주가 태아알코올증후군의 원인이라고 해서 임신 중 음주를 금하고 있다. 태아알코올증후군은 발육장애와 용모이상을 수반하고 태아의 뇌가 알코올에 의해 형성이 저해되어 학습장애나 행동이상을 일으키는 선천적 질병이다. 어른이라도 음주한 직후에는 뇌가 자극받아 즐거움을 느끼지만 그 후에 뇌가 억제되어 졸리다. 뇌가 완성된 성인이라면 그렇게 끝나지만 아직 뇌가 완성되지 않은 태아는 어떨까? 태아는 기본적으로 모체와 같은 자극에 노출되어 있다고 생각하는 것이 선천이상 리스크를 줄이는 첫걸음이라고 할 수 있다.

세포 손상(변성과 괴사) *cell injury*

POINT
- 정상인 평형 상태가 무너질 때 변성이 된다.
- 변성은 가역적이고 괴사는 불가역적이다.
- 지방간과 아밀로이드증은 세포의 변성 상태를 나타낸다.

변성과 괴사는 세포의 질병과 죽음

우리 인간은 신진대사를 반복하고 있다. 항상 세포와 조직은 새로운 것을 수용하고 오래된 것을 바깥으로 내보낸다. 세포와 조직이 몸 안으로 들어가는 새로운 것과 배출되는 오래된 것의 균형을 잡아 몸의 평형 상태를 유지한다.

정상인 평형 상태에서 어떤 원인에 의해 변화한 병적 평형 상태에 있는 것을 변성이라고 한다. 변성은 원인이 제거되면 정상인 평형 상태로 돌아가므로 가역적이다. 개체 단위로 비유하면 변성이란 질병에 해당한다. 세포가 변성인 상태에서 시간이 경과하면 마침내 괴사에 이른다. 괴사란 세포와 조직의 죽음을 말한다. 세포의 죽음은 개체 단위로도 죽음을 의미하므로 괴사된 세포와 조직은 불가역적이다.

변성과 괴사가 일어나는 원인

세포와 조직이 손상되는 원인으로는 우선 영양 장애를 들 수 있다. 이른바 연료 부족이다. 또한 에너지인 ATP의 결핍에 의해 세포를 유지하는 것이 곤란하거나 이상 물질이 세포 안이나 사이에 저류하는 것도 원인이 된다. 예를 들면 세포 내 저류에 의한 지방간은 간세포 내에 중성지방이 저류되어 일어난다. 보통 중성 지방은 VLDL(초저밀도지단백질, Very-low-density lipoprotein)의 형태로 간에서 지방 조직으로 배출된다. 세포 간 저류에는 아밀로이드라는 세포 외 침착물이 장기에 침착해서 기능 장애를 일으키는 아밀로이드증이 있다.

시험에 나오는 어구

괴사
광학 현미경으로 관찰하면 조직의 성질에 따라 응고괴사, 액화괴사, 지방괴사 등 다양한 형태를 확인할 수 있다.

키워드

아밀로이드
침착한 아밀로이드의 형태로, 콩고레드 염색을 하면 적등색(赤橙色)으로 물들고 편광 현미경에서 황록색의 복굴절을 나타내는 물질이다. AL형, AA형, Aβ2M형, Aβ형 등으로 분류되어 있으며 전부 20종류 이상 있다.

메모

의료 분야의 가역적, 불가역적
질병, 즉 변성이 일어나도 원래대로 돌아갈 가능성이 있는 것을 가역적, 원래대로 돌아가지 않는 것을 불가역적이라고 한다.

변성과 괴사

사람의 몸은 신진대사에 의해서 평형 상태를 유지하고 있다. 그 안에서 일어나는 변성과 괴사는 개체 단위의 질병과 죽음에 해당한다.

■세포는 정상 상태에서 대사를 한다(신진대사)

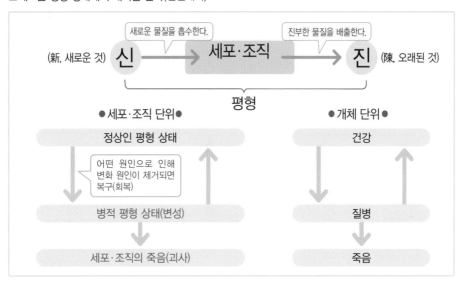

■정상·변성·괴사

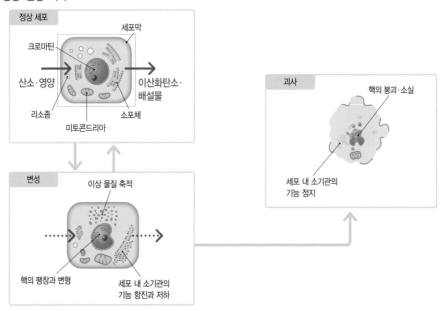

창상 치료(조직 회복)

POINT

- ● 재생 능력을 가진 세포는 분열능에 의해 재생된다.
- ● 육아(肉芽)조직이란 회복을 위한 활성이 높은 조직을 말한다.
- ● 회복 후 아교질섬유가 남은 상태를 흉터라고 한다.

몸은 상해를 입어도 치유된다

어떤 원인으로 손상된 세포가 세포와 조직의 증식에 의해서 원래 형태로 돌아가려는 것을 재생이라고 한다. 재생 능력은 조직에 따라 다르다.

재생 능력이 강한 대표적 조직은 피부 등의 표피 상피세포이다. 예를 들면 찰상이 시간이 경과하면 원래대로 돌아가는 것은 세포의 증식·분열 능력 덕분이다. 또한 간세포도 재생 능력이 높으며 간 이식은 재생 능력을 이용해서 가능하다. 반대로 재생 능력이 낮은 것에는 골격근과 평활근이 있으며, 재생 능력은 아주 미미해서 골격근의 장애 시에는 비대(肥大)해져서 보완된다. 심근세포와 신경세포에는 재생 능력이 없다.

육아(肉芽)조직 형성이 회복의 신호

회복 활성이 높은 조직을 육아조직이라고 한다. 회복 과정에는 신생혈관과 염증세포, 섬유화라는 흐름이 있다. 우선 라이프라인인 새로운 혈관에 의해 에너지와 영양 등을 반입한다. 이어서 2차 감염 방지를 위해 호중구와 림프구라는 염증세포가 나타난다. 그리고 마지막에 섬유모세포에 의해서 아교질섬유를 생성하고 재생 가능한 조직을 재생한다. 결원된 부분을 다시 메우는 것을 섬유화라고 하고 이렇게 해서 육아조직이 형성되는 것을 기질화(器質化)라고 부른다. 육아조직의 회복 활동이 완전하게 종료한 상태에서는 최종적으로 아교질섬유만 남는다. 이것을 흉터라고 하고 염증의 '슬픈 말로'라고 할 수 있다.

시험에 나오는 어구

육아조직
회복에 중요한 신생혈관, 염증세포, 섬유화에 관계된 세포와 조직을 말한다.

키워드

흉터
완전하게 섬유화한 것을 흉터조직이라고 한다. 아교질 섬유가 생기는 동시에 섬유모세포는 감소하고 모세혈관도 소실된다.

조직 회복 메커니즘

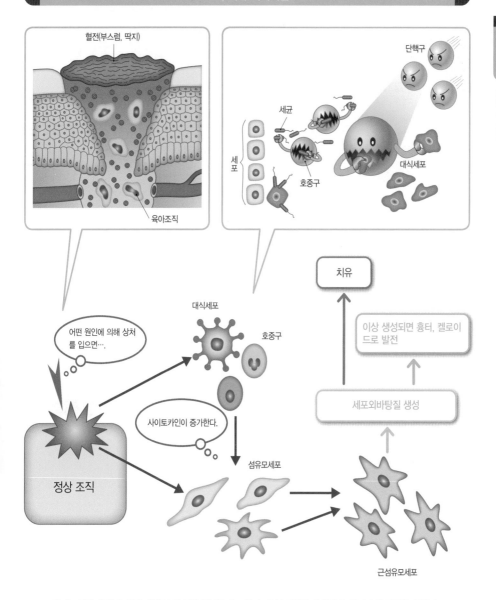

세포는 어떤 원인에 의해 상처를 입으면 회복하려고 한다. 우선 호중구가 최초로 달려가서 세균을 죽인다. 다음으로 단핵구가 도착해서 대식세포로 분화하고 죽은 세포를 흡수한다. 또 대식세포에서 분비된 사이토카인이 섬유모세포를 자극해서 증식시키고 세포외바탕질과 합성을 촉진한다. 세포외바탕질로 메워진 조직을 육아조직이라고 한다. 한편 섬유모세포는 세포외바탕질을 형성하고 상처와 일체화해서 최종적으로 상처를 막는다.

위축·과형성·화생 *atrophy, hyperplasia, metaplasia*

POINT
- ●위축이란 장기와 기관이 축소되는 것을 말한다.
- ●비대화되는 장기는 심장뿐이다.
- ●보이지 않아야 할 조직이 형성되는 것을 화생(化生)이라고 한다.

완성된 장기와 기관의 축소

일단 형성된 장기와 기관이 축소되는 것을 위축이라고 한다. 위축은 한 번 완전하게 완성된 상태에서 일어나는 변화이지만 그것과는 달리 처음부터 작은 상태를 저형성, 처음부터 전혀 없는 것을 무형성이라고 한다.

저형성과 무형성은 선천이상의 개념이며, 탈리도마이드의 손이 대표적이다.

위축의 종류에는 생리적위축, 압박위축, 불용위축, 영양장애성위축이 있다. 생리적위축의 대표적인 것은 성선과 흉선, 충수 점막이다. 압박위축은 깁스에 의한 압박으로 일어난다. 예를 들면 두르는 끈이 간과 늑골을 압박해서 상연(위쪽 끝)이 패인다. 또한 불용위축은 깁스로 인한 근육 감소로 일어난다.

과형성과 화생

장기와 기관이 지금까지 이상으로 일하지 않으면 안 될 때 비대와 과형성이 일어난다. 양쪽 모두 작업량을 유지하기 위해 나타나는 반응이지만 보완 방법은 다르다. 비대는 세포의 크기를 크게 해서 대응하는 것으로, 스포츠 선수와 운동부원 등의 스포츠 심장(athletic heart)이 그에 해당한다. 한편 심장 이외의 장기는 세포 수를 늘리는 과형성으로 대응한다.

또한 그 부위에 보이지 않아야 할 조직이 형성되는 것을 화생이라고 한다. 대표적인 것이 편평상피화생인데, 이것은 본래는 샘상피인 곳이 만성 자극이 지속됨에 따라 편평상피로 바뀐 것을 말한다.

 시험에 나오는 어구

비대
비대화되는 장기는 심장뿐이다. 전립샘비대라는 말이 있지만 실제로는 세포의 수를 늘려서 대응하고 있기 때문에 과형성이 맞는 표현이다.

 키워드

편평상피 화생
샘상피인 기관지 등에 만성 자극이 지속되면 내부를 지키기 쉬운 편평상피로 바뀐다. 기관지의 샘상피가 흡연의 만성자극으로 편평상피로 바뀌는 것이 전형적인 예이다.

 메모

탈리도마이드의 손
진정·최면약인 탈리도마이드를 임산부가 복용한 것이 원인이 되어 일어나는 출산아의 최기형성을 말한다. 팔다리의 긴뼈가 없거나 있어도 현저히 짧아 마치 바다표범의 그것과 같아 보인다. 무형성, 저형성이라고도 하며 위축과는 다르다.

심근의 위축과 비대

장기·기관은 모두 위축될 가능성이 있지만 비대화되는 장기는 심장뿐이다.

심근 위축   심근 비대

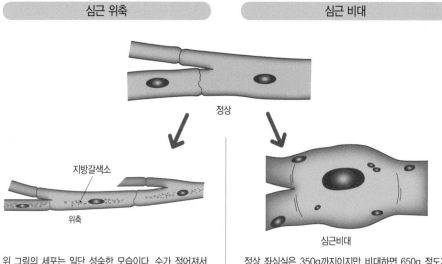

정상

지방갈색소

위축

심근비대

위 그림의 세포는 일단 성숙한 모습이다. 수가 적어져서 말라 있고 결과적으로 조직이 작아지는 것을 위축이라고 한다. 핵 주위에 소모 색소인 지방갈색소(lipofuscin)가 침착한다.

정상 좌심실은 350g까지이지만 비대하면 650g 정도까지 증량된다. 세포 수는 기본적으로 변하지 않고 조직과 장기 자체가 굵고 커진다.

편평상피화생의 예

화생의 대표적 예는 흡연자의 기관지 상피가 거짓중층섬모상피에서 편평상피로 변화하는 것을 들 수 있다.

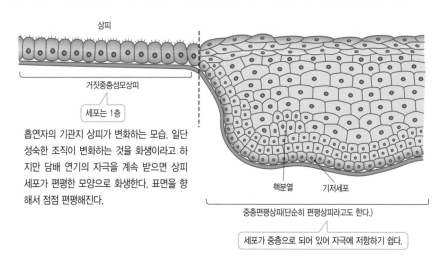

상피

거짓중층섬모피

세포는 1층

핵분열   기저세포

중층편평상피(단순히 편평상피라고도 한다.)

흡연자의 기관지 상피가 변화하는 모습. 일단 성숙한 조직이 변화하는 것을 화생이라고 하지만 담배 연기의 자극을 계속 받으면 상피세포가 편평한 모양으로 화생한다. 표면을 향해서 점점 편평해진다.

세포가 중층으로 되어 있어 자극에 저항하기 쉽다.

종양(비정상적으로 증식하는 세포) *tumor*

- 세포가 과잉 증식하기 시작한 상태를 종양이라고 한다.
- 악성 종양은 이형이 강하고 증식 속도가 빠르다.
- 악성 종양 중 상피성인 것을 암, 비상피성인 것을 육종이라고 한다.

종양은 사망 원인 1위

현대사회에서 암(악성 종양)은 2명에 1명꼴로 걸리는 고위험 질병으로 일본인 사망 원인 중 1위를 차지하고 있다.

종양궤양은 생체를 구성하는 세포의 일부가 자율성을 획득해서 과잉으로 증식함에 따라 세포 증식의 정상 제어 기능을 잃은 상태를 가리킨다. 종양은 예후에 따라 악성과 양성, 발생 부위에 따라 암과 육종으로 분류한다.

악성 종양과 양성 종양의 분류 방법

예후에 따라 분류한 악성 종양은 이형이 강하고 발육 형태는 침윤성이다. 세포 증식 속도가 빠르고 전이와 재발이 많은 것이 특징이다. 반면 양성 종양은 이형이 약하고 발육 형태는 압배성이다. 세포 증식 속도가 느리고 전이되지 않으며 재발률도 낮다.

한편 발생 부위에 따른 분류에서는 우선 종양을 상피성인가 비상피성인가로 나눈다. 악성 종양에 상피성인 것을 암이라고 하고 편평상피암과 샘암, 요로상피암 등이 있다. 비상피성인 것을 육종이라고 하고 평활근육종과 혈관육종 등이 있다. 또한 양성의 상피성 종양에는 유두종과 샘종, 양성의 비상피성 종양에는 평활근종과 혈관종이 있다.

비상피성은 다채롭지만 발생 빈도는 상피성이 압도적으로 많다. 딱히 규칙은 없지만 상피성 악성 종양을 '암'이라고 표기해 악성 종양 일반을 '암'이라고 표현하는 일이 많아지고 있다.

 시험에 나오는 어구

이형
광학 현미경으로 관찰했을 때 정상인 것과 형태가 다른 정도(크기, 형태, 염색 강도 등)

상피
체표면, 체강(體腔) 자유 표면을 감싼 조직을 말한다. 예를 들어 손 위에 있는 난장이를 생각했을 때 그 난장이가 구멍을 파지 않고 걸어서 갈 수 있는 범위가 상피, 구멍을 파지 않으면 갈 수 없는 부위가 비상피, 피부와 점막 표면은 상피, 피하지방과 혈관은 비상피이지만 예외적으로 내분비 조직은 표면으로 분비하는 관을 잃은 샘상피이므로 갑상샘과 부신은 상피이다.

 메모

상피와 비상피
상피인지 비상피인지는 종양의 발생 부위를 분류하는 데 매우 중요하다.

종양의 분류

종양이란 생체를 구성하는 세포의 일부가 자율성을 획득해서 과잉으로 증식을 시작한 상태를 말한다.

종양의 예후에 의한 분류

	악성 종양	양성 종양
이형	강하다.	약하다.
발육 형태	침윤성	압배성
증식 속도 (세포분열)	빠르다(많다).	느리다(적다).
전이	많다.	없다.
재발	많다.	적다.

■이형

광학 현미경으로 관찰했을 때 정상인 것과 형태가 다른 정도(크기, 형태, 염색 강도 등)

침윤성 발육과 압배성 발육

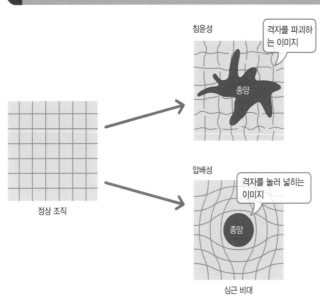

침윤성

격자를 파괴하는 이미지

종양

정상 조직

압배성

격자를 눌러 넓히는 이미지

종양

심근 비대

악성 종양의 특징인 침윤성이란 특히 국소 부위의 암 진행도를 보면 알기 쉽다(P.49 참조). 상피 내에 머무는 국한성 종양과 비교해서 마치 물이 스며들듯이 근층 아래까지 서서히 퍼져간다.

양성 종양과 악성 종양(세포의 특징)

benign tumor & malignancy

- 현대 의료에서 양성, 악성은 형태 관찰에 기초해서 판정한다.
- 악성 종양은 심부로 침투해간다.
- 악성 종양은 핵의 종대, 핵소체의 증대, 분열상이 고빈도로 보인다.

양성 종양과 악성 종양의 육안적 특징

종양은 다양한 형태를 보인다. 우선 육안으로 관찰하는 것이 중요하다. 대략적인 발육 방향을 보면, 양성 종양의 경우는 바깥쪽을 향해서 밀어 확산하듯이 발육하고 주위와 경계가 명확하다. 그리고 국한성에 색조도 균일하다.

한편 악성 종양의 경우는 주위에 뿌리를 내리고 파괴하듯이 침윤하고 색조는 불균일하다. 출혈이 있는 곳은 빨갛고 괴사 부위는 파랗게 보이며 전체적으로 암적색을 띤다. 색조와 경도는 종양(장기)에 따라 다르며 상피성 악성 종양의 경우는 백색을 보이고 딱딱한 것이 많아진다. 위암과 폐암, 대장암 등이 여기에 해당한다.

이외에도 간암은 빌리루빈에 의해 녹색을 나타내거나 출혈에 의한 적색, 괴사에 의한 백색을 나타낸다. 신장은 지방을 포함하기 때문에 황금색으로 보인다.

광학현미경을 이용한 조직학적 특징

암을 진단할 때는 조직 소견이 반드시 필요하다. 종양 세포는 발생 부위에 따라 다양하지만 일반적인 특징이 있다. 종양 세포는 정상 세포와 비교해서 핵의 종대(腫大, 국소적 또는 전신적으로 부어서 커지는), 크로마틴의 증가, 대소 불일치(크기가 같지 않은 것), 핵소체의 증대 등이 확인된다. 현미경 표본상 핵(nucleus)과 세포질(cytoplasm)의 면적 비율을 나타내는 N/C비가 커진다. 또한 세포의 이형이 강하고 세포 증식이 빠르기 때문에 세포분열 능력이 높고 핵의 분열상도 잘 보인다.

육안으로 본 종양의 특징적인 형태

종양에는 다음과 같은 특징적인 육안으로 확인할 수 있는 형태가 있다.

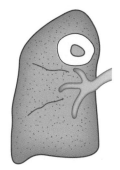

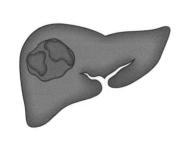

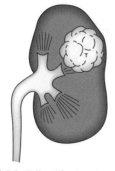

폐의 편평상피에 생기는 종양은 육안으로 보면 새하얗고 안에 공동이 생기거나 괴사가 발견된다.

간세포암종은 담즙 울체에 의한 녹색을 띤다. 또한 출혈을 수반하는 경우는 적색도 보인다.

신장에 생기는 암은 어느 정도의 크기가 될 때까지 진단하기 어렵지만 황금색을 띤다.

종양의 조직학적 특징

암의 조직적 소견으로는 다음과 같은 특징이 있다. 세포 형태, 핵분열 모습, 세포배열 형태의 세 가지 관점이 있다.

	정상	암	조직학적 특징
세포 형태			하나하나의 세포를 보면 핵이 증대하여 크로마틴이 증가하고 핵소체는 증대한다. 형태도 가지런하지 않고 막이 흐트러지기 시작해 전체적으로 증대한다.
핵분열 모습			특히 악성 종양은 세포 이형이나 핵 이형이 강하게 나타난다. 핵분열상도 자주 보이고 왼쪽 그림과 같은 3분극 분열 등의 이형 핵분열이 일어난다.
세포배열 형태			세포를 집단으로 보면 정상 세포는 기저막을 따라서 일렬로 규칙적으로 늘어서지만 암세포는 불규칙적으로 겹치거나 기저막을 파괴하고 침윤해 마치 물이 잠기듯 근층 아래까지 서서히 퍼져간다.

악성 종양의 진행과 전이

POINT

- 전이에는 혈행전이, 림프성전이, 파종성전이가 있다.
- 위암의 난소 전이를 크루켄베르크 종양이라고 한다.
- 피르호 림프절은 혈행전이로 변화한다.

전이 방법에도 종류가 있다

양성 종양은 전이는 없고 전이가 많은 것은 악성 종양이다. 전이 방법에는 혈행전이, 림프성전이, 파종성전이의 3종류가 있다. 우선 혈행전이란 혈류를 타고 전이하는 것을 가리킨다. 암세포가 혈관을 파괴하고 안으로 침입해서 혈류의 상류에서 하류로 흘러가고, 이것이 혈관 내에 차면 종양 색전이 일어나 그 부분에서 증식이 시작된다. 때문에 소화관 암은 간 전이를 하는 등 원발소(原發巢, 최초로 종양이 발생한 병변)의 혈관 하류에 전이소(轉移巢)를 형성한다. 또한 원발소에 따라서는 어느 특정 장기에 전이하는 것도 있다. 대표적인 것은 폐암의 부신 전이와 위암의 난소 전이이다. 위암의 난소 전이를 크루켄베르크종양(Krukenberg's 腫瘍)이라고 한다.

다음으로 림프성전이란 림프관을 통해 전이하는 것을 가리키고 전이할 때는 반드시 소속 림프절로 전이한다. 소속 림프절이란 그 장기가 있는 주위의 림프절을 말한다. 한편 왼쇄골위림프절을 피르호 림프절이라고 하는데, 이 림프절은 정맥에 들어가서 혈행전이로 바뀌는 중요한 림프절이다.

또한 파종성전이란 복강 내와 복강 내 장기의 종양이 체강 내에 씨를 뿌리듯이 퍼지는 전이 방법을 가리킨다. 한편 직장자궁오목을 더글러스오목(pouch of douglas)이라고 하는데, 복강 내 가장 낮은 위치에 있기 때문에 복수와 출혈 등의 액체가 이곳에 저류하고 파종한 종양 세포도 우선 이곳으로 날아와 퍼진다. 더글러스오목에서 파종하는 것을 슈니츨러(Schnitzler)전이라고 한다.

시험에 나오는 어구

크루켄베르크 종양
위암의 난소 전이. 특정 부위에 전이한다. 이외에도 유방암의 위와 뇌 전이도 특정 장기로 쉽게 전이된다.

키워드

파종성전이
위암과 대장암의 복막 파종은 암성 복막염이 되고 폐암의 흉막 파종은 암성 흉막염이 된다.

림프관
림프액은 샘과 같이 전신의 말초에서 시작해 지류가 모이면서 계속해서 굵어지고 최종적으로는 왼쇄골위림프절(피르호 림프절)에서 상대정맥으로 솟는다.

다양한 암 전이

암의 전이에는 혈행전이, 림프성전이, 파종성전이의 3종류가 있다.

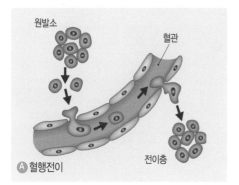

Ⓐ 혈행전이

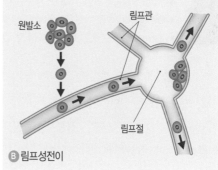

Ⓑ 림프성전이

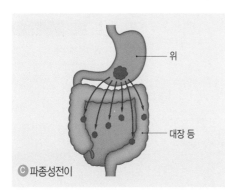

Ⓒ 파종성전이

Ⓐ 혈행전이. 원발소에서 암세포가 증식하여 주위 조직으로 침윤한다. 이것이 혈관 내로 침입해서 이동하고 혈관을 탈출해서 침윤하여 전이층을 형성한다.

Ⓑ 림프액을 타고 림프관을 이동하는 림프성전이

Ⓒ 파종성전이. 모체(이 경우 위)에서 다른 장기로 씨를 뿌리듯 제각각 전이된다.

암세포의 원격 전이

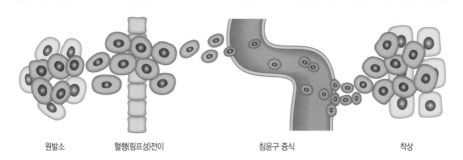

| 원발소 | 혈행(림프성)전이 | 침윤구 증식 | 착상 |

원격으로 전이되는 경우는 혈액이나 림프액을 타고 이동한다. 우선 원발소에서 암이 증식하고 주위 조직으로 침윤해 간다. 나아가 이것이 혈관이나 림프관에 들어가면 전신으로 전이될 가능성이 있다. 전이층에 착상한 후에는 증식을 반복한다.

종양의 발생 원인(외인과 내인)

- ●종양이 발생하는 원인은 외인과 내인으로 나뉜다.
- ●소아암의 대부분은 유전적 소인이다.
- ●내분비 환경이 종양 발생의 원인이 되는 일도 있다.

개체의 바깥에 있는 원인들

종양이 발생하는 원인은 개체의 바깥에 있는 원인(외인)과 안에 있는 원인(내인)으로 나뉜다. 외인에는 화학 발암물질, 물리적 발암 인자, 종양 바이러스에 의한 것이 있다.

화학 발암물질에 해당하는 것은 타르와 석면, 아플라톡신(aflatoxin) 등이다. 특히 석면은 악성중피종의 원인으로 주목받고 있다. 물리적 발암 인자에는 피부암을 발병하는 자외선, 백혈병의 원인인 방사선, 구강암의 원인인 의치의 반복 자극 등이 있다.

종양 바이러스에는 성인형 T세포 백혈병의 원인 바이러스인 HTLV-1, 자궁경부암을 유발하는 사람유두종바이러스(human papilloma virus), 버킷림프종(burkitt lymphoma)과 상인두암을 유발하는 EB 바이러스, 간세포암종을 유발하는 HBV와 HCV가 있다.

개체 중에도 종양을 유발하는 원인이 있다

유전적 소인이 큰 것이 소아암이다. 대표적 소아암에는 백혈병, 뇌종양, 신경모세포종, 빌름스종양, 망막모세포종이 있다. 이들 소아암은 성인의 종양과는 기저(구조)가 다르고 다채롭지만 증례 수는 적은 것이 특징이다. 또 다른 내인 요소에는 내분비 환경이 있다.

유방암과 자궁체부암종, 전립샘암은 체내의 호르몬 영향을 받아 발병한다. 또한 면역결핍환자도 발암 위험이 높고 HIV 감염에 의한 기회감염을 초래하기 쉬운 AIDS(후천성 면역결핍 증후군)는 2차성 종양을 일으킬 가능성이 높은 것이 특징이다.

시험에 나오는 어구

사람유두종바이러스
자궁경부암의 원인 바이러스이며 100종류 이상의 아형 중 29종류가 자궁경부암에 관여한다.

키워드

망막모세포종
13번 염색체상 RB 유전자의 돌연변이에 의해 발암한다. 망막모세포는 태아기에 200만 개 있고 돌연변이율은 10만분의 1개이다.

메모

HIV 감염
사람면역결핍 바이러스. 중간 정도의 면역 저하를 일으키고 기회감염을 일으킨다.

화학 발암
화학물질의 만성자극에 의해 발암이 일어나는 것을 세계에서 최초로 실증한 것은 일본의 야마기와 가쓰사부로(山極 勝三郎) 박사로, 1915년 토끼 귀에 타르를 자극해서 종양을 발생시켰다.

종양 발생의 외인과 내인

암이 생기는 원인 중 약 70% 가까이는 식사와 알코올, 흡연 등에서 기인한다고 하며 제대로 관리하면 예방 가능한 것도 많다. 또한 밤낮이 바뀐 생활습관과 수면 부족도 원인이 된다고도 하니, 태양 빛을 쬐는 등 가능한 범위에서 생활을 개선할 필요가 있다.

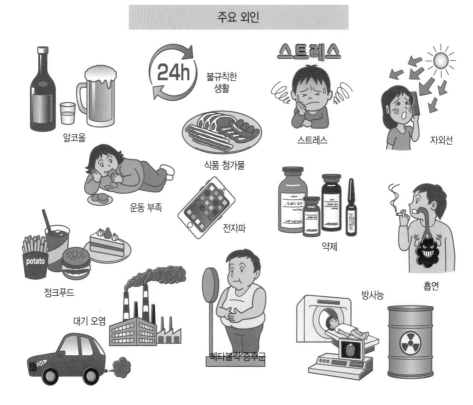

주요 외인

알코올
불규칙한 생활
스트레스
자외선
식품 첨가물
운동 부족
전자파
약제
흡연
정크푸드
대기 오염
메타볼릭 증후군
방사능

내인(개체 안에 있는 원인)

- 유전적 요인
  · 특히 소아암

- 내분비 환경
  · 유방암, 자궁체부암종, 전립샘암

- 면역결핍
  · AIDS 환자는 발암 위험이 높다.

기타 바이러스와 발암

바이러스	암(관련 질환)
헤르페스 바이러스 8형 (HHV 8)	림프종 카포시 육종
폴리오마 바이러스 (MCV, SV40, JCV, BKV)	피부종양, 맥락총유두종

종양의 발견(종양 마커와 조직 마커)

POINT
- 종양 마커는 종양의 조기 발견과 치료에 도움이 된다.
- 간암은 AFP가 고도로 검출된다.
- CEA는 소화기계 암에서 보인다.

종양에 있는 특이적 물질

종양에는 종양에서만 볼 수 있는 특이적 물질이 생성되는 일이 있다. 이 것을 종양 마커라고 한다. 생성되는 물질은 혈액과 체액으로 방출되기 때 문에 종양 마커를 검출하면 어느 부위에 종양이 있는지를 추정할 수 있어 종양의 조기 발견과 치료 효과 판정에 도움이 된다. 종양 마커의 종류에는 태아성 항원, 암 관련 항원, 효소, 호르몬, 면역글로불린이 있다. 태아성 항원에는 샘암인 대장암의 CEA와 간암, 암 관련 호르몬은 융모암에 관련 하고 있으며 면역글로불린은 형질세포종에서 많이 검출된다.

조직 마커에서 종양의 유래를 특정

또한 조직마다 특이적 물질이 있는데, 이를 조직 마커라고 한다. 조직 마 커는 정상 조직에 있기 때문에 조직 마커를 종양을 특정하는 데 사용할 때 는 그 종양이 어느 조직에서 발생했는지를 알 수 있다. 검출 시에는 면역조 직화학염색이라는 세포특이적항체를 사용한다. 조직 마커에는 NSE와 크 로모그라닌, 태아성 암과 간암 AFP(α-fetoprotein, 알파태아단백질)가 있다. 또한 세포 표면의 항원을 이용하여 림프구를 분류할 수 있다. 악성 림프 종은 CD3, CD20, CD56 등의 항원이 림프구에 발현하므로 다시 B세포암, T세포암 등으로 구별할 수 있다. 중간 필라멘트(Intermmenate filament)의 지름 에 따라 사이토케라틴, 바이멘틴, 데스민으로 구별할 수도 있다.

시험에 나오는 어구

형질세포종
다발골수종을 말한다. 혈청 에 단클론면역글로불린(M단 백)이 방출된다.

면역조직화학염색
항체를 이용해서 항원을 검 출하는 수법이다. 원래는 눈 에 보이지 않는 항원항체반 응을 가시화하기 위해 착색 하는 것에서 이렇게 불리게 됐다.

키워드

융모암
태반을 구성하는 융모를 발 생 부위로 하는 악성 종양. 암 태아성 단백질인 hCG(사 람융모생식샘자극호르몬)가 검출된다.

주요 종양 마커

종양의 발생 부위를 특정하는 종양 마커에는 다음과 같은 것들이 있다.

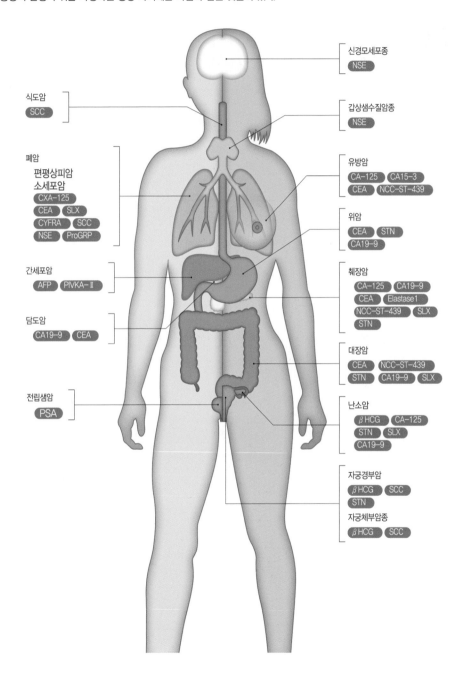

신경모세포종
NSE

갑상샘수질암종
NSE

식도암
SCC

폐암
편평상피암
소세포암
CXA-125
CEA SLX
CYFRA SCC
NSE ProGRP

유방암
CA-125 CA15-3
CEA NCC-ST-439

위암
CEA STN
CA19-9

간세포암
AFP PIVKA-Ⅱ

췌장암
CA-125 CA19-9
CEA Elastase1
NCC-ST-439 SLX
STN

담도암
CA19-9 CEA

대장암
CEA NCC-ST-439
STN CA19-9 SLX

전립샘암
PSA

난소암
βHCG CA-125
STN SLX
CA19-9

자궁경부암
βHCG SCC
STN

자궁체부암종
βHCG SCC

종양의 진행도(단계)

질병

종양의 진행도를 결정하는 것은 치료에 중요

악성 종양의 예후를 추정하려면 '방사선과 항암제 효과가 있는 조직형인가?', '현미경으로 관찰한 종양 조직의 형태가 정상인 조직과 세포에 비해 어느 정도 분화해 있는가?' 이외에도 '같은 장기의 같은 종양이라도 그 진행도는 어떤가?' 하는 점이 중요한 요소이다. 종양이 원발 장기에 머무는 경우와 전신으로 전이하는 경우의 예후는 크게 다르다. 종양의 진행도는 장기별로 전문가가 편집한 취급 규약을 기초로 전 세계 공통 기준에 의해 판정할 수 있게 됐다.

종양의 진행도는 TNM 분류가 기본

세부적으로는 장기별로 다르지만 TNM 분류가 기본이다. T는 원발소의 크기를 나타낸다. 종양의 실측치보다 원발소에서 종양이 어느 수준까지 발전하는지를 우선해서 TI에서 T4로 나눈다. 예를 들면 갑상샘암의 경우 갑상샘의 피막 내에 국한되어 있으면 종양의 계측치로는 T1에서 T3으로 분류되지만 아무리 작아도 피막 밖으로 침윤해 있으면 T3 이상이 된다. 또한 위암의 경우 점막 내에 국한되어 있으면 T1이지만 근육층까지 진행하면 T2, 복막까지 진행하면 T3, 인접 장기로까지 침윤하면 T4가 된다. 또한 N은 림프절전이가 어느 영역까지 미치는지 혹은 영역 내 림프절에 몇 개 전이가 보이는지를 나타내며, M은 혈행전이 유무를 나타낸다. 만약 수술 검체의 병리학적 검색으로 전이가 확인되지 않으면 각각 N0, M0, 전이가 있으면 순차적으로 N1, N2, N3 또는 M1이 된다.

대장암의 단계 분류

TNM 분류에 따른 대장암 단계는 아래와 같다.

■대장 벽의 구조

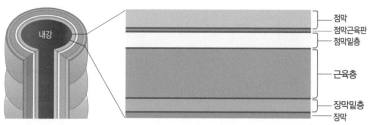

점막
점막근육판
점막밑층
근육층
장막밑층
장막

내강

		증상
단계 0		암은 점막 내에 국한되어 있어 전이되지 않는다.
단계 I		암은 근육층까지 침윤되지만 그보다 깊게는 침윤하지 않는다. 전이되지 않는다.
단계 II		근육층까지 침윤된다.
단계 III	림프절 림프관	림프절로 전이된다.
단계 IV		혈행전이로 간, 폐, 복막 등에 전이된다.

염증 *inflammation*

- 염증 반응은 국가의 방위 기구와 비슷하다.
- 염증 반응은 비특이적 단계에서 특이적 방향으로 진행된다.
- 염증세포끼리는 사이토카인으로 정보를 전달한다.

염증 초기에는 비특이적으로 반응·진행한다

염증 반응은 다양한 세포가 관여하는 복잡한 생체 방위 반응이다. 이 책에서는 국가 간의 전쟁에 비유해서 설명한다.

우선 적이 침입하면 그것이 누구든 자경단(自警團)이나 지역 경찰이 가장 먼저 대응하는데, 이것이 조직구나 수상돌기세포 등 국소 염증세포에 해당한다. 포식능력을 가진 세포가 내부로 흡입한 외적의 항원성을 분석해서 다른 세포에 제시한다. 다음으로 기동대가 현장에 도착하며, 이것은 호중구의 반응에 해당한다. 호중구도 포식능력에 의한 항원 분석과 항원 제시를 하고 염증 반응에 관여한다.

이 단계에서는 침입자의 종류를 가리지 않고 생체 방위 반응이 진행하므로 비특이적 염증이라고 한다.

염증이 길어지면 특이적 항체가 생성된다

염증세포에 의해서 분석·제시된 적의 항원에 대해 림프구는 항원항체반응을 일으켜서 특이적으로 결합하는 항체를 생성하며, 이것은 군대의 출동에 해당한다. 림프구에는 적을 정찰해서 정보를 수집하거나 사령부로서의 통괄 기능을 하는 T세포와 실제로 항체를 생성하는 B세포 외에 바이러스에 감염되거나 종양화한 세포를 배제하는 특수 부대와 같은 NK(내추럴 킬러)세포가 있다. 생체를 상해하는 모든 물리적·화학적 자극에 대해 염증 반응이 일어나지만 염증세포가 상호 협동해서 작용하기 위한 정보는 몇 종류의 인터루킨 등 사이토카인이라는 화학물질의 분비에 의해서 전달되고 염증 반응을 조절한다.

시험에 나오는 어구

포식능력
포식이란 이물질을 흡수해서 파괴, 분석하는 것을 말하며, 그 능력을 포식 능력이라고 하고 포식 능력을 가진 세포를 포식세포라고 한다.

키워드

항원제시
조직구와 수상돌기세포 등이 흡수한 병원체와 이물질의 일부를 MHC(P.58 참조)의 분자 작용으로 세포막 외부에 제시하여 T세포가 항원으로 인식할 수 있게 하는 것을 말한다.

메모

항원제시세포
피부와 점막 등 외래 항원의 침입 입구에 해당하는 부위에는 강한 포식 능력을 갖고서 항원제시하는 세포가 분포하고 있으며 대식세포라고 총칭한다. 소화관에서 침입한 항원이 가장 먼저 도달하는 간의 유동(類洞, 체순환의 모세혈관에 해당하는 것)에도 쿠퍼 세포라 불리는 간 특유의 대식세포가 존재한다.

염증 반응의 원리

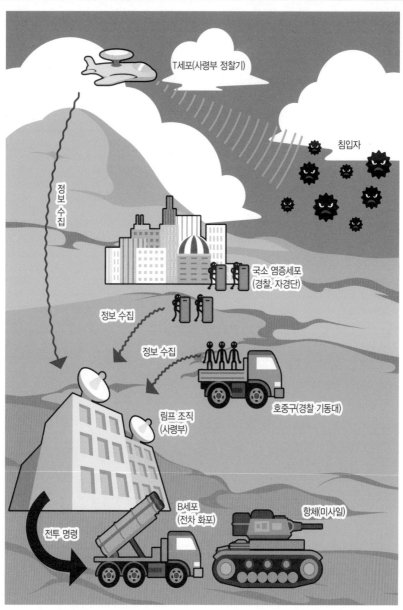

염증 반응은 국가 간의 전쟁을 예로 들면 이해하기 쉽다. 우선 외적(항원)이 국가(몸)에 침입하면 자경단과 지역 경찰(포식세포)이 제일 먼저 반응한다. 다음으로 기동대(호중구)가 달려들어 분석·제시된 외적(항원)의 정보에 대해 군대(림프구)가 반응하여 항체를 생성한다. 군대의 사령부는 T세포이며 실제로 항체를 생성하는 것은 B세포, 그리고 감염되거나 세포를 처리하는 특수부대 역할을 하는 것이 NK세포이다.

염증의 회복

POINT

● 황폐한 조직은 육아(肉芽)조직에 의해서 회복된다.
● 육아조직은 혈관과 염증세포, 섬유모세포로 이루어진다.
● 회복된 부위에는 아교질섬유의 흉터가 남는다.

황폐한 조직은 육아조직에 의해 회복된다

앞에서 염증을 전쟁에 비유해서 설명했지만 염증이 회복되는 메커니즘도 종전 후의 부흥에 비유할 수 있다. 황폐해진 국토를 원상회복하기 위해서는 우선 도로와 철도 등의 교통과 전기, 수도 등의 라이프라인을 정비해야 하듯이 황폐한 생체 조직도 새로운 모세혈관을 생성할 필요가 있다.

또한 치안 유지를 위해 경찰과 부대가 주둔해야 하듯 생체에도 황폐한 조직에는 2차 감염 방지를 위해 염증세포가 확인된다. 또한 파괴된 건조물을 재건하는 일은 조직의 재생에 해당한다. 근육과 신경 등 재생이 곤란한 조직이 파괴된 후의 공극은 결합조직의 주체인 아교질섬유를 형성해서 메우게끔 섬유모세포도 활성화한다.

황폐한 생체 조직이 회복되는 부분에는 새로운 모세혈관, 염증세포의 침윤, 섬유모세포의 활성화라는 세 가지 요소가 반드시 보이는데, 이들의 활동성 높은 조직을 육아조직이라고 한다. 또한 육아조직을 형성해서 황폐한 조직을 회복하는 과정을 기질화라고 한다.

육아조직은 차츰 흉터로 바뀐다

기질화가 끝나고 조직이 회복되면 여분의 모세혈관은 쇠퇴하고 염증세포도 남아 있을 필요가 없으며 피부와 점막 등의 재생 가능한 조직은 원래대로 돌아간다. 한편 재생 불가능한 조직은 아교질섬유로 치환된 상태가 되는데, 아교질섬유만은 회복된 후에도 사라지지 않고 남아 흉터(P.34 참조)가 된다. 흉터는 가소성이 비약한 딱딱한 조직으로 다양한 기능 장애를 남기기도 한다.

 메모

육아조직과 육아종
황폐한 생체 조직의 회복을 담당하는 것이 육아조직이며, 아주 비슷한 단어에 육아종이 있다. 육아종이란 조직구가 주체로 반응한 병변을 말하며 육아조직과는 전혀 관계없다.

흉터와 아교질섬유
흉터는 육아 조직의 섬유모세포가 만든 아교질섬유가 남긴 것이다. 아교질섬유는 전신 결합조직의 주성분이지만, 회복 후의 조직에는 두껍고 촘촘하게 증식하므로 관강 협착, 운동 장애, 결절(응어리) 형성 등을 수반한다.

다양한 병변의 흉터화
궤양과 경색, 혈종 형성 등 황폐해진 생체를 회복하기 위해 육아조직이 형성되고 흉터가 되어 남지만 이들도 넓은 의미에서 염증 회복에 해당한다. 소화관 궤양에서는 점막은 재생되지만 평활근층은 재생되지 않고 흉터가 된다. 심근경색에서는 심근은 아교질섬유로 치환되어 흉터로 남는다.

염증 회복의 원리

염증이 생기고 나서 회복되는 과정은 전쟁이 끝난 후의 부흥에 비유할 수 있다. 새로운 모세혈관의 생성은 라이프 라인이며 건물의 재건은 조직의 재생에 해당한다. 황폐해진 조직을 회복한다.

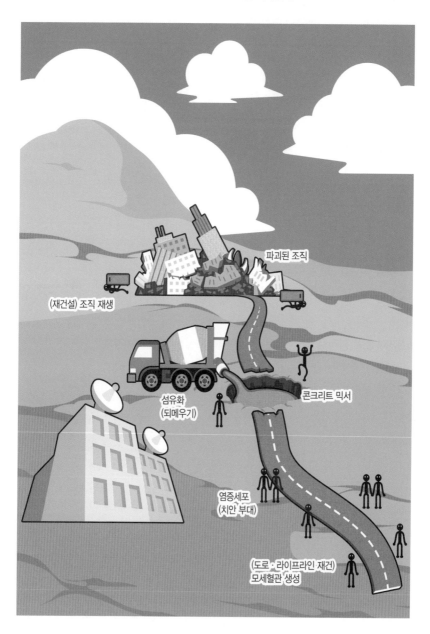

염증의 종류

POINT
- 고름염증은 호중구의 반응이 중심이다.
- 증식염증은 섬유모세포의 반응이 강한 염증이다.
- 특이염증은 육아종을 형성하는 염증이다.

염증의 형태는 다양하다

염증이란 몇 가지 요소를 포함한 복잡한 생체 방위 반응이며 어느 요소가 가장 강하게 드러나는가에 따라서 분류된다. 고름염증이란 호중구의 반응이 매우 강한 염증이다.

보통은 독성이 높은 미생물과 이물질의 침입에 반응해서 일어나지만 그중에서도 호중구가 결합조직 사이에 침윤해 있는 것을 연조직염증, 호중구가 집합해서 미생물 등과 함께 괴사되어 있는 것을 괴사염증이라고 하고, 상처 부위에서 흐르는 고름은 호중구의 잔해로 농양이라고도 한다. 생체 조직을 방어하기 위해 물질이 혈관 벽을 통과하기 쉬워져서 혈장 성분이 염증세포를 포함해서 혈관 밖으로 유출된 것이 카타르염증이고 비염이나 화상 등에서 볼 수 있다. 또한 출혈을 방지하기 위해 혈액의 응고 기저가 강하게 작용해서 피브린이 응집한 것을 섬유소염증, 이것이 두껍게 침착한 것을 위막염증이라고 하고 디프테리아 감염이 대표적이다. 혈관이 파열되는 것을 출혈염증이라고 하고 인플루엔자 폐렴 등에서 볼 수 있다. 또한 섬유모세포의 반응이 강하고 아교질섬유의 증식이 현저한 염증을 증식염증이라고 하고 간경변과 사이질 폐렴, 류마티스관절염이 대표적이다.

육아종염증은 원인을 추정할 수 있다

병리학적으로 가장 중요한 것은 조직구 집단의 반응인 육아종을 형성하는 염증이다. 육아종염증이라고도 하며, 결핵과 사코이드증(sarcoidosis)과 한센병, 매독 등이 원인이 되어 조직구 집단이 각각 광학 현미경 관찰에서 독특한 형태를 나타내므로 특이염증이라는 이름으로 불린다.

시험에 나오는 어구

결핵
특이염증 중에서도 가장 대표적인 것이 결핵이다. 조직구가 몇 개나 융합해서 다수의 핵이 세포질 가장자리에 말굽 모양으로 나열한 랑한스(Langhons)거대 세포와 광범위한 괴사가 보인다. 보통은 조직상(像)을 광학 현미경으로 관찰하면 결핵으로 진단할 수 있을 정도로 특징적이다.

키워드

특이염증
염증의 원인과 광학 현미경으로 관찰한 육아종의 형태 관계가 특이적이라는 뜻이다.

메모

염증의 명칭
고름염, 특이염 등으로도 불린다.

육아종의 명칭
'종(腫)'은 보통 종양성 병변을 나타내는 어미이다. 이것은 19세기의 병리학자가 염증성에 반응한 조직구 집단을 상피성 세포의 종양성 증식이라고 오해한 것에서 비롯된 이름이다. 현재도 육아종을 형성하는 조직구를 '유상피세포'라고 부르기도 한다.

염증의 종류

염증의 종류는 다양하며 드러나는 요소에 따라서 몇 가지 종류로 분류된다.

염증의 종류	특징(나타나는 요소)		주요 병태
고름염증 (연조직염증 ·괴사염증)	호중구	호중구 결합조직 호중구와 결합조직의 잔해(농양)	충수염
카타르염증	벽 투과성 항진	혈관 혈장 성분이 혈관 밖으로	농염 화상
섬유소염증	피브린이 응집	혈관 섬유소(피브린)	심한 것은 위막 염증이 된다.
출혈염증		혈관 파편	인플루엔자 폐렴
증식염증	섬유모세포 아교질섬유	섬유모세포 증식 섬유화	간경변 폐섬유증
특이염증	조직구 육아종	조직구가 모여서 육아종 형성	결핵

급성 염증과 만성 염증
acute inflammation and chronic inflammation

POINT
- 급성 염증은 호중구의 반응이 강하다.
- 만성 염증은 림프구와 섬유모세포의 반응이 강하다.
- 아급성 염증의 병명은 특별한 질환에 대해 사용된다.

급성은 호중구, 만성은 림프구가 염증이 주요인

염증은 일찍이 임상 병기에 따라 분류되었다. 그러나 염증은 생체의 방위 기구가 절박한 경우에 기능하기 시작하는 비특이적 단계에서 특이적 단계로 이행하므로 현재는 비특이적 단계를 급성 염증, 특이적 단계를 만성 염증으로 분류하는 것이 일반적이다. 또한 급성 염증 후 회복 반응이 진행해서 섬유모세포에 의한 아교질섬유의 생성이 진행한 단계도 만성 염증에 포함된다.

병리학적으로는 조직구 등 국소 염증세포와 호중구의 반응이 우세한 단계를 급성 염증, 림프구와 섬유모세포의 반응이 중심인 단계를 만성 염증이라고 부르는 일이 많지만 엄밀하게 구분하지는 않는다. 예를 들면 담낭은 담석 등으로 염증이 만성화하면 벽이 아교질섬유의 증식으로 두터워지지만, 이로 인해 담낭의 운동이 제한되어 담즙이 정체하면 세균 감염을 일으키기 쉬워져 새로운 급성 염증이 합병되어 격심한 복통으로 수술을 해야 하는 일이 있다. 이러한 경우 급성과 만성을 엄밀하게 구별하는 의미는 적다.

아급성은 특수한 환자에 한정된다

아급성 염증은 급성과 만성 사이의 중간이라는 의미가 아니라 최근에는 일부 장기의 특정 병명으로 이용되는 경우가 대부분이다. 예를 들면 비교적 젊은층의 림프절에 작은 괴사소(壞死巢)를 나타내는 아급성괴사림프절염, 원인 불명의 통증을 수반하는 결절을 형성하는 아급성갑상샘염, 홍역 감염 후 몇 년이 지나 발병하는 아급성경화범뇌염 등이 대표적인 예로 모두 임상 병기의 길이와는 관계가 없다.

시험에 나오는 어구

조직구와 호중구
혈구 안에서 조직구와 호중구는 가장 유사 관계가 깊으며, 조직구는 골수에서 마지막까지 호중구와 함께 분화해서 단핵구가 되어 혈관 밖으로 나와 조직에 정착한 세포이다. 양자 모두 포식능력을 갖고 염증의 비특이적 단계에서 항원을 가수분해효소로 분해해서 제시하는 기능을 보인다.

키워드

염증의 특이성
비특이적 단계를 담당하는 염증세포가 제시한 항원에 림프구가 특이적으로 결합하는 항체를 생성하는 단계를 특이적 염증이라고 한다.

메모

과거의 염증 분류
며칠 정도의 경과를 보이는 것을 급성 염증. 1주일 이상의 경과를 보이는 것을 만성 염증. 그 중간을 아급성 염증으로 하고 병기의 길이에 따라 분류되었다.

아급성세균심내막염
일찍이 심장판막에 미생물이 감염해서 집락(군집, colony)을 형성하는 질환을 이렇게 불렀지만 최근에는 감염심내막염이라고 불리게 됐다.

급성 염증의 원리

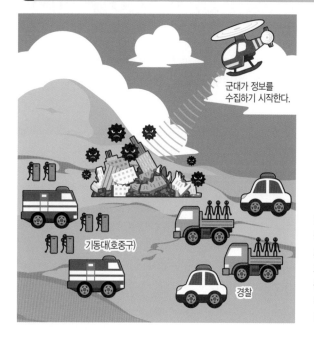

군대가 정보를
수집하기 시작한다.

기동대(호중구)

경찰

급성 염증이란 염증이라는 생체 방위 반응
중 극히 초기의 것을 가리킨다. 즉, 포식세
포가 항원을 특정, 그리고 다른 세포로 정
보를 건네기까지의 비특이적 단계이다. 예
를 들면 무릎을 강하게 쳤을 때 생기는 발
적과 종창, 통증, 발열 등의 단계를 가리킨
다(P.50 참조).

만성 염증의 원리

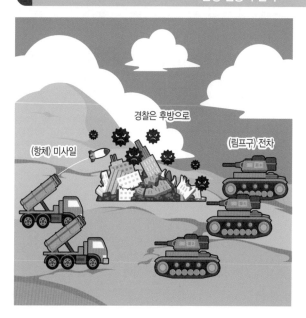

경찰은 후방으로

(항체) 미사일

(림프구) 전차

한편 염증이 특이적 단계로 들어가면 만
성 염증이라 불린다. 급성 염증은 호중구
등의 백혈구가 국소에 침윤하는 데 대해
만성은 대식세포와 림프구 등이 침윤한
다. T세포에서 분비되는 사이토카인의 기
능에 의해서 혈중의 단핵구가 대식세포로
분화한다.

면역의 구조

질병

POINT
- ●면역이란 자기와 비자기를 인식하는 메커니즘이다.
- ●포식세포가 항원을 흡수하고 항원제시한다.
- ●림프구가 항원에 특이적으로 결합하는 항체를 생성한다.

면역반응은 복잡해서 전체를 파악할 수 없다

면역이란 미생물 같은 외인성 항원과 세포의 암화 같은 내인성 항원 등 자기와 다른 성분(비자기)을 인식해서 배제하는 복잡한 시스템이다. 매우 많은 인자가 상호 관여하고 있기 때문에 전문 연구자조차 전체를 다 파악하는 것은 곤란하다고 할 수 있지만 세포성과 체액성으로 나누어 생각하는 것이 이해하기 쉽다.

면역에 관여하는 세포는 기본적으로 염증으로 기능하는 세포와 같다. 피부와 점막 등이 국소 혹은 혈액 중에서 포식작용을 발휘하는 조직구와 수상돌기세포는 병원체의 구조를 패턴 인식하는 수용체로 감지하고 그 병원체를 세포막으로 둘러싸서 세포질에 흡수하고 가수분해효소로 분해해서 항원의 일부를 MHC 클래스 II 분자와 함께 세포막 표면에 제시한다. 호중구는 포식 작용이 있지만 항원을 제시하지 않고 반대로 B세포는 포식작용은 없지만 표면의 면역글로불린에 결합한 항원을 제시한다. 외인성 항원의 정보는 헬퍼 T세포가 수취하여 B세포로 전하고 B세포는 형질세포로 분화해서 이들 항원에 특이적으로 결합하는 항체를 생성한다. 또한 바이러스 감염 세포와 암세포가 생성하는 비자기 단백질은 MHC 클래스 I 분자와 함께 세포 표면에 제시되어 킬러 T세포가 아포토시스(세포자멸사)로 배제한다. 세포끼리 정보를 교환해서 복잡하게 연계하기 때문에 각 세포가 분비하는 인터루킨, 인터페론, 종양괴사인자 등의 사이토카인, 포식세포가 기능하기 쉽도록 항원에 결합하는 보체, 형질세포가 생성하는 면역글로불린 등 혈청 중의 인자를 포함한 총체를 면역계라고 한다.

시험에 나오는 어구

면역글로불린
B세포에서 분화한 형질세포가 분비하는 항체. immuno-globulin(면역글로불린항체)의 머리글자를 따서 Ig로 총칭하고 IgG, IgM, IgA, IgE, IgD의 5개 서브 클래스가 있다. 혈청 단백질의 전기영동으로 글로불린의 γ분화에 포함되기 때문에 감마글로불린이라고도 한다.

키워드

MHC(주조직적합복합체)
장기 이식의 조직 적합성을 결정한다는 의미로 쓰이는 명칭이다.

메모

자연면역과 획득면역
피부와 점막 등의 국소에서 조직구와 호중구 등이 보체와 협동해서 항원을 포식하고 비특이적으로 배제하는 메커니즘은 원래 생체에 갖춰져 있는 것으로 여겨지며, 이를 자연면역이라고 한다. 한편 제시된 항원에 대해 임파구가 특이적 항체를 만들어서 전신에서 항원을 배제하는 메커니즘을 획득면역이라고 한다.

두 가지 면역계

어느 항원체에 한 번 감염됐다가 치유되면 같은 병원체에는 다시 감염되지 않는다. 흔히 면역이 생긴다고 표현하는 것이 바로 이것을 말한다. 자연면역만으로는 치유되지 않은 경우는 획득면역 단계로 진행한다. 다음 그림과 같은 원리이다.

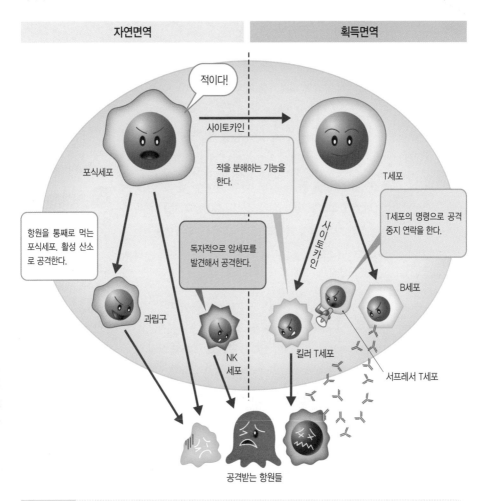

세포의 언어

인간은 공기의 진동에 의한 대화와 문자나 통신에 의한 언어를 사용해서 상호 커뮤니케이션을 도모하지만 세포끼리는 그러한 커뮤니케이션 수단을 갖고 있지 않다. 대신 세포는 화학물질을 방출해서 타 세포에 정보를 전달한다. 사이토카인은 생체 방위라는 협동 작업으로 세포끼리 구사하는 '언어'라고 말할 수 있다. 마찬가지로 세포의 언어에는 호르몬(P.122 참조)과 신경전달물질이 있다.

면역 이상

POINT

- 면역결핍에서는 면역 기능의 일부가 기능하지 않게 된다.
- 자가면역질환에서는 자가성분을 항원으로 인식한다.
- 알레르기는 면역 메커니즘의 오작동이다.

면역결핍은 면역반응이 정지된 상태

생체는 면역 기능에 의해서 자기와 비자기를 인식하고 비자기 성분을 배제하여 지켜지고 있다. 그러나 비자기 성분을 배제해서 생체를 지켜야 할 면역 기능에 이상이 있으면 면역결핍과 자가면역질환, 알레르기 등의 질환을 일으킨다. 면역결핍에는 선천성과 후천성이 있고 면역계를 구성하는 기능의 일부가 결손되는 질환이다. 예를 들면 디조지(DiGeorge)증후군은 흉선 무형성에 의한 선천성 T세포의 기능 부전, 선천무감마글로불린혈증은 B세포의 분화 장애로 인한 항체 생성 기능의 현저한 저하, 또한 후천면역결핍증후군(AIDS)은 사람면역결핍바이러스(HIV)에 의한 헬퍼 T세포의 선택적 장애가 원인이다.

면역반응이 과잉 발현하는 질환도 있다

자가성분을 항원으로 인식하는 림프구의 성숙은 흉선과 골수에 의해 억제되고 있다. 만약 림프구가 잘못해서 성숙해도 말초에서 배제되는 면역 관용이라는 메커니즘이 갖춰져 있다. 자기에 대한 관용성이 무너진 상태를 자가면역질환이라고 하고 자가성분에 대한 항체(자가항체)가 혈청에 출현한다. 전신에 증상이 나오는 아교질병 외에 한정된 장기에만 증상이 나오는 장기 특이적 자가면역질환도 있다.

또한 면역계가 비자기를 인식해서 배제한다는 본래의 기능을 할 때 부작용과 같은 바람직하지 않은 결과가 일어나는 상태를 알레르기라고 총칭하고 Ⅰ~Ⅳ형의 4형으로 분류하고 있다(P.62 참조).

 시험에 나오는 어구

사람면역결핍바이러스
역전사 효소를 가진 RNA 바이러스로 성행위에 의한 감염 외에 혈액 제제와 주사 바늘에 의한 혈액 감염, 출산 출혈이나 모유를 통한 모자 수직 감염 경로로 알려져 있다.

 키워드

자가항체
자가성분을 항원이라고 인식한 림프구에 의해서 생성되는 항체. 반드시 자가항체가 자가성분을 공격하는 것이 이 질환의 원인은 아니며 질환에 의한 조직의 파괴로 보통은 세포 내에 봉입되어 있는 핵 등의 세포 내 소기관이 항원제시세포로 인식된 결과 자가항체가 생성되는 경우도 있다.

 메모

선천면역결핍의 유전 형식
B세포의 항체 생산 기능이 저하되는 선천무감마글로불린혈증과 비스코트-올드리치 증후군은 X연관열성유전. T세포의 기능이 저하하는 디조지증후군은 22번 염색체의 미소 결손, 호중구의 포식 기능이 저하하는 제디아크-히가시증후군은 상염색체열성유전을 보인다. 모두 출생 후 더욱 다양한 감염증에 노출된다.

세 가지 면역 이상의 원리

◆면역결핍

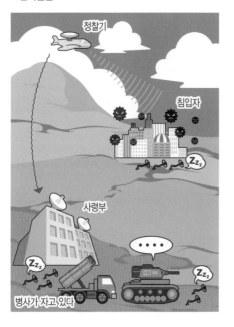

◆자가면역

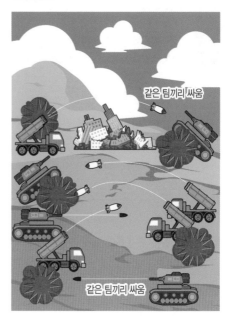

◆알레르기

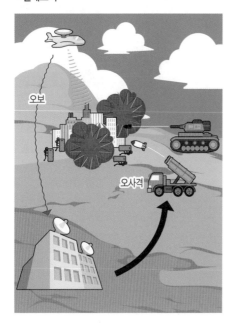

세 가지 면역 질환을 전쟁으로 예로 들어 설명하면 그림과 같다. 우선 면역결핍이란 침입자(외적, 항원)에 대한 저항력을 상실한 상태를 말한다. 싸워야 할 병사가 잠들어 있는 장면을 상상하면 된다. 자가면역은 면역이 자기가 갖고 있는 항체를 잘못해서 공격하는 것이고, 알레르기는 면역세포가 잘못해서 과잉 반응하는 것이다.

알레르기성 질환 *allergic disease*

- 알레르기란 면역계가 폭주 내지 오작동하는 상태이다.
- Ⅰ형 알레르기는 급속하게 증상이 출현한다.
- Ⅱ형 알레르기는 자가면역질환의 일종이다.

알레르기 반응은 통상 네 가지로 분류

　본래는 생체를 방위하기 위해 존재하는 면역계가 특정 항원에 대해 과잉 반응이나 오작동을 일으키기 때문에 생체에 바람직하지 않은 결과를 일으키는 것을 알레르기라고 한다. 알레르기는 보통 네 가지 유형으로 분류한다. 그 중 Ⅰ형 알레르기는 즉시형이라고도 불리며 IgE 항체와 비만세포가 관여한다. 비만세포는 IgE의 Fc 부분의 수용체를 갖고 있고 여기에 있는 IgE의 Fab 부분에 항원이 결합하면 세포질 내에 저류해 있던 히스타민 등의 화학물질이 반응해서 기관지 수축과 혈관 벽의 물질 투과성을 항진시킨다. 항원에 노출되면 수분 이내에 증상이 나오는 게 보통이고 기관지 천식이나 알레르기비염, 꽃가루 알레르기 등이 대표적이다. 중증 사례로는 조영제와 항생물질에 대한 아나필락시스 쇼크가 있고 혈압 저하와 호흡 곤란을 일으킨다.

　Ⅱ형 알레르기는 세포 장애형이라고도 불리며 세포 표면의 자가항원에 IgG와 IgM 항체의 Fab 부분이 결합하고, 다시 여기에 보체가 결합하면 포식세포와 NK세포의 표적이 되어 세포가 장애를 입는다. 자기의 혈구가 표적이 되는 자가면역용혈빈혈이 대표적이다. Ⅲ형 알레르기는 면역복합체형이라고도 불리며 IgG와 IgM 항체가 항원과 결합한 면역복합체(항원항체 복합체)가 조직에 침착해서 장애를 일으키는 것으로 급성사구체 신염이 전형적이다. Ⅳ형 알레르기는 지연형이라고도 불리며 항원에 접촉한 피부 등의 항원 제시 세포가 T세포를 활성화해서 2~3일 후에 염증을 일으킨다. 접촉피부염이 대표적이며 결핵균 감작을 조사하는 투베르쿨린 반응 (tuberculin reaction)도 같은 원리를 이용한다.

알레르기의 분류

알레르기는 주로 다음의 네 가지 형태로 분류된다.

◆ I 형

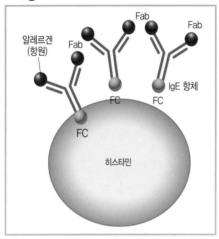

즉시형 알레르기. IgE 항체란 면역글로불린이라는 면역에 관여하는 단백질의 하나로, 이것과 항원이 결합하면 히스타민이 방출된다.

◆ II 형(V형)

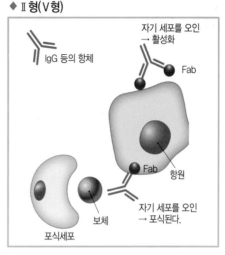

보체(補體, complement)가 활성화되는 것이 II형의 특징이다. 이에 의해 세포의 융해와 포식이 일어난다. 항체가 세포막상에 있는 항원에 반응하면 보체가 활성화된다.

◆ III형

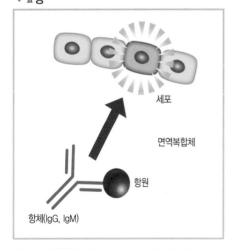

혈액에서 항원항체 반응이 일어나고 면역복합체가 되어 각부에 침착해서 염증의 원인이 된다. 면역복합체형의 반응.

◆ IV형

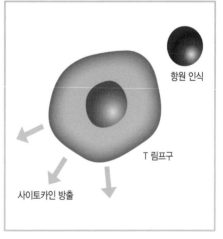

지연형 반응. 항체는 관여하지 않는다. T세포가 포식세포를 이상(異常) 활성화시켜서 일어난다. B세포는 관여하지 않는 것이 특징이다.

아교질병 *collagen disease*

- ●아교질병이란 원인을 알 수 없는 결합조직의 염증이다.
- ●면역 관용이 망가져서 자가 성분을 항원으로 인식한다.
- ●자가면역질환 중 전신성을 보이는 것이 아교질병이다.

전신의 결합조직의 만성 염증이 아교질병

20세기 전반까지 질환은 장기 단위로밖에 인식되지 않았지만, 1942년에 클렘페러가 결합조직의 이상(異常)이라는 새로운 질환 개념을 제기했다. 아교질병이 대표적인 예이고 장기와 장기의 틈새를 접착제처럼 메운 결합조직에서 일어나는 원인 불명의 염증성 질환으로 정의한다. 클렘페러는 류마틱열, 류마티스관절염, 전신홍반루푸스, 진행전신경화증, 다발근염과 피부근염, 결절동맥주위염을 아교질병으로 분류했다. 나중에 쇠그렌증후군, 베체트병, 혼합결합조직병도 추가됐다.

전신성 자가면역질환이 아교질병

아교질병이라고 하면 다양한 자가항체가 출현하는 자가면역질환을 총칭한다고 생각하기 쉽지만 자가면역질환에는 전신성인 것과 장기 특이적인 것 두 가지가 있고 전신성 자가면역질환을 아교질병이라고 한다. 장기 특이적인 자가면역질환을 들면 항갑상샘글로불린항체가 출현하는 교본병, 항위점막벽세포항체가 출현하는 자가면역위염, 항미토콘드리아항체가 출현하는 일차담관성간경화증 등이 있지만, 전신에 증상이 나오는 아교질병과는 달리 증상이 특정 장기에 한정되는 것이 특징이다. 생체에는 자가성분을 항원으로 인식하는 자가항체를 유도 또는 생성하는 림프구를 억제하는 메커니즘이 파열되면 자신의 성분에 대해 항원항체반응이 일어나서 혈청에 항핵항체와 항미토콘드리아항체 등 다양한 자가항체가 출현한다.

면역 관용
자신의 성분을 항원으로 인식하는 림프를 억제하는 메커니즘을 말한다. T세포는 흉선, B세포는 골수로 억제되는 중추성 메커니즘 외에 말초에서 자기를 인식하는 T세포를 배제 또는 무시하는 말초성 메커니즘도 있다.

항핵항체
한 마디로 항핵항체라고 해도 외가닥사슬이 되어 유전정보가 봉인된 상태의 2중가닥사슬DNA 항체, 항히스톤단백질항체, 항핵소체항체, 핵내에서 RNA에 결합해서 기능하는 단백질에 대한 항RNA 결합 단백질(RNP) 항체 등 다채롭다.

자가항체와 증상
류마틱열에서는 용연균의 균체 항원에 대한 항체가 자신의 심장 성분에도 항원항체반응을 일으켜서 장애를 일으킨다. 하지만 만성 염증으로 조직이 파괴되어 보통은 세포 내에 봉인되어 있는 자가항원이 림프구에 폭로되어 자가항체가 생성되는 것이 많다.

아교질병이란

아교질병이란 한 가지 질병의 이름이 아니라 전신 혹은 복수의 장기에 염증을 일으키는 질병을 총칭하는 말이다.

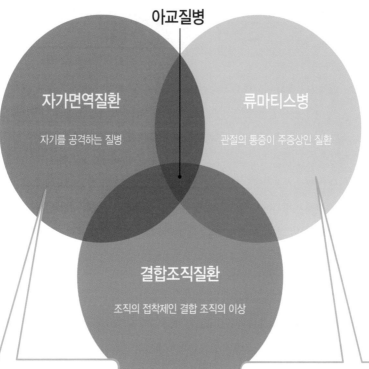

아교질병

자가면역질환

자기를 공격하는 질병

류마티스병

관절의 통증이 주증상인 질환

결합조직질환

조직의 접착제인 결합 조직의 이상

자가면역질환의 발생 원리

자신의 면역 세포를 자신의 면역 조직이 공격하는 비정상 상태를 가리킨다. 원래라면 비자기에 대해서만 기능해야 할 면역반응이 자기를 공격하는 이유는 아직 알려지지 않았다.

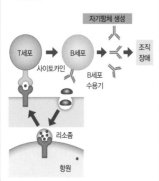

자기항체 생성

T세포 → B세포 → 조직장애

사이토카인

B세포 수용기

리소좀

항원

결합조직이란 조직끼리 연결하여 세포에 영양을 보내거나 불필요물을 배제하는 대사에 관련한 조직을 말한다. 결합조직에 염증이 일어나면 많은 장기에 병변이 발생한다.

류마티스관절염의 관절 병변

관절·근육·뼈 등의 통증을 총칭하며 류마티스병이라고 한다. 원인은 여러 가지가 있다.

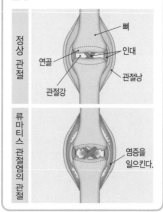

정상관절

뼈

인대

연골

관절낭

관절강

류마티스관절염의 관절

염증을 일으킨다.

분자 표적 치료

　예로부터 악성 종양을 치료하는 방법에는 수술, 항암제, 방사선의 세 가지가 중심이다. 수술은 병변을(원발소와 전이소를 포함해서) 가능한 한 광범위하게 절제하는 것이고, 항암제는 세포분열 속도가 빠른 세포를 표적으로 해서 세포분열 중인 가장 불안정한 세포 주기에 있는 종양 세포를 파괴하는 것이다. 방사선 역시 세포분열을 위해 DNA 합성 중인 불안정한 종양 세포에 방사선을 조사해서 파괴하는 것이다. 수술은 정상 조직까지 포함해 상당히 넓게 절제하지 않으면 재발 위험이 높고, 항암제와 방사선은 정상 조직에도 영향을 미치지만 종양 세포가 정상 세포보다 세포분열 속도가 더디므로 종양이 먼저 항복하는 원리로 치료를 한다.

　그런데 세포막 표면에 존재하는 세포 증식에 관여하는 단백질 분자에 대해 특이적으로 결합하는 단클론 항체와 종양 세포의 세포막을 통과한 후에 분열을 촉진하고 세포 내 단백질 분자에 결합해서 기능을 저해하는 분자량이 작은 물질은 정상 세포에는 거의 영향을 미치지 않고 종양 세포만을 노려서 효과를 발휘하는 것을 기대할 수 있다. 정상 세포와 종양 세포가 발현하고 있는 단백질 분자의 차이를 표적으로 하기 때문에 분자 표적 치료라는 이름이 붙었다. 예를 들면 유방암 치료에 널리 이용되는 트라스투주맙(Trastuzumab, 상품명 허셉틴)은 암 유전자 erb-B2의 산물인 HER2라는 세포 표면의 단백질 항체이지만 유방암의 병리 조직 표본을 면역 조직 화학적 염색했을 때 세포막에 HER2가 발현되는 것이 확인된 경우에 투여한다.

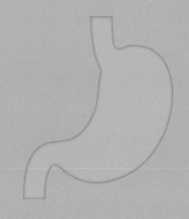

3장

소화기의
구조와 질병

소화기의 구조

소화기

POINT
- 위에는 주세포, 벽세포, 부세포가 있다.
- 십이지장에 있는 점액선을 브루너선(Brunner's gland)이라고 한다.
- 십이지장의 파터팽대부(유두부, papilla of Vater)에서 담즙과 췌장액이 분비된다.

소화관의 기본 구조

소화기는 입에서 항문까지 이르는 소화관과 침샘, 간, 췌장 등의 분비샘으로 이루어져 있다. 소화를 담당하는 것에는 식도·위·십이지장·소장·대장이 있고 저마다 중요한 역할을 맡고 있다. 식도에서의 소화는 구강 내 타액에 의한 것 말고는 기본적으로 하지 않는다. 위는 분문부·위체부·유문부로 나뉘며 분문부와 유문부에는 점액샘이 있다. 위체부는 본래의 위의 기능을 하는 곳으로 위의 고유샘(위저선)이 있고 주세포·벽세포·부세포 3개로 구성된다. 주세포는 펩시노겐을 분비하고 염산에 의해 펩신으로 변환된다. 벽세포는 염산과 내인인자를 분비한다. 또한 부세포는 점액을 분비한다. 위는 자기 자신조차 소화하는 펩신과 염산과 자기 소화로부터 지키는 점액을 유지하면서 소화 활동을 하고 있다.

이어서 십이지장에는 점막밑층에 브루너샘이 있다. 내강을 향해서 돌기가 다수 나와 있는 융모상피로 덮여 있고 파터팽대로부터 간에서 합성된 담즙과 췌장에서 분비된 췌장액이 분비된다. 소장은 공장과 회장 두 부분으로 구성되며 역시 융모 상피로 덮여 있다. 점액샘은 없지만 창자액을 분비하는 창자샘(腸腺, 리버퀸샘)이 있어 영양을 흡수한다. 또한 점막 아래에는 면역에 관여하는 파이어반이 있다.

대장은 맹장·결장(상행결장·횡행결장·하행결장·구불결장) ·직장으로 나뉘어 있다. 육지 포유류는 대장이 발달되어 있다. 샘내강을 가진 창자움이 있는 상피이기 때문에 수분을 흡수하여 변을 고형화한다.

시험에 나오는 어구

샘
분비샘을 말한다. 화학물질을 분비하는 내분비샘과 체표와 체강 내에 분비물을 배설하는 외분비샘이 있다.

점액샘
체표에 점액을 분비하는 점액 생산 세포로 구성되어 있는 샘을 말한다. 점액은 점막 표면에 들러붙어 내부를 보호하는 기능을 한다. 소화액으로부터 내부를 보호하는 것도 기능 중 하나다.

고유샘
위의 본래 역할을 하는 외분비샘. 이외에 분문샘, 유문샘이 있다.

키워드

펩신
강력한 소화효소. 자기의 소화관조차도 소화할 수 있다. 때문에 위 표면을 점액으로 코팅해서 자가 소화로부터 보호한다.

메모

파이어반
림프기관 면역에 관여한다.

소화기의 전체 이미지

소화기관은 사람의 체내를 가로지르는 긴 관으로, 음식물을 소화해서 영양소로 흡수하고 불필요한 것을 변으로 배설하는 기능을 한다. 전체 이미지는 다음과 같으며 입, 식도, 위, 십이지장, 소장, 대장의 5개로 크게 나뉜다.

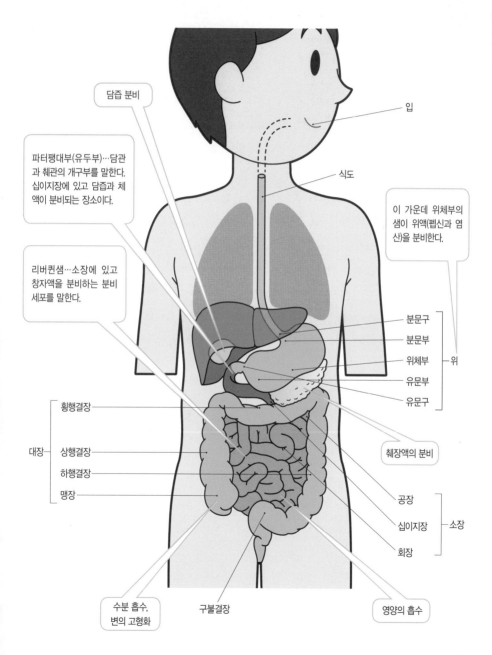

담즙 분비

파터팽대부(유두부)…담관과 췌관의 개구부를 말한다. 십이지장에 있고 담즙과 체액이 분비되는 장소이다.

리버퀸샘…소장에 있고 창자액을 분비하는 분비세포를 말한다.

입

식도

이 가운데 위체부의 샘이 위액(펩신과 염산)을 분비한다.

분문구
분문부
위체부 ─ 위
유문부
유문구

췌장액의 분비

횡행결장

상행결장
대장 ─
하행결장

맹장

공장
십이지장 ─ 소장
회장

수분 흡수,
변의 고형화

구불결장

영양의 흡수

소화기의 주요 질병

 POINT

- ●선천성 식도폐쇄증은 조기 수술이 필요하다.
- ●소장은 병변이 적은 부위이다.
- ●대장의 선천 이상에는 히르슈스프룽병이 있다.

식도의 선천성 이상과 위암

식도와 위를 합쳐서 상부 소화관이라고 한다. 식도의 선천성이상에는 선천성 식도폐쇄증이 있고 식도의 폐쇄와 기관지낭(본래는 없어야 하는 관강)의 조합에 따라 다섯 가지 형(A~E형)으로 나뉜다. 가장 많은 것은 C형이고 신생아기에 포말상 침이 나오는 것이 특징이다. 이 경우는 초유의 섭취를 금지하고 긴급수술을 할 필요가 있다.

위 질환에는 위염과 위암이 있고 위암은 조기 위암이냐 진행 위암이냐를 구별하는 것이 중요하다. 점막밑층에까지 머무는 것을 조기 위암, 근육층 이하까지 침윤한 것을 진행 위암으로 구별한다. 또한 위암은 간으로 전이하는 예가 많다. 그밖에 위암의 난소 전이로 생긴 종양을 크루켄베르크종양(Krukenberg's 腫瘍), 더글러스오목과의 파종성 전이를 슈니츨러(Schnitzler)전이라고 한다.

소장과 대장의 질환

소장과 대장을 합쳐서 하부 소화관이라고 한다. 십이지장, 공장, 회장을 합쳐서 소장이라고 하지만 소장의 선천성이상에는 선천성 십이지장폐쇄증과 메켈곁주머니(Meckel's diverticulum)가 있다.

한편 맹장, 결장, 직장을 합쳐서 대장이라고 하며 대장의 선천성이상에는 장관의 신경얼기 결손에 의한 히르슈스프룽병(hirschsprung's disease)이 있다. 소장은 병변이 적은 부위이지만 분변의 자극에 노출되는 대장에는 대장암이 자주 발생한다.

위암과 마찬가지로 점막밑층까지 머무는 것을 조기 대장암으로 분류하며 대장의 조기암은 양성 선종에서 악성화한 것이 많은 것이 특징이다.

소화관의 선천성이상

■식도

선천성 식도폐쇄증

식도폐쇄증과 기관지낭의 조합에 따라 다섯 가지 형이 있다.

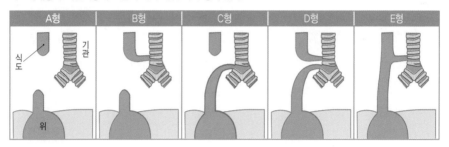

■소장(십이지장, 공장, 회장)

선천성 십이지장폐쇄증

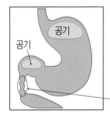

위와 십이지장의 내용물이 저류해서 공기가 2개소에 쌓인다(더블버블 사인).

십이지장폐쇄증

메켈곁주머니

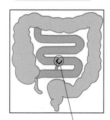

회장 말단 가까이와 배꼽 부위를 연결하는 이상 관강. 태아기에 난황낭에 저류해 있던 양분을 보급하는 경로가 폐쇄하지 않고 남은 것이다.

메켈곁주머니(배꼽과 연결된다)

■대장(맹장, 결장, 직장)

히르슈스프룽병

이상이 보이는 범위에 따라서 네 가지 형으로 나뉜다. 신경얼기 결손으로 인해 연동 운동이 일어나지 않고 입쪽 장관이 확장된다(그림에서 진하게 칠해진 부분이 병변 부위).

단영역형

직장에서 구불결장에 걸쳐 신경절세포가 없다.

장영역형

직장에서 하행결장~맹장에 걸쳐 신경절세포가 없다.

전결장형

결장 전체와 소장의 일부에 걸쳐 신경절세포가 없다.

광범위형

신경절세포가 없는 범위가 소장의 입구까지 미친다.

위염 *gastritis*

POINT

- ●파일로리균은 위염과 위암의 원인이 된다.
- ●만성 위염이 되면 장상피 화생이 일어난다.
- ●항벽 세포 항체에 의한 자가면역위염도 있다.

만성 위염은 파일로리균이 원인

위에는 소화를 위한 염산과 펩신이 존재한다. 또한 강력한 소화효소로부터 보호하기 위해 점액을 생성하여 위를 코팅하고 있다. 소화와 코팅의 균형이 무너지면 크건 작건 염증(위염)이 일어난다. 만성 위염은 헬리코박터 파일로리균과 관련이 매우 강한 것이 특징이며 염증은 유문부뿐 아니라 위전 범위에 미치는 일도 있다. 만성적으로 염증이 계속되면 위염은 위암으로 이행하는 경우가 있다. 또한 위의 샘상피가 대장이나 소장의 상피로 이행하는 장상피 화생과 위산에 의한 점막 미란도 보인다.

임상 증상에는 속쓰림과 구역질, 구토, 명치통증이 있고 보통은 식후에 나타난다. 치료에는 원인으로 여겨지는 파일로리균을 제균하는 것이 효과적이다. 위암을 일으키는 주요 원인이기도 하므로 일본 헬리코박터학회 등이 약제를 이용한 파일로리균의 제균(際菌)을 권장하고 있다.

위 벽세포에 대한 항체가 원인인 위염도 있다

파일로리균이 원인이 아닌 위염도 있다. 자가면역성 A형 위염이 그렇다. 위에는 역할에 따라서 3종류의 세포가 있다. 그 중 염산과 내인자를 분비하는 벽세포에 대한 항체(항벽세포 항체)가 원인이 되어 일어나는 위염이 A형위염이다. 벽세포의 파괴에 의해 위는 무산증이 된다. 또한 내인자의 분비에 지장이 있어 비타민 B_{12}와 엽산의 흡수장애도 일어난다. 결과적으로 악성 빈혈로 악화되는 무서운 위염의 하나이다.

시험에 나오는 어구

헬리코박터 파일로리균
파일로리균은 강산 환경하의 위에 정착해 있다. 그대로는 생식할 수 없기 때문에 우레아제(urease)라는 요소분해효소를 분비해서 위 내의 요소를 분해하고 암모니아를 만들어서 중화함으로써 생식하고 있다. 한편 파일로리균의 명칭은 위의 유문(파일러스)에서 유래한다.

키워드

명치 통증
명치는 상복부를 말한다. 위염뿐 아니라 심근경색을 일으켰을 때도 발생하는 일이 있다.

메모

위염과 위암
둘을 감별하려면 내시경 검사를 해야 하지만 어려운 경우도 있다. 그 경우는 위 생검을 실시해서 광학 현미경으로 병리학적 검사를 한다.

위염의 주요 증상

파일로리균은 우레아제를 분비해서 위 안의 요소를 분해하고 암모니아(알칼리성) 배리어를 만들어 위의 표면까지 이동할 수 있다.

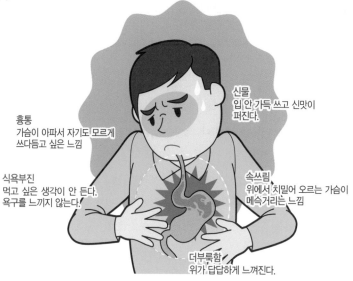

흉통
가슴이 아파서 자기도 모르게 쓰다듬고 싶은 느낌

식욕부진
먹고 싶은 생각이 안 든다.
욕구를 느끼지 않는다!

신물
입 안 가득 쓰고 신맛이 퍼진다.

속쓰림
위에서 치밀어 오르는 가슴이 메슥거리는 느낌

더부룩함
위가 답답하게 느껴진다.

파일로리균의 병원 인자

만성 위염과 위암의 원인이 되는 파일로리균에는 많은 병원 인자가 존재한다.

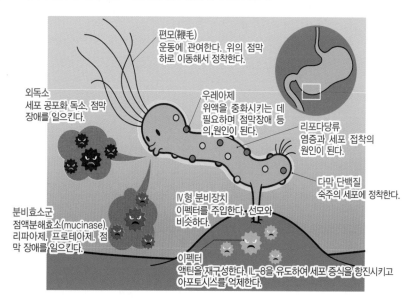

외독소
세포 공포화 독소, 점막 장애를 일으킨다.

편모(鞭毛)
운동에 관여한다. 위의 점막 하로 이동해서 정착한다.

우레아제
위액을 중화시키는 데 필요하며 점막장애 등의 원인이 된다.

리포다당류
염증과 세포 접착의 원인이 된다.

다막 단백질
숙주의 세포에 정착한다.

분비효소군
점액분해효소(mucinase), 리파아제, 프로테아제, 점막 장애를 일으킨다.

Ⅳ형 분비장치
이펙터를 주입한다. 선모와 비슷하다.

이펙터
액틴을 재구성한다. IL-8을 유도하여 세포 증식을 항진시키고 아포토시스를 억제한다.

소화성 궤양

POINT
- 궤양이란 상피가 전층 결손된 상태이다.
- 위궤양의 3대 합병증에는 출혈, 천공, 협착이 있다.
- 회복 과정에서 점막상피는 재생되고 근육층은 흉터화한다.

소화성 궤양이란 위궤양과 십이지장궤양을 말한다

궤양이란 일반적으로 상피가 전층 결손된 상태를 가리킨다. 그에 대해 상피의 표층만 결손된 상태를 미란이라고 한다. 소화관 벽은 내강 쪽에서 점막상피(M), 점막근육판(MM), 점막밑층(SM), 근육층(PM), 장막밑층(SS), 복막-장막(S)의 구조로 되어 있고, 어느 층까지 침습됐는지에 따라 진행도를 판정한다. 위에는 펩신과 염산의 공격 인자와 점액과 혈액의 방어 인자가 있고 양자가 균형을 취해 소화 활동을 하고 있다. 방어 인자가 약해지면 공격 인자에 의해 위벽이 소화되고 근육층이 소화되면 연동 운동이 저하되어 소화가 장막까지 미치면 위천공이 된다.

위궤양의 합병증에는 출혈, 천공, 협착이 있다. 현재는 침습이 적은 치료법이 이용되고 있으며 예후는 기본적으로 양호하다. 위궤양과 십이지장 궤양 모두 흑색변(타르변) 증상이 보인다. 이유는 위나 십이지장궤양의 하혈은 산에 영향을 받아 적혈구가 변성하기 때문이다. 결장이나 직장의 출혈로는 볼 수 없다.

궤양의 회복

소화성 궤양의 회복 과정은 소화관 벽의 부위에 따라 회복 방법이 다르다. 점막상피는 재생을, 근육층은 기질화, 흉터화한다. 흉터란 아교질 섬유가 만들어져서 근육부위는 흉터수축으로 인해 수축과 이완을 할 수 없다. 그리고 궤양 후의 흉터는 평생 남는다.

 시험에 나오는 어구

궤양
소화성 궤양이란 위궤양과 십이지장궤양을 말하고 위산의 분비 등 자가 소화가 관련되어 있는 궤양을 말한다.

 키워드

흑색변(타르변)
위궤양 등으로 상부 소화관에서 출혈이 있으면 변의 색이 변하는데, 이는 적혈구가 위산의 영향을 받아 변성되기 때문이다. 결장과 직장의 출혈은 소화의 영향을 크게 받지 않기 때문에 선혈변이다.

 메모

근육층
소화관의 연동 운동에 관여한다. 평활근으로 이루어지며 서로 교차하는 내측의 돌림층과 외측의 세로층 2층으로 형성되어 있다.

위궤양의 진행

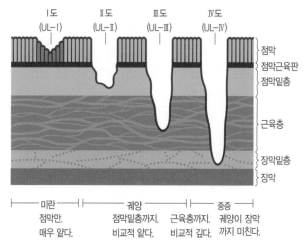

| Ⅰ도 (UL-Ⅰ) | Ⅱ도 (UL-Ⅱ) | Ⅲ도 (UL-Ⅲ) | Ⅳ도 (UL-Ⅳ) |

점막
점막근육판
점막밑층
근육층
장막밑층
장막

| 미란 | 궤양 | | 중증 |
| 점막만. 매우 얇다. | 점막밑층까지. 비교적 얕다. | 근육층까지. 비교적 깊다. | 궤양이 장막 까지 미친다. |

궤양이란 점막밑층 이하까지 염증이 퍼진 것을 가리킨다. 깊이에 따라서 경증에서 중증으로 나뉜다. 미란이란 점막만 상처 입은 얇은 병변을 가리킨다. 자각 증상으로는 식욕이 왠지 없거나 식후 위가 더부룩해지는 증상이 보이며 진행한다.

궤양의 회복 과정

궤양의 회복 과정은 다음과 같다.

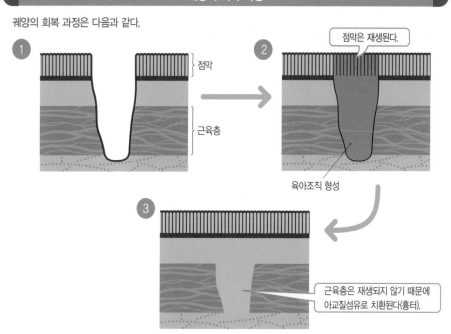

1

점막

근육층

2

점막은 재생된다.

육아조직 형성

3

근육층은 재생되지 않기 때문에 아교질섬유로 치환된다(흉터).

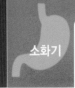

위암 *gastric cancer*

- 조기 위암은 림프절 전이에 상관없이 점막밑층에 국한된다.
- 진행 위암에는 보르만 분류(Borrmann classification)가 사용된다.
- 샘내강이 보이는 경우는 고분화형 위암이다.

위암의 진행도 분류

위암의 대부분은 샘암이며 암의 진행도에 따라 조기 위암과 진행 위암으로 나뉜다. 조기 위암은 암이 점막밑층까지만 국한되는 것을 말한다. 한편 진행 위암은 근육층 이하까지 깊이 침윤한 것을 말한다. 언뜻 이해가 어렵겠지만 점막밑층까지 국한되어 있으면 림프절 전이가 있어도 조기 위암이다.

위암의 육안 분류에서는, 진행 암에서는 보르만 분류(I~IV형) 기준으로 했을 때 보르만 III형이 가장 많이 보인다. 조기 암에서는 내시경 분류(I, IIa, IIb, IIc, III)를 이용했을 때 IIc가 가장 많이 보인다. 위암 취급 규약에서는 진행 암과 조기 암을 통일해서 분류하고 있다.

광학 현미경으로 본 조직 분류

위암을 조직 분류하면 고분화형(장형)과 저분화형(위형) 두 가지로 분류한다. 고분화형이란 장상피 화생한 위 점막이며 선강을 형성한다. 이 형은 나이 많은 남성에게 많은 것이 특징이며 보르만 I·II형에서 많이 보인다. 간과 림프절로 전이되는 예도 적지 않다.

한편 저분화형이란 위의 고유의 샘에서 유래하며 샘내강은 형성하지 않는다. 젊은 여성에게 많은 것이 특징이며 보르만 IV형의 대부분은 이 형이다. 전이 방식은 날아 흩어지는 복막 파종이 많고 이것이 난소로 전이한 것을 크루켄베르크종양(Krukenberg's 腫瘍), 더글러스오목에 전이하는 것은 슈니츨러(Schnitzler) 전이라고 한다. 이른바 스키라스(scirrhous-type) 위암은 저분화형의 것이 비정상 속도로 침윤하는 것이다.

보르만 분류
육안으로 보이는 절단면의 형태로 진행 암을 분류한 것이다.

고분화형
발병한 부위의 점막 형성을 멈춘 암이다.

저분화형
광학 현미경으로 세포를 관찰하면 핵은 치우쳐 있고 점액이 보이는 세포가 있다. 이것을 반지세포라고 한다.

위암의 분류

위암은 유문전정부 소만곡에서 잘 발생한다. 점막과 점막밑층에 국한되어 있는 것을 조기 암, 근육층 이하에까지 미친 것을 진행 암이라고 한다. 더 자세한 내용은 다음과 같다.

■ **진행 암의 분류**
    (보르만 분류)

국한 융기형

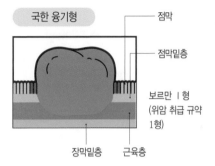

점막

점막밑층

보르만 Ⅰ형
(위암 취급 규약
1형)

장막밑층   근육층

국한 궤양형

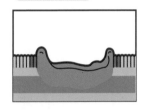

보르만 Ⅱ형
(위암 취급 규약
2형)

궤양 침윤형

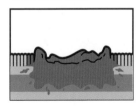

보르만 Ⅲ형
(위암 취급 규약
3형)

미만 침윤형

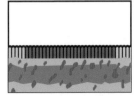

보르만 Ⅳ형
(위암 취급 규약
4형)

■ **조기 암의 분류**
    (내시경 분류)

융기형

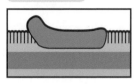

Ⅰ형
(위암 취급 규약
0−Ⅰ형)

평탄형 Ⅱ형

● 표면 융기형

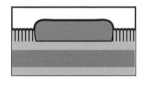

Ⅱa형
(위암 취급 규약
0−Ⅱa형)

● 표면 평탄형

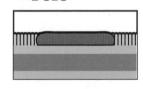

Ⅱb형
(위암 취급 규약
0−Ⅱb형)

● 표면 함몰형

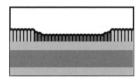

Ⅱc형
(위암 취급 규약
0−Ⅱc형)

함몰형(위궤양에 암이 있는 것)

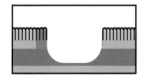

Ⅲ형
(위암 취급 규약
0−Ⅲ형)

| 소화기 | **식도염과 식도암** *esophagitis and esophageal cancer* |

POINT
- ●식도암의 대부분은 편평상피암이다.
- ●바렛식도는 샘암의 발병부위가 된다.
- ●산보다 알칼리를 삼킬 때 중증화율이 높다.

역류식도염은 식도암으로 이행하는 경우도 있다

식도염을 일으키는 요인에는 위의 음식물 역류에 의한 것, 감염에 의한 것, 화학성인 것 등이 있다. 역류식도염은 염산을 포함한 약산성 위 내용물의 만성적 역류에 의해 발병한다. 식도는 편평상피로 둘러싸여 있는데, 원래 편평상피는 산이나 알칼리 등의 화학 자극에도 강하지만 만성적으로 역류가 지속되면 더욱 산에 대해 강한 상피, 즉 위 점막으로 화생(化生)한다. 이것을 바렛식도라고 한다. 식도암의 대부분은 편평상피암이지만 바렛식도에서는 샘암이 발생한다. 다른 식도암은 흡연이나 뜨거운 식사와 관련이 깊고 고형물을 넘기기 어려운 음식물 통과 장애를 일으킨다. 식도는 기관과 폐, 심장과 인접해 있기 때문에 식도암은 예후가 나쁜 악성 종양의 하나지만 발견 확률이 높아지고 있다. 다만 식도암의 경우 엄밀하게 말하면 점막상피 내에 국한되고 림프절 전이도 없는 것을 조기 식도암이라고 한다. 위암의 경우 조기 암에 상당하는 점막밑층까지 침윤한 것은 표재암으로 구별한다.

감염성 식도염과 화학성 식도염

감염성 식도염이란 AIDS(P.60 참조) 등 숙주의 면역이 저하한 상태에서 걸리며, 관련 깊은 바이러스에는 칸디다, 사이토메갈로바이러스, 단순포진 바이러스 등이 있다. 또한 화학성 식도염이란 약물의 삼킴에 의해 발병하는 식도염을 가리킨다. 강산, 강알칼리 모두 식도염의 원인이 되지만 알칼리를 삼켰을 때 위의 구토 반사에 의해 식도를 왕복하기 때문에 중증화되는 확률이 높다.

 시험에 나오는 어구

바렛식도
식도 하단에 많이 생긴다. 위 점막과 유사한 샘상피로 식도 샘암의 발병부위가 된다.

 키워드

감별 진단
증상을 일으키는 질환을 압축하기 위한 진단이다. 가능성이 있는 복수의 질병을 비교하면서 합리적으로 특정한다.

히스테리구
(globus hystericus)
주로 스트레스 같은 자율신경의 균형이 붕괴되는 것이 원인이며 목(목구멍)의 위화감, 이물감, 막히는 느낌이 드는 질환이다. 물을 마시지 못하는 증상이 특징이다.

종격(縱隔) 장기
폐가 담겨 있는 좌우 흉강 사이의 부분을 종격이라고 하며 심장과 기관 등의 중요한 구조들과 함께 식도가 이곳을 관통한다. 따라서 진행한 식도암은 이들 종격 장기를 파괴하므로 예후가 나쁘고 수술도 어렵다.

바렛식도에서 식도 샘암이 발생할 리스크

식도와 위		상태
a	식도 위 경계부	[정상] • 분문이 위액의 역류를 저지한다.
b 위액 역류	편평상피의 표층이 미란	[역류성 식도염] • 위액이 역류한다. • 편평상피의 표층이 미란
c 만성 역류	선상피의 영역이 확대	[바렛식도] • 위액이 만성적으로 역류한다. • 선상피의 영역이 확대한다.
d 샘암	샘암이 발생	[식도 샘암] • 샘암이 발생한다.

a 도식: 분문, 편평상피, 샘상피, 위액

column 히스테리구에 대해

물조차 넘기지 못한다고 호소하는 환자의 감별 진단에서는 히스테리구도 보인다. 히스테리구란 주로 스트레스에 의해서 목에 위화감이나 이물감을 느끼는 질환으로 '고형물이 들어가지 않거나' 혹은 암 자체에서 받는 스트레스가 목(식도)이라는 기질적인 증상으로 전환된 것이다.

소화기 궤양결장염과 크론병 *ulcerative colitis and Crohn's disease*

POINT

- ●염증장질환에는 궤양결장염과 크론병이 있다.
- ●궤양결장염은 연속적이고 크론병은 어느 분절에서나 불연속적으로 생길 수 있는 염증장질환이다.
- ●크론병은 병변이 근육층보다 깊은 곳까지 미친다.

궤양결장염의 증세

염증장질환(IBD)은 궤양결장염과 크론병 두 가지로 크게 분류할 수 있다. 이들은 만성적으로 염증이 일어나는 대장염으로 원인은 명확하지 않다. 궤양결장염의 증세로는 설사와 혈변(점혈변), 복통을 들 수 있고, 증상이 악화되면 빈혈과 체중 감소 증세도 보인다. 또한 내시경으로는 점막에 조약돌 모양의 미란(불규칙 형태)이 보인다.

궤양결장염은 항문 쪽부터 연속되는 병변이며 염증은 점막밑층에 머문다. 젊은층과 고령자층의 발병률이 높다.

젊은층에 많은 크론병

한편 궤양결장염과 비교되는 것이 크론병인데, 궤양결장염과는 우선 발병 연령에서 차이가 있다. 크론병은 젊은층에서 많이 보이는 질환으로 20대에 가장 많이 발병하는 것이 특징이다. 증상에는 설사와 복통 외에 발열 증세를 보인다. 내시경으로 관찰하면 점막은 조약돌모양의 세로궤양이 보이는 것이 특징이다. 병변은 회맹부에 생기는 불연속적인 분절 형태이며 염증은 근육층보다 깊이까지 미친다. 때문에 소화관의 변성과 유착, 협착, 소육아종을 형성한다. 궤양결장염과 크론병은 매우 비슷한 질환이고 합쳐서 염증장질환이라고도 한다. 둘 모두 치유가 곤란한 난치병이지만 식생활의 서구화에 수반해서 증가한 질환이기도 하므로 식생활 개선이 예방에 도움이 된다.

시험에 나오는 어구

염증장질환
원인 불명의 궤양결장염 및 크론병 두 가지를 가리킨다.

키워드

세로궤양
대장 소화관의 세로 방향을 따라 생기는 궤양을 말한다.

메모

다른 대장염과의 차이
대장에는 이외에도 세균 감염과 허혈에 의한 염증이 일어나지만 궤양결장염과 크론병은 점막상피의 선관 자체가 염증으로 파괴되어 감소한다. 다른 대장염에서는 볼수 없는 소견이다.

염증장질환이란

염증장질환은 궤양결장염과 크론병 두 가지로 크게 나뉜다. 증상이 강한 활동기와 완만한 관해기가 있는 등 매우 유사한 증상이지만 각각의 특징은 다음과 같다.

■ 궤양결장염(UC)

대장에 일어난다. 항문 쪽부터 연속해서 병변이 일어나는 것이 특징이다. 점막에 염증이 일어나는 원인 불명의 질환이다.

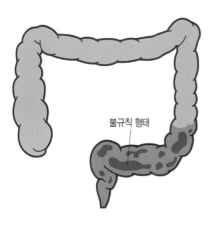

불규칙 형태

■ 크론병(CD)

소화관 여기저기에 염증이 일어나고 중간중간 정상 부위가 있는 병변. 궤양과 육아종 형성에 이르는 원인 불명의 질환이다.

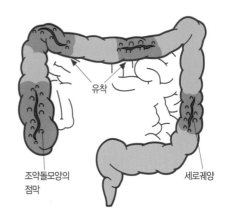

유착

조약돌모양의 점막

세로궤양

염증의 깊이

염증세포는 점막밑층까지만 머물고 점막은 탈락한다.

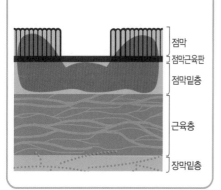

점막
점막근육판
점막밑층
근육층
장막밑층

염증의 깊이

염증세포는 근육층을 파괴해서 심부에 침윤했을 때 소화관 천공을 일으킨다.

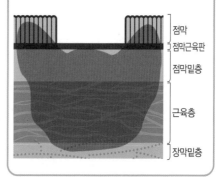

점막
점막근육판
점막밑층
근육층
장막밑층

바이러스간염, 간경변, 간암

hepatitis, cirrhosis, liver cancer

POINT

- A형은 경구 감염되고 B형·C형은 혈액 감염된다.
- 만성화하는 것은 C형간염이다.
- 문맥압 항진에 의해 식도 정맥류가 발생한다.

간염의 분류와 경과

간염이 생기는 원인의 대부분은 바이러스이다. 주요 바이러스간염에는 A형·B형·C형의 3종류가 있다. A형간염은 경구 감염하고 만성화되지는 않는다. B형간염은 혈액 감염하고 모자 감염에 의해 만성화하는 일이 있다. C형간염도 혈액 감염하고 만성화 비율이 높다. 급성간염이 일어나면 우선 황달과 감기 증상(재채기, 콧물, 발열, 권태감 등)이 나타난다. 이후 보통은 C형간염이지만 만성간염으로 이행하고 수년에서 수십 년에 걸쳐 간경변으로 발전하고 더 경과하면 간암이 발생한다.

간염의 만성화로 발병하는 간경변과 간암

간경변은 통상 만성간염에 이어서 일어나는 증상을 가리킨다. 이것은 간세포의 파괴와 재생의 반복에 의해 간소엽의 구조가 섬유화를 수반해서 불가역적으로 변형된 상태를 말한다(위소엽). 바이러스에 감염된 간세포는 글리슨막(Glisson's sheath) 주위를 중심으로 파괴되고 재생될 때 섬유화를 수반하므로 간경변으로 이행한다. 간경변이 발병하면 간소엽 내의 혈액 흐름이 나빠져서 특히 문맥의 혈관 저항이 상승한다(문맥압 항진증). 그러면 간에 유입할 수 없게 된 문맥혈이 식도와 직장과 복강으로 우회해서 식도 정맥류와 치질의 악화, 복벽 정맥의 확장 증상이 나타나는데, 그 중에서도 식도 정맥류의 파열이 간경변의 주요 원인 중 하나이다. 또한 간암은 만성간염에서 간경변, 나아가 간암에 이르기까지 긴 세월에 걸쳐 발병하는 것이 특징이다.

 시험에 나오는 어구

간소엽
간의 최소 단위. 중심 정맥, 굴맥관, 글리슨막으로 구성된다.

 키워드

문맥
모세혈관에서 모세혈관으로 이어지는 혈관을 문맥이라고 한다. 문맥에는 간문맥과 뇌하수체문맥이 있다. 간문맥은 소화관에서 흡수한 물질을 간으로 나르는 역할을 한다.

 메모

복벽
배꼽 주위를 말한다. 문맥혈은 우회로를 통해서 간을 거치지 않고 심장으로 돌아가기 때문에 복벽 정맥의 확장은 태생기 정맥관 주위의 모세혈관을 우회해서 일어난다.

다른 간염 바이러스
A형, B형, C형 외에 B형 간염 바이러스와 함께 감염되는 D형, 돼지고기를 날것으로 먹어 경구 감염되는 E형이 있다.

글리슨막과 간소엽

■ 글리슨막 ■

간동맥, 간문맥, 담관의 3개가 집합해서 글리슨막을 형성하고 간 내에 분포한다.

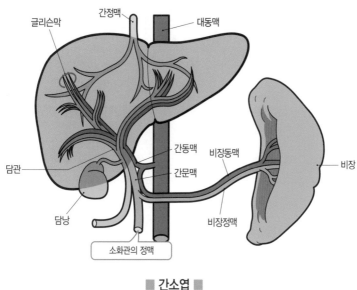

■ 간소엽 ■

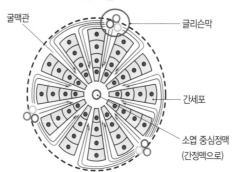

---

column **간소엽 내의 혈액 흐름**

간 바닥면의 간문부에서 간으로 들어간 간동맥혈과 간문맥혈은 글리슨막을 따라 분기하면서 간소엽 주변에서 흘러들어 굴맥관을 지나서 소엽 중심정맥으로 향한다. 그 모양은 마치 방사형으로 간선도로가 달리는 대도시를 연상시킨다. 방사형 혈관 주위에서 중심으로 흘러드는 혈액은 정상 상태에서도 정체한다. 간경변으로 소엽 구조가 변형하면 정체가 더 심해지고, 특히 문맥혈은 좀처럼 간소엽으로 들어가지 못해 문맥압 항진증을 일으킨다.

대장암 *colorectal cancer*

- 대장암은 식사의 서구화로 증가하고 있다.
- 대장암은 양성 샘종에서 발생하는 것도 많다.
- 대장암은 문맥을 거쳐 간으로 혈행성 전이를 일으킨다.

대장암의 증가 추세

대장암은 육식 위주의 식단으로 인해 최근 증가한 악성 종양이다. 일본의 남녀 합계 사망자 수에서 폐암에 이어 제2위를 차지하며 일찍이 일본의 소화관 암의 대표격인 위암을 밀어냈다.

대장은 양성 종양인 샘종이 다발하지만, 샘종의 일부가 악성 종양인 암종이 되어 침윤을 시작하는 증례가 많이 보인다. 양성 샘종은 대부분 거의가 용종(polyp)으로 발생하며, 그 중에는 APC 유전자의 변이로 대장에 선정성 용종이 무수히 발생하는 가족성 대장암이라는 유전성 질환이 있고 상염색체 우성 유전을 한다.

대장암도 위암과 마찬가지로 침윤이 점막밑층까지 국한하는 것을 조기암으로 분류하지만 조기 대장암의 대부분은 양성 샘종 안에 악성 암종이 존재하는 선종내 암종 형태를 보인다. 또한 진행 암도 위암과 같은 보르만 분류에 따라서 분류하지만 대장암에서는 국한 궤양형 II형이 많고 또한 조직형은 고분화형이 많다.

대장암은 간으로 쉽게 전이한다

대장암은 간 전이를 일으킬 가능성이 높은데, 이유는 대장을 포함해서 소화관에서 유출하는 정맥혈이 간문맥이 되어 간으로 향하기 때문이다. 혈관의 상류에 원발소를 가진 악성 종양이 하류로 전이하는 전형이라고 할 수 있지만, 직장 하부의 정맥혈은 문맥으로 유입하지 않기 때문에 항문에 가까운 직장 원발 대장암은 최초에 폐와 뇌로 전이하는 것으로 알려져 있다.

가족성 대장암

상염색체 우성 유전을 보이는 유전질환으로, 제5염색체에 있는 APC 유전자의 변이가 원인이다. 때로 정상 점막으로 보일 정도로 빼곡하게 샘종용종이 밀집해서 발생하는 일이 있고 이들이 암화하면 대장염 발생 리스크가 높아진다.

용종

명확한 정의는 없지만 주로 상피성 조직이 융기한 병변 일반을 총칭한다. 원인으로는 종양, 염증, 과형성 등에 의한 것이 많다.

서구형 식사와 대장암

식물 섬유가 결핍된 서구형 식사에서는 분변이 대장에 장기 체류, 점막을 자극해서 발암을 촉구하는 것으로 여겨진다.

다단계 발암

대장암은 DNA에 변이가 일어나고 전암 병변(샘종)이 악성화해서 침윤하는 다단계 발암 중 하나이다.

대장암의 발생

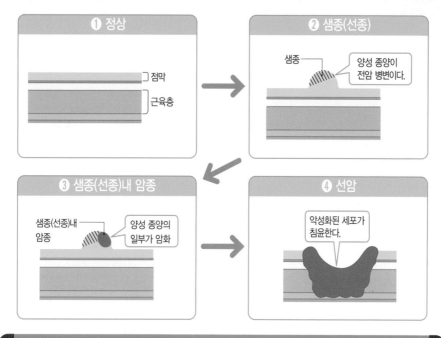

① 정상
- 점막
- 근육층

② 샘종(선종)
- 샘종
- 양성 종양이 전암 병변이다.

③ 샘종(선종)내 암종
- 샘종(선종)내 암종
- 양성 종양의 일부가 암화

④ 선암
- 악성화된 세포가 침윤한다.

대장암의 혈행성 전이

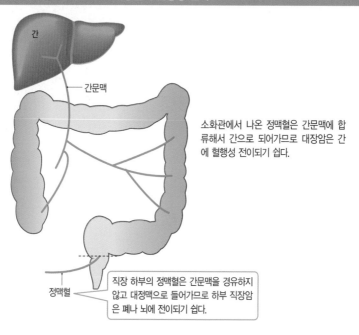

간

간문맥

소화관에서 나온 정맥혈은 간문맥에 합류해서 간으로 되어가므로 대장암은 간에 혈행성 전이되기 쉽다.

정맥혈

직장 하부의 정맥혈은 간문맥을 경유하지 않고 대정맥으로 들어가므로 하부 직장암은 폐나 뇌에 전이되기 쉽다.

소화기

췌장과 담도의 질환

POINT
- 담석증에는 샘통증 발작, 발열, 황달 증상이 나온다.
- 담석증에서는 콜레스테롤 결석이 증강하는 경향이 있다.
- 췌장암과 담도암은 조기 발견이 어렵다.

조기 발견이 어려운 췌장암

췌장암은 췌장의 외분비선에 발병하는 종양이다. 췌장암의 대부분은 샘암이며 예후는 나쁘다. 췌장은 '침묵의 장기'라고 하며 초기에 증상을 알아차리기 어렵기 때문에 조기 발견이 곤란하다. 췌장은 십이지장 쪽에서 췌장머리, 췌장몸통, 췌장꼬리로 나뉘며 췌장암의 절반은 췌장머리에 생긴다. 췌장머리암은 담도에 침윤해서 폐색성 황달을 일으키므로 췌장몸통암과 췌장꼬리암보다 조기에 발견되는 경향이 있다. 이에 대해 몸통·꼬리의 암의 경우는 체중 감소와 동통 등이 일어나기까지 발견되지 않고 발견했을 때는 암이 확산된 경우가 많다. 또한 폭음폭식이 원인인 췌장염은 췌장액이 노출되어 자기 소화가 일어난다. 급성과 만성이 있지만 급성췌장염은 췌장에 출혈이 일어나 급성 복증(腹症)을 일으키며 죽음에 이르기도 한다. 만성췌장염은 만성 알코올 중독 환자에게 많은 것이 특징이다.

담즙은 간에서 합성되어 담낭에 비축되어 있지만, 이것이 배출되는 경로인 담도에 결석(담석)이나 담도암이 생기면 담즙 분비 장애가 일어난다. 병변이 담낭에 있으면 증상이 없는 경우도 많지만 좁은 담관의 강내에 발생하면 샘통증 발작, 발열, 황달 등의 증상이 일어난다. 담석의 경우는 담낭 내에 생긴 결석이 담관 내로 이동해서 유출로가 막혔을 때 증상이 나온다. 또 담관염에 의한 패혈증을 병발하면 쇼크와 의식장애도 보인다. 최근의 담석증은 빌리루빈 결석보다 콜레스테롤 결석이 증가하는 추세이다.

 시험에 나오는 어구

아밀라아제
췌장의 외분비선에서 분비되는 췌장액이다. 췌장액에는 이외에도 리파아제, 트립신, 엘라스타아제 등이 있다.

 키워드

담석증
전형적인 세 가지 증상을 샤르코세증후(Charcot triad)라고 한다. 또한 쇼크와 의식장애가 더해진 5가지 징후를 레이놀즈오증후(Reynolds pentad)라고 한다.

 메모

빌리루빈 결석과 콜레스테롤 결석
담석증은 담즙의 구성 성분인 빌리루빈과 콜레스테롤이 응집하여 결석이 된다. 식생활의 서구화로 콜레스테롤 결석이 증가하는 추세이다.

췌장의 구조와 췌장암

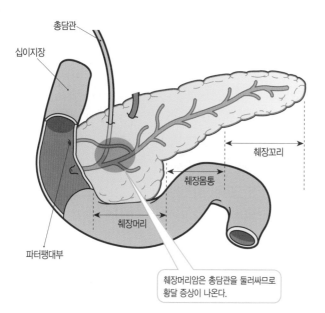

총담관

십이지장

췌장꼬리

췌장몸통

췌장머리

파터팽대부

췌장머리암은 총담관을 둘러싸므로 황달 증상이 나온다.

췌장암의 특징

췌장은 췌장머리, 췌장몸통, 췌장 꼬리의 3개로 나뉜다. 악성 종양 은 췌장암 전체 중 췌장머리 발병 이 60%를 넘는다. 외분비계와 내 분비계에서는 외분비계 암이 90% 를 넘고, 그 중에서도 상피에서 발 생하는 습윤성 암이 많은 것이 특 징이다.

담도의 구조와 담도암

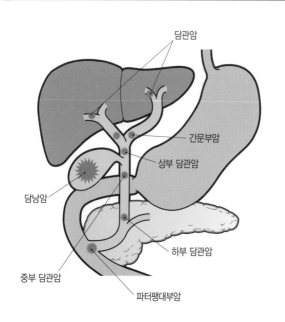

담관암

간문부암

상부 담관암

담낭암

중부 담관암

하부 담관암

파터팽대부암

담도암의 특징

담도는 간에서 십이지장을 통과 하는 담즙의 통로이며 도중에 담 즙을 일시적으로 축적하는 담낭이 있다. 담도는 내시경이 닿기 어려 워 검사가 어려운데다 수술도 곤 란하다. 다만 파터팽대부에 생긴 암은 다른 부위보다 예후가 양호 하다.

문맥압 항진증

문맥압 항진증이란 간경변 시에 생기는 증상으로 문맥의 혈관 저항이 상승하는 것을 말한다. 간경변에 걸리면 간의 최소 단위인 소엽이 파괴와 재생을 반복하여 소엽 구조가 변형되고 문맥혈이 정체된다. 문맥혈은 소화관의 거의 전 길이 및 비장에서 나오는 정맥혈을 모아서 간 저부의 간문에서 간으로 들어가 간정맥과 함께 글리슨막을 따라서 간소엽에 분포하고 굴맥관을 통과해서 소엽 중심정맥으로 빠진다. 그 사이에 소화관에서 흡수한 영양의 섭취와 소화관에서 발생한 암모니아의 해독, 비장에서 발생한 빌리루빈의 처리 등을 간세포가 수행한다. 그러나 간소엽의 변형으로 문맥압이 상승하고 간에 흘러들지 않게 된 문맥혈은 아래의 세 가지 경로를 통과해서 심장으로 돌아간다.

① 식도정맥…식도의 정맥이 확장해서 식도정맥류를 형성하고 이것이 파열하면 대량으로 토혈해서 사망하는 일도 적지 않다.

② 직장정맥…직장정맥이 확장해서 치핵이 된다. 때문에 간이 나쁜 사람의 치질이 악화되면 주의해야 한다.

③ 복벽정맥…배꼽을 중심으로 복벽의 정맥이 구불구불 불거져 나와 마치 '메두사의 머리'처럼 보인다. 메두사는 페르세우스에게 퇴치당한 그리스 신화에 나오는 괴물로 머리 하나하나가 무서운 독사라고 한다. 정맥이 그 독사와 같이 보인다고 해서 붙은 이름이다.

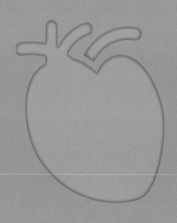

4장

순환기의
구조와 질병

순환의 구조

- 심실은 심방보다 심근이 두껍다.
- 방실판은 승모판과 삼첨판을 말한다.
- 폐정맥에는 동맥혈이, 폐동맥에는 정맥혈이 흐른다.

심장의 구조와 순환 리사이클

사람의 심장은 성인의 경우 약 300g으로 주먹을 쥔 크기이다. 좌우 2개의 심방과 2개의 심실로 이루어지며 우심계는 좌심계보다 앞에 위치해 있다. 심방과 심실에서는 심실이 멀리까지 혈액을 보내야 하기 때문에 심근이 두껍다. 심장에는 4개의 판이 있고 승모판과 삼첨판을 방실판, 대동맥판과 폐동맥판을 반월판이라고 한다. 이들 판은 혈액의 역류를 방지하는 역할을 하지만 판에는 심근이 없고 수신(受身)만 하는 구조이다.

순환계에는 체순환과 폐순환이 있다. 체순환은 혈액이 심장에서 전신으로 흐르는 순환계에서 산소를 운반한다. 좌심실에서 동맥계를 통과해서 각 장기를 돌아 정맥계를 지나서 우심방으로 돌아가는 순환이다. 한편 폐순환은 심장에서 폐로 보내지고 가스 교환을 해서 돌아가는 순환이다. 우심실에서 나온 혈액은 폐동맥을 지나서 폐로 가고 폐정맥을 통과해서 좌심방으로 돌아간다. 체순환과 달리 폐순환은 폐정맥에서는 동맥혈, 폐동맥에서는 정맥혈이 흐르고 있다.

심장에는 자동능이 있어 자율적으로 수축하는 능력을 가진 특수 심근으로 자율 조율해서 활동 전위를 발생한다. 특수 심근으로 이루어진 전도(傳導)에 관여하는 부위를 총칭해서 자극 전도계라고 한다. 자극 전도로는 동방결절에서 시작해서 그 후 방실결절, 히스다발(bundle of HIS), 우각·좌각, 푸르키네 섬유(Purkinje's fiber)로 전달된다. 페이스메이커 역할을 하는 동방결절의 조율(리듬)은 1분에 약 70회이며 건강한 사람의 심박수란 바로 이것을 말한다. 하위 부위로 감에 따라 조율은 적어지고 히스다발에서는 40회 정도가 된다.

심장판
승모판은 전첨과 후첨의 2첨으로 돼 있고, 그 외의 판은 3첨으로 돼 있다. 판은 발생 과정에서 심내막이 부풀어 올라 형성된다. 때문에 심근이 포함되어 있지 않다.

폐순환
폐로 향하는 폐동맥에는 이산화탄소 분압이 높은 정맥혈이 흐르고 폐에서 심장으로 향하는 폐정맥에는 산소 분압이 높은 동맥혈이 흐른다. 동맥혈이란 산소를 많이 함유한 혈액을 말하며 혈관 명과는 관계가 없다.

메모

자동능
대다수의 심근은 고유 심근이지만 이른바 신경에 상당하는 자극 전달계를 형성하는 심근을 특수 심근이라고 한다. 자동 조율은 부위에 따라 다르며 상위의 조율일수록 빠르고 안정적이다.

특수 심근
특수 심근은 스스로 리듬을 잘게 쪼개 흥분할 수 있으며 이에 따라서 다른 고유 심근이 일제히 흥분해서 심박 조정을 형성한다.

두 가지 순환계와 심장 수축

체순환이란 산소를 보급한 혈액을 좌심실에서 전신으로 보내고, 폐순환이란 산소가 사용된 혈액을 우심실에서 폐로 보내는 것을 말한다.

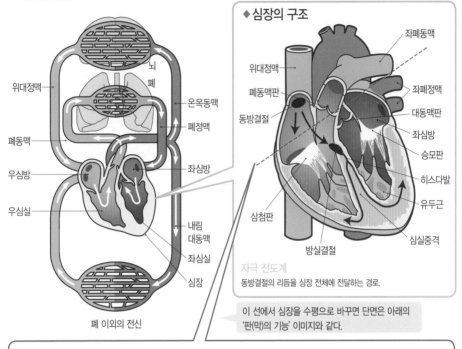

폐 이외의 전신

◆ 심장의 구조

자극 전도계
동방결절의 리듬을 심장 전체에 전달하는 경로.

이 선에서 심장을 수평으로 바꾸면 단면은 아래의 '판(막)의 기능' 이미지와 같다.

◆ 판(막)의 기능

4개의 판(막)은 위에서 내려다보면 폐동맥판이 몸의 가장 앞에 있고 그 후방에 대동맥판이 위치한다. 반월판(폐동맥판과 대동맥판)과 방실판(삼첨판과 승모판)이 교대로 개폐함으로써 혈액은 펌프와 같이 심장에서 동맥으로 보내진다.

심장 수축	심장 확장

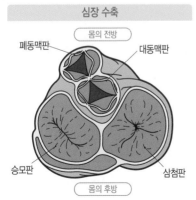

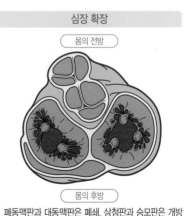

폐동맥판과 대동맥판은 개방, 삼첨판과 승모판은 폐쇄
▶혈액은 심실에서 동맥으로

폐동맥판과 대동맥판은 폐쇄, 삼첨판과 승모판은 개방
▶혈액은 심방에서 심실로

순환기의 주요 질병

- 순환기 질환의 주요 증상에는 흉통, 호흡곤란, 두근거림이 있다.
- 급성심근경색증과 대동맥박리는 바로 처치가 필요하다.
- 심근경색증의 장애 부위는 심전도로 추측할 수 있다.

다양한 질환과 증상의 관계

순환기란 순환에 관여하는 기관을 일컬으며 혈관계와 림프계, 심장도 이에 포함된다. 순환기에 어떤 원인으로 장애가 일어나면 주로 흉통과 호흡곤란, 두근거림(심계항진) 같은 증상이 나타난다. 흉통이 있을 때는 긴급 질환인 경우가 많으며, 주요 질환에는 협심증, 급성심근경색증, 대동맥판협착증, 급성심장막염, 비대심근병증 등이 있다. 흉통에도 지속 시간이나 성상이 있어 이들을 감별하는 것이 중요하다. 또한 비순환기계(심장이 아닌 부위)에 흉통이 일어나는 경우도 있기 때문에 감별할 때는 통증이 심장 또는 심장 외인지 그리고 표재성 통증인지 심부성 통증인지 살핀다.

흉통 중에도 특히 급성심근경색증, 대동맥박리, 폐색전증은 긴급 처치가 필요하기 때문에 때를 놓치지 않도록 주의해야 한다. 호흡곤란을 수반한다면 순환기에서는 폐울혈이 주요 원인이다. 또한 두근거리는 심박수 증가와 부정맥이 원인이 되어 나타나기도 한다. 다양한 심질환으로 심기능이 저하하는 것을 심부전이라고 하며, 심부전 증상을 판정하는 데는 NYHA 분류가 사용된다.

순환기 질환의 대표적 검사

순환기 질환이 의심되는 증상이 있는 경우 비침습적 순환기 질환의 스크리닝 검사인 '표준 12유도 심전도'가 효과적이다. 심전도를 검사해서 심장의 부정맥과 심근경색증 등 심근의 이상을 구별할 수 있고 다음 검사와 치료를 진행할 수 있다. 심근경색증의 경우에는 관상동맥의 어느 부위에 장애가 있는지도 대략적으로 구별할 수 있다.

표준 12유도 심전도

심근 세포가 흥분해서 수축할 때 미세한 전류가 발생하며, 이것을 심전도기로 기록한 것을 심전도라고 한다. 고통이 없으며 순환기계에서는 반드시 가장 먼저 수행하는 검사이다. 다음 그림과 같이 전부 10개소에 전극을 장착한다.

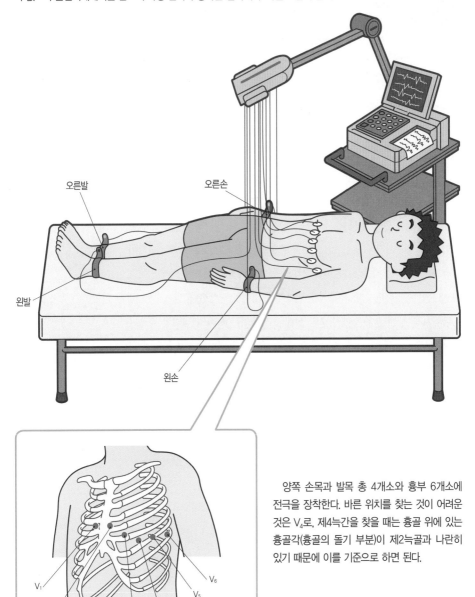

오른발

오른손

왼발

왼손

V₁ V₂ V₃ V₄ V₅ V₆

양쪽 손목과 발목 총 4개소와 흉부 6개소에 전극을 장착한다. 바른 위치를 찾는 것이 어려운 것은 V₄로, 제4늑간을 찾을 때는 흉골 위에 있는 흉골각(흉골의 돌기 부분)이 제2늑골과 나란히 있기 때문에 이를 기준으로 하면 된다.

순환 장애 *circulatory disturbance*

- 주요 혈류 장애에는 충혈, 허혈, 울혈, 출혈이 있다.
- 울혈이란 정맥혈 유출이 감소한 상태를 가리킨다.
- 부종이란 조직 간에 수분이 저류하는 것을 말한다.

순환 장애는 혈액의 흐름이 원활하지 않은 상태

말초에서 혈액의 순환에 장애가 일어나는 상태를 순환 장애라고 한다. 혈관계는 동맥, 정맥, 모세혈관으로 이루어진다. 동맥은 심장에서 전신으로 보내는 혈관을 말하고 정맥은 전신의 조직에서 심장으로 돌아가는 혈관을 말한다. 순환 장애는 주로 동맥과 정맥의 혈액 흐름에 증감이 생겨 일어난다. 말초 조직에 대한 동맥혈 유입이 증가하는 것을 충혈이라고 부르며 운동 후와 수치(치욕)로 얼굴이 붉어지는 정신적 원인에 의한 생리적 충혈부터 염증 등의 병적 충혈까지 다양한 것이 있다. 충혈과는 대조적으로 동맥혈 유입이 감소 또는 끊긴 상태를 허혈이라고 한다. 동맥의 폐색과 협착에 의해 일어나며 시간이 경과하면서 말초 조직은 변성에서 괴사로 진행한다.

다음으로 정맥혈 유출이 감소한 상태를 울혈이라고 하며 압박과 정맥판 이상, 심부전에 의해 일어난다. 한편 출혈에는 혈관벽의 연속성 파열에 의한 돌발출혈과 혈관내피의 간극에서 혈액이 새는 삼출출혈의 2종류가 있다. 동맥 출혈이 생기면 말초는 허혈이 된다. 또한 붓는 것은 부종이라고 한다. 부종이란 혈관 내와 조직 간의 체액 균형이 무너져서 조직 간에 수분이 저류(貯留)하는 현상이다. 원인은 심장질환인 것과 혈장삼투압 저하에 의한 간 질환, 신장질환인 것이 있다. 또한 복강이나 흉강에 수분이 저류하면 복수, 흉수가 된다.

마지막으로 허혈에 의해 말초 조직이 괴사하는 것을 경색이라고 하며 주로 끝동맥에서 일어나기 쉽다. 백색경색과 적색경색이 있으며 빈혈성 경색인 백색경색은 심장, 비장, 신장에서 일어나고 출혈성 경색인 적색경색은 폐에서 일어난다.

시험에 나오는 어구

괴사
세포의 죽음을 말한다. 일단 괴사 상태가 되면 원래 상태로는 돌아가지 못하는 불가역적 반응이다.

키워드

혈장삼투압 저하
간에서는 혈청 단백인 알부민의 생성이 저하되어 혈장삼투압이 저하된다. 신장에서는 혈청 알부민의 요중 배설 증가로 혈장삼투압이 저하한다. 따라서 조직에 수분이 저류하여 부종이 생긴다.

메모

끝동맥
분기된 뒤 문합(吻合)이 없는 동맥을 말한다. 뇌나 심장 등 상호 동맥간의 문합이 없는 동맥을 말한다.

혈액의 순환 장애

혈관에는 동맥과 정맥이 있고 혈액은 심장에서 보내질 때는 동맥을 지나고 돌아올 때는 정맥을 지난다. 주요 순환 장애인 충혈, 허혈, 울혈이 발생하는 원리는 다음과 같다.

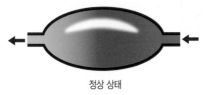

정상 상태

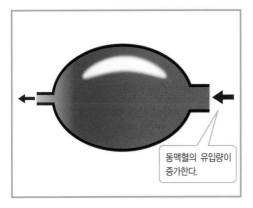

동맥혈의 유입량이 증가한다.

◆**충혈**

동맥혈의 유입량이 증가하고 정맥혈은 바뀌지 않는 상태. 조직이 빨갛게 붓고 열이 나기도 한다.

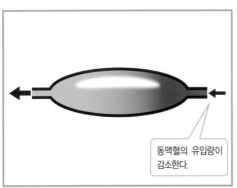

동맥혈의 유입량이 감소한다.

◆**허혈**

동맥혈의 유입이 감소한 상태. 전신에 산소와 영양분이 도달하기 어렵다.

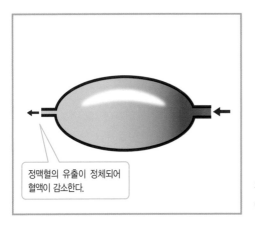

정맥혈의 유출이 정체되어 혈액이 감소한다.

◆**울혈**

정맥혈의 유출이 정체된 상태. 유출되는 혈액이 감소하기 때문에 체내에 혈액이 고이고 부종의 원인이 되기도 한다.

쇼크 *shock*

POINT

- 쇼크란 순환 혈액량이 불충분해서 순환부전에 빠지는 것을 말한다.
- DIC란 혈전 형성과 출혈 경향을 보이는 병태를 말한다.
- 아나필락시스 쇼크는 Ⅰ형 알레르기에 의한 것이다.

순환부전에 빠지는 치명적 상태

쇼크란 전신의 순환 혈액량이 불충분한 상태를 말하며 순환부전에 빠지는 것을 말한다. 혈액의 흐름에 장애가 있는 상태를 순환 장애라고 하며, 그 중에서도 가장 중증 상태를 가리킨다. 초기에는 심박수가 증가하고 순환 혈액량을 유지하려는 보상기전이 작용하지만 서서히 혈압이 저하해서 진행하면 사망하기도 한다. 순환부전이 되면 괴사와 출혈 증상이 나타나기 시작하고 이후에 미소한 혈전을 형성한다. 이 원리는 응고인자의 제Ⅻ인자와 혈소판이 활성화함으로써 조직이 회복한다. 그리고 혈소판과 피브리노겐의 소비가 항진해서 결과적으로 부족 상태가 된다. 때문에 출혈 경향이 더 증대하여 내리막길을 굴러 떨어지듯이 상태가 악화한다. 이러한 상태를 총칭해서 DIC(파종혈관내응고)라고 한다.

쇼크의 분류

쇼크는 원인에 따라서 분류하는 방법이 있다. 심장의 펌프 작용 저하에 의한 심장성쇼크, 외상이나 출혈에 의한 저혈량쇼크, 세균 독소에 의한 패혈쇼크, Ⅰ형 알레르기에 의한 아나필락시스 쇼크, 정신적인 요인에 의한 신경성쇼크가 있다.

쇼크의 병태는 매우 복잡해서 까다롭지만 크게 두 가지 증상이 있다. 하나는 출혈 등으로 혈액이 감소하거나 혈액이 몸의 일부에 편재해서 중요 장기에 혈액이 돌지 않는다. 또 하나는 심장이 여러 가지 원인으로 펌프 기능을 잃어 전신에 혈액을 보낼 수 없다.

시험에 나오는 어구

DIC
파종혈관내응고증후군. 쇼크 이외에도 감염증과 악성 종양이 원인이 되어 일어나기도 한다. 병리학적으로는 신장과 폐에 미소 혈전이 보이고 피부와 소화관에는 출혈점(petechia)과 반출혈(echymosis)이 보인다.

키워드

패혈쇼크
세균, 특히 그람음성막대균(Gram negative bacillia)의 내독소(endotoxin)에 의해 일어나는 쇼크. 엔도톡신 쇼크라고도 한다.

아나필락시스쇼크
Ⅰ형 알레르기(P.146 참조)로 히스타민이 방출되면 혈관벽의 투과성이 항진해서 혈장 성분이 혈관 밖으로 누출되어 중요 장기로 가는 혈류가 감소한다.

원인에 따른 쇼크 분류

혈량이 낮으면 수혈을 하고, 심원성이면 심장 처치를 하는 등 쇼크의 원인을 규명하는 것이 조기의 적절한 치료에 도움이 된다.

쇼크의 원리	원인 질환	특징
혈액 분포 이상성 쇼크(혈액의 편재)	●감염증 ●감염증 아나필락시스쇼크 ●신경성쇼크	세균이 가진 독소와 알레르겐 외에 자율신경기능장애 등 정신적인 것이 원인이다.
혈액의 감소	●출혈쇼크 ●저혈량쇼크	대량 출혈과 탈수 등에 의한 순환 혈액량 감소
심원성 쇼크(심장 자체의 질환)	●심근성(심근경색증, 확장심근병증) ●기계성(승모판부전, 심실류, 심실중격결손, 대동맥판 협착증) ●부정맥	심장의 펌프 기능 저하에 의한 순환 혈액 감소
심외폐색, 구속성 쇼크(외부의 심장 압박)	●심장 탐포네이드(심장눌림증, Cardiac tamponade) ●협착심장막염 ●중증 폐색전증 ●긴장기흉	질환이 원인이 되어 혈압 조정 시스템에 문제가 생긴다.

쇼크에 의한 다양한 신체 증상

쓰러진 사람을 봤을 때 맨손으로 피부를 만져 보고 따뜻하고 건조한 경우는 혈액 순환이 말초에서도 유지되어 있는 것이므로 쇼크 가능성은 적다.

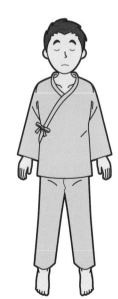

뇌
의식상실, 두통, 뇌부종, 진전(떨림), 착란, 시력감퇴, 현기증, 근육경련 등

폐
저산소혈증, 폐부종, 혈관투과성항진, 혈관투과성조절기능장애, 수종, 폐표면활성물질감소, 헐떡임 등

간
간비대, 폐정맥압상승, 에너지대사, 폐혈류량감소, 저산소증혈증, 간 효소 상승, 내당능장애, 응고인자저하, 해독저하

위·장
위점막혈류저하, 점액분비저하, 위산분비증가, 복통, 급성궤양, pH저하

심장
혈압저하, 심근부전, 혈류저하, 산증(acidosis, 아시도시스), 조직혈류량저하, 빈맥, 관류저하, 정맥환류감소, 협심증, 폐심장증, 우심부전, 심근경색증 등

위장
저산소혈증, 사구체여과율감소, 요세관기능저하, 요량저하, 요단백, 신혈류저하, 부종 등

혈액
혈소판감소, 출혈경향, 혈액응고 등

피부
한랭, 습윤

협심증 *angina pectoris*

POINT

- 운동협심증은 심전도 검사에서 ST 하강이 보인다.
- 늦은 밤에서 이른 아침에 발작이 일어나는 것은 이형 협심증이다.
- 진단에는 트레드밀 검사(Treadmill Test)가 효과적이다.

협심증은 일시적 허혈심장병이다

허혈심장병이란 관상동맥의 허혈에 의한 심근 장애를 말한다. 그 중에서도 심근으로 전달되는 혈액이 일시적으로 부족해서 발작이 일어나는 것을 협심증이라고 한다. 특히 안정을 취하고 있을 때는 증상이 없다가 달리거나 하면 흉통과 두근거림(심계항진), 숨이 차는 증상이 나오는 것을 운동협심증이라고 한다.

협심증은 상대적으로 동맥혈 부족에 의해 일어나며 운동협심증은 운동과 흥분으로 심근의 산소 수요량이 상대적으로 증가해서 일어난다. 특징으로는 운동 부하 검사 후에 심전도 검사에서 ST 하강이 관찰된다. 발작이 일어나면 니트로글리세린을 복용해서 대처하지만 협심증에는 운동협심증 외에도 불안정협심증과 변형협심증 등 몇 종류가 있다. 불안정협심증이란 심근경색증을 경고하는 상태이기 때문에 갑자기 발작 횟수가 증가하면 의심해야 하며 어떤 기질적 변화가 있을 가능성이 있다. 변형협심증이란 부교감 신경의 작용에 의한 관상동맥의 기능적 수축이 일어나는 것이 원인이며, 늦은 밤에서 이른 아침에 걸쳐 발작이 일어나고 심전도 검사에서 ST 상승이 관찰된다.

운동협심증의 대표적 검사

불안정협심증과 변형협심증을 의심하는 경우는 금기이지만 일반적인 운동협심증의 의심이 있을 때의 진단에서는 가벼운 운동에 의해 산소 수요량을 증가시켜 심장에 부하를 주고 흉통과 두근거림 등의 증상이 나타나는지를 진단하는 동시에 심전도 변화가 있는지를 진단하는 운동부하검사가 효과적이다. 트레드밀 검사가 주된 부하검사로 시행되고 있다.

시험에 나오는 어구

ST하강
심전도의 ST 부분은 허혈의 유무를 반영한다. 통상 ST는 기준선에 일치하지만 허혈이 있으면 두드러지게 하강한다.

키워드

니트로글리세린
협심증에 가장 많이 이용되는 약으로 설하 투여한다. 관상동맥을 확장하는 기능을 한다.

메모

트레드밀 검사
(Treadmill Test)
운동 부하 검사 방법 중 하나. 이외에도 마스터 2계단, 에르고미터 부하 검사가 있다. 트레드밀 부하 검사는 러닝머신 같은 벨트 위를 걷거나 달려 심장에 부하를 가한 후 심전도와 혈압의 변화를 관찰한다.

협심증의 종류

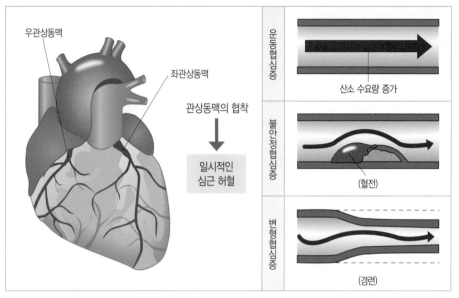

우관상동맥

좌관상동맥

관상동맥의 협착

↓

일시적인
심근 허혈

운동협심증

산소 수요량 증가

불안정협심증

(혈전)

변형협심증

(경련)

온동협심증은 통증이 몇 분간 이어지지만 곧 안정을 되찾는다. 한편 불안정협심증은 평소 또는 자고 있을 때도 통증이 일어나는 협심증으로 혈관 내에 혈전이 생긴다. 변형협심증은 동맥경화 증세는 크게 없지만 관상동맥의 경련성 수축에 의한 혈류 부족으로 일어나는 협심증을 말한다.

운동부하심전도검사

운동 시 심전도 변화를 검사하는 데는 운동부하심전도검사, 약물부하 등의 방법이 있다. 약물부하는 운동부하가 정신적, 육체적으로 곤란한 환자에게 실시한다. 불안정협심증과 급성 심근경색증이 의심되는 경우나 불안정부정맥 환자는 피해야 한다.

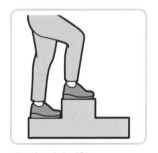

마스터 2계단 시험

2층 계단을 일정 시간 오르내리는 테스트. 테스트 전후의 심전도를 비교해서 ST값의 변화 유무를 확인한다.

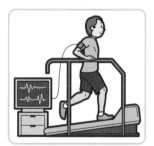

트레드밀

속도와 경사도를 설정할 수 있는 벨트 위를 걷는다. 부하 전후는 물론 운동 중의 심전도와 혈압도 체크할 수 있다.

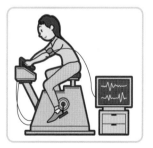

에르고미터

자전거 에르고미터. 페달에 일정한 저항을 가해서 달린다. 트레드밀과 마찬가지로 심전도, 혈압을 체크할 수 있다.

심근경색증 *myocardial infarction*

POINT
- 관상동맥의 혈류 저하로 심근 세포가 괴사에 빠진 상태를 말한다.
- 급성기에는 심전도가 포인트이다.
- 흉통뿐 아니라 어깨와 등의 통증 등 증상은 다양하다.

심근경색증의 병태

심근경색증이란 관상동맥이 막혀 심근 세포가 괴사에 빠진 상태를 말한다. 심장에는 좌관상동맥 전하행지, 회선지(앞심실 사이가지), 우관상동맥의 3개 주요 관상동맥이 있다. 이들은 각각이 지배하는 심장 부위가 다르다. 전하행지는 전벽 중격을, 회선지는 측벽과 후벽, 우관상동맥은 우실과 하벽을 지배한다. 괴사한 심근은 조직에서 칼륨을 소실하고 세포막의 나트륨, 칼륨의 채널도 소실한다. 때문에 심근은 활동 전위를 유발하지 못한다. 또한 근육에 많이 함유된 크레아틴키나아제(CPK)가 세포의 괴사에 의해 혈액으로 흘러 높은 값을 나타낸다. 또한 심근 특이적 마커인 H-FABP라는 단백질과 BNP와 트로포닌 T도 상승한다. 흉통뿐 아니라 어깨와 등의 통증과 구토를 수반하는 일도 있다.

심전도의 경시적 변화

급성기에는 T파가 증가하고 그 후 발작이 일어나면 ST가 상승한다. 2~3시간 후에는 비정상 Q파가 출현하고 며칠 후에는 T파의 반전이 나타난다. 비정상 Q파는 심근경색 후에 남는 일이 많다고 한다. 시간이 지나면서 심전도상에 변화가 나타나기 때문에 심근경색증의 확정이 불가능할 때는 시간을 두고 심전도 검사를 다시 할 필요가 있다.

심전도 12유도 중 변화가 있는 유도를 확인하면 대략적인 경색 부위를 판독할 수 있다. 변화가 있는 유도가 V_1~V_4에서는 전벽이므로 전하행지. I, aVL, V_5, V_6은 측벽에서 회선지. II, III, aVF는 하벽에서 우관상동맥이 된다.

시험에 나오는 어구

트로포닌 T
트로포닌은 근 수축 기능을 조절하는 물질로 심근, 횡문근의 수축 조절을 관장하는 단백질이다. 심근 트로포닌 T는 건강한 사람은 상승하지 않기 때문에 사소한 심근 장애로도 검출할 수 있다. 다만 초급성기에는 상승하지 않는 일이 많다.

키워드

관상동맥
심장에 영양을 보내는 혈관. 관상동맥은 심외막 측에서 심내막 측으로 확장기에 흐른다. AHA(American Heart Association, 미국심장협회)는 관상동맥을 15구획으로 나누고 있다.

메모

세포막
심근은 세포막 바깥쪽에는 많은 나트륨을, 안쪽에는 칼륨을 갖고 마이너스로 대전(帶電)되어 있다(정지막 전위). 칼륨이 채널을 빠져 바깥쪽으로 나오면 세포는 플러스가 된다(탈분극). 심전도는 바로 이 전위의 변화를 관찰하는 것이다.

BNP
뇌나트륨배설펩타이드(Brain Natriuretic Peptide). 심장에 부담이 가해지면 심장에서 혈액으로 분비되는 호르몬의 일종이다.

세 가지 관상동맥

관상동맥은 심장에 혈액을 공급하는 혈관을 말한다. 다음과 같이 세 가지 관상동맥이 있다.

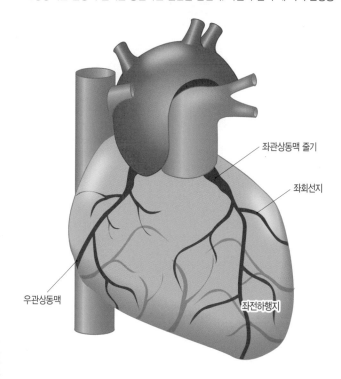

좌관상동맥 줄기

좌회선지

우관상동맥

좌전하행지

주요 동맥은 좌관상동맥과 우관상동맥의 2개. 좌관상동맥은 다시 좌전하행지, 좌회선지로 나뉜다.

◆ 심근경색증 시 심전도 파형 변화

심전도 파형에는 다음과 같은 특징적 변화를 볼 수 있다.

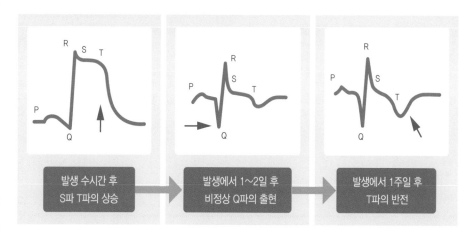

발생 수시간 후 S파 T파의 상승	발생에서 1~2일 후 비정상 Q파의 출현	발생에서 1주일 후 T파의 반전

심근병증 *cardiomyopathy*

POINT

- 확장심근증은 합병증을 일으키고 예후가 나쁘다.
- 비대심근증은 돌연사의 원인이 되기도 한다.
- 좌심실 유출로에 협착이 있는 비대심근증을 폐쇄비대심근증이라고 한다.

원인 불명의 원발성 심근 질환

심근병증은 특발심근증과 이차심근증의 두 가지로 나뉜다. 심 기능 장애를 수반하는 특발심근증에는 확장심근증과 비대심근증이 있다. 특발심근증은 일반적으로 원인 불명의 심근 질환을 가리키며, 디스트로핀의 이상과 바이러스 감염, 자가면역 질환 등이 요인으로 꼽힌다. 확장심근병증이란 심근층이 다 자라서 심내강이 현저하게 확장된 병태로 수축력 장애를 일으킨다. 환자는 두근거림과 호흡 곤란을 호소하고 교대맥박이 보인다. 예후는 불량하며 다양한 합병증을 초래한다. 수축 기능이 저하하기 때문에 울혈이 되어 심내 혈전이 보이거나 승모판부전과 삼첨판부전이 일어난다. 또한 심방세동과 좌각차단(left bundle branch block)도 나타난다.

한편 심근의 비대로 발병하는 비대심근증은 일반적으로 예후가 양호하지만 좌심실 유출로의 심근비대의 경우 운동을 하다가 급사하는 일이 있기 때문에 격심한 운동은 금물이다. 좌심실 유출로의 협착이 확인되는 경우를 폐쇄비대심근증이라고 한다. 비대심근증은 심장 초음파로도 비대칭중격비대를 확인할 수 있다. 이 심근 질환은 돌연사를 예방하는 것이 중요하기 때문에 상세한 병력을 조사하고 검사를 해서 제대로 예방책을 강구해야 한다.

심근병증 환자의 병리 조직상 특징은 심근세포가 비대해지고 배열이 흐트러져 보인다. 또한 간질의 섬유화와 심근이 변성되거나 기묘한 형태가 된 심근 세포도 보이며, 육안으로 보면 동그스름한 형태로 변형되어 있다.

시험에 나오는 어구

디스트로핀
근세포의 구조를 유지하는 역할을 하는 단백질 복합체의 일부. 봉과 같은 형상을 하고 있으며 골격근 외에 심근과 평활근, 신경세포 등에 존재한다.

키워드

교대맥박
강한 맥과 약한 맥이 교대로 반복되는 상태를 말한다. 상태가 나쁘면 대퇴동맥과 상완동맥의 촉진으로 알 수 있다.

메모

다양한 합병증
형태 변화와 수축 기능 저하에 의해 좌심실이 확대하거나 폐고혈압이 된다. 또한 유두근이 당겨서 승모판이 확대되기 때문에 판막병도 일으킨다.

바티스타 수술
바티스타 수술은 확장심근증 등으로 확장된 심근층을 축소 절단해서 수축력을 회복시키는 수술이다.

심근병증의 분류

심근병증은 크게 나누어 특발심근병증과 이차심근병증이 있다.

분류	질환
특발심근병증	확장심근병증
	비대심근병증
	제한심근병증
	부정맥성우심실심근병증
	분류 불능형 심근병증
이차심근병증	허혈성
	판막병상
	고혈압성
	전신 질환(자가면역질환 등)
	근위축증(근디스트로피)
	신경·근질환
	중독성 질환(약물 등)
	알코올성
	분만성

확장형과 비대형의 차이

심 기능 장애를 수반하는 특발심근병증에는 확장심근병증과 비대심근병증 등이 있다.

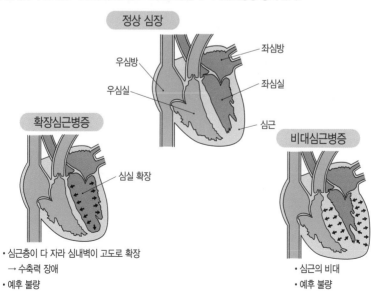

정상 심장

우심방

우심실

좌심방

좌심실

심근

확장심근병증

심실 확장

• 심근층이 다 자라 심내벽이 고도로 확장
  → 수축력 장애
• 예후 불량

비대심근병증

• 심근의 비대
• 예후 불량

판막병 *valvular disease*

- ●판막병의 대부분은 복합판막병의 형태를 취한다.
- ●고령화에 수반해서 판막병은 증가 추세이다.
- ●대동맥판부전은 심부전을 초래하면 예후가 나쁘다.

판막병의 대부분은 승모판 질환과 대동맥판 질환

심장의 판막에 장애가 일어나 혈액을 순환시키는 기능이 손상된 상태를 판막병이라고 한다. 고령화에 수반하여 판막병은 증가 추세인데, 이유는 동맥경화에 의한 판막의 석회화 때문으로 여겨진다. 판막병은 대부분이 승모판과 대동맥판의 질환이며 삼첨판의 질환은 드물다. 폐동맥판 질환은 대부분이 선천성으로 통상은 대동맥판협착증과 승모판협착증, 승모판협착증과 승모판부전 등과 같이 복합판막병의 형태를 취한다. 대동맥판과 승모판은 매우 가깝기 때문에 서로 염증이 파급되기 쉽다.

대동맥판협착증은 대동맥판구가 협착되어 좌심실에서 대동맥으로 분출 장애를 일으키는 질환으로 수축기에 분출성 잡음이 보인다. 주요인이 노화인 만큼 고령자에서 증가 추세이며, 숨이 차고 협심통을 호소하며 심부전 등을 일으킨다. 대동맥판부전은 대동맥에서 좌심실 내로 혈액이 역류하는 병태로 확장기에 역류가 보인다. 두근거림과 호흡곤란, 협심통이 특징이고 상태가 장기로 이어지면 심기능이 저하해서 심부전을 일으킨다. 심부전을 한 번 일으키면 회복이 곤란하고 예후가 나쁘다.

한편 승모판협착증이란 확장기에 좌심방에서 좌심실로의 혈액 유입이 제한되는 상태로 좌심방이 확장한다. 이에 의해 심방 세동을 일으키는 일이 있다. 판막병은 류마틱열이 원인인 경우가 많고 류마틱심내막염에 의해 일어난다. 승모판부전도 류마티스성인 것이 있지만 비류마티스성 승모판 탈출이 원인인 사례도 증가하고 있다. 이들은 수축기에 역류성 잡음이 들린다.

시험에 나오는 어구

복합판막병
판막병이 여러 판막에서 생기는 상태. 각 판막의 중증도를 정확하게 평가하는 것이 중요하다.

키워드

류마틱 심내막염
A군 β용혈균의 M단백에 대한 항체가 원인으로 일어난다. 이것이 변성한 자기의 심내막과 항원항체반응을 해서 류마틱열이 난다. 감염 후 수십 년의 시간에 걸쳐 판막을 손상시켜 판막병을 유발한다.

메모

고령화에 수반하여 판막병은 증가
판막병 수술 건수는 해마다 증가 추세이며 판막치환술에 이용되는 판막에는 기계판막과 생체판막이 있다. 기계판막은 내구성은 좋지만 혈전이 생기기 쉽다는 결점이 있기 때문에 반영구적으로 항응고요법이 필요하다. 반면 생체판막은 혈전은 생기지 않는다는 장점이 있다. 대부분은 기계판을 이용하고 있다.

판막의 협착과 부전

판막은 혈액의 흐름이 항상 일정한 방향을 유지하고 역류하지 않도록 여닫는 역할을 한다. 판막의 기능에 문제가 일어나면 혈액이 통과하기 어렵거나 역류한다. 주요 네 가지 판막병은 다음과 같다.

대동맥판

협착

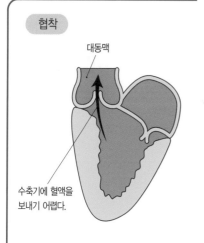

대동맥판협착증. 대동맥의 판막이 충분히 열리지 않기 때문에 혈액의 흐름이 저해된다.

폐쇄부전

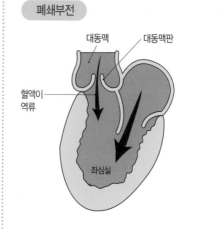

대동맥판부전. 대동맥의 판막이 제대로 닫히지 않게 되어 혈액이 역류한다.

승모판

협착

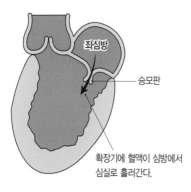

좌심방에서 좌심실로 혈액이 흐르기 어렵고 좌심방에 부하가 걸려 좌심방 확대와 심박출량 감소를 초래한다.

폐쇄부전

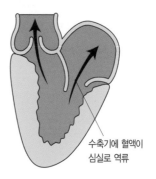

승모판이 제대로 닫히지 않아 좌심실에서 혈액이 역류한다. 류마티스성인 것도 많다.

105

동맥경화증 *arteriosclerosis*

- 동맥벽의 탄력성을 잃은 상태를 동맥경화증이라고 한다.
- 동맥은 내막, 중막, 외막의 3층 구조로 되어 있다.
- 죽상(粥狀)경화가 진행하면 고혈압과 동맥류를 일으킬 가능성이 있다.

동맥경화증은 가장 친숙한 생활습관병

동맥경화증이란 동맥벽이 탄성을 잃은 상태를 말하며 진행하면 협심증과 심근경색증, 뇌경색과 뇌졸중을 일으키는 매우 심각한 질환이다. 동맥경화증은 나이를 먹음에 따라 진행하지만 현대에는 식생활의 서구화와 운동 부족 등으로 젊은층으로도 확산하고 있다.

동맥의 벽은 3층 구조로 되어 있으며 안쪽부터 얇은 내피세포 1층으로 되어 있는 내막, 다음으로 탄력섬유·평활근으로 되어 있어 신축성이 뛰어난 중막으로 이어지고, 제일 바깥쪽에 아교질섬유로 되어 있는 외막이 있다. 혈관벽은 보통 탄성이 뛰어나지만 동맥경화 증세가 있으면 탄성이 저하하고 벽이 두꺼워진다. 대표적인 동맥경화 증상은 죽상(粥狀)경화이며 동맥경화증이라고 하면 보통은 이것을 말한다. 죽상경화는 콜레스테롤 등의 지질이 침착하는 것이 계기가 되어 내막이 섬유화해서 두꺼워지고, 나아가 칼슘이 침착하여 석회화를 일으켜 중막의 탄력섬유가 감소, 탄력판 파괴에 의해 탄력을 잃는다. 이러한 메커니즘에 의해 고혈압과 출혈, 나아가 동맥류 등을 유발하는 원인이 된다.

기타 동맥경화증에는 중소(中小) 동맥의 중막에 칼슘이 침착하는 중막석회화경화증과 고혈압에 수반하는 비정상 삼투압 항진에 의해 혈청 중 단백질이 내막에 침착하는 세동맥경화증 등이 있다. 한편 동맥경화의 진행도를 알기 위해 ABI 검사가 시행되고 있다. 이것은 ABI라는 지표를 이용해서 혈관의 탄성을 계측한다. 동시에 PWV(맥파 전파 속도)를 측정하여 혈관의 굳기 정도를 확인한다.

시험에 나오는 어구

죽상(粥狀)경화
지질대사에 이상이 생기면 발병한다. 초기에는 내막에 침착한 콜레스테롤은 대식세포에 의해 식균되고 그것이 포말 세포가 되어 내막에 모인다. 그리고 죽종(粥腫, Atheroma)이라는 병변을 형성하기 때문에 아테로마 경화증이라고도 불린다.

키워드

ABI 검사
ABI는 'Ankle Brachial Index'의 약자로 발목 상완 지수를 말한다. 발목과 상완의 혈압 비를 구해서 혈관의 탄력을 나타내는 지표. 동맥경화증의 스크리닝에 이용된다.

혈관벽의 구조

혈관벽은 안쪽부터 내막, 중막, 외막으로 크게 나뉘며 항상 높은 혈압을 받고 있기 때문에 두껍고 탄성이 뛰어나다.

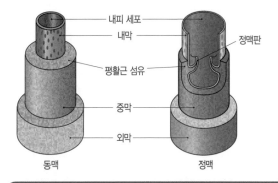

내피 세포
내막
정맥판
평활근 섬유
중막
외막
동맥
정맥

내막은 얇은 내피 세포 1층, 중막은 내탄력판, 탄력 섬유, 평활근, 외막은 아교질 섬유로 이루어져 있다. 동맥은 정맥에 비하면 훨씬 다량의 탄력섬유와 평활근을 중막에 함유하고 있고 심장의 혈압을 받아낸다. 정맥판은 심장에서 혈액이 역류하는 것을 방지하는 기능이 있다.

동맥경화증의 종류

동맥경화증에서 가장 많이 보이는 것이 내막이 두꺼워지는 죽상경화이다. 그 외에 중막에 칼슘이 침착해서 석회화하는 중막석회화 경화증과 3층 전체가 물러져서 쉽게 파괴되는 세동맥경화증이 있다.

■ **죽상(아테로마)경화** ·································

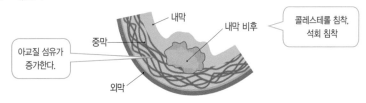

내막
중막
내막 비후
콜레스테롤 침착, 석회 침착
아교질 섬유가 증가한다.
외막

■ **중막석회화(Monckeberg)경화증** ·················

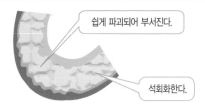

쉽게 파괴되어 부서진다.
석회화한다.

■ **세동맥경화증** ·······························

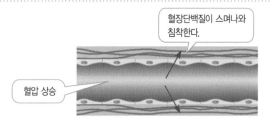

혈장단백질이 스며나와 침착한다.
혈압 상승

동맥류 *aneurysm*

- 빈도가 높은 것은 진성동맥류이다.
- 동맥류의 원인으로 많은 것은 동맥경화증이다.
- 박리동맥류는 예후가 나쁘다.

동맥경화로 인해 발생하기 쉬운 동맥류

동맥류란 동맥이 국소적으로 확장된 것을 말한다. 동맥벽은 3층 구조로 되어 있지만 그 구조를 유지한 채 낭상(囊狀) 또는 방추상으로 확장한 동맥류를 진성동맥류라고 하고 가장 많은 원인으로는 동맥경화증을 들 수 있다. 또한 다른 원인으로는 염증성과 선천성, 외상성인 것이 있다.

진성동맥류는 합병증도 일으킨다. 동맥류가 생기면 혈류의 소용돌이가 생기고 혈류 응고로 이행하여 혈전이 형성되어 색전을 일으키게 된다. 이외에도 출혈이 일어나기 쉬운 점에도 주의가 필요하다.

구조로 본 동맥류의 분류

동맥류를 구조로 분류하면 진성 동맥류 외에 박리동맥류와 가성동맥류가 있다. 박리동맥류란 혈관 내막이 찢어져 틈새에 혈종이 형성되어 발생한다. 원인으로는 동맥경화증도 있지만 박리동맥류의 경우는 탄력섬유의 코팅인 피브릴린1의 이상에 의한 마르팡증후군(Marfan syndrome, MFS)이 특징적이다. 한편 가성동맥류란 동맥 주위의 출혈과 혈종에 의해 일어나는 동맥류로 동맥벽 3층 구조의 일부분이 찢어지고 그곳에서 샌 혈액이 주위의 조직을 압박해서 혹이 되는 것을 말한다. 한편 동맥류 안에서 발생 빈도가 높은 것은 진성 동맥류이지만 중증도가 높은 것은 박리동맥류로 예후가 나쁘다.

박리는 대동맥의 거의 전장에서 생기기도 하며 환자는 갑작스러운 격통을 느낀다. 대동맥류와 해리가 파열하면 대출혈이 되기 때문에 급사할 위험이 있다.

시험에 나오는 어구

동맥류
뇌의 동맥류는 선천성인 것이 많다. 파열되면 지주막하출혈을 일으킨다. 또한 가와사키병에서는 관상동맥의 동맥류가 관측된다.

키워드

탄력섬유
동맥의 3층 구조 중 중막의 탄력판이라 불리는 구조를 구성하고 있다. 탄력 섬유가 감소하면 탄력을 잃어 동맥류가 생길 확률이 높아진다.

메모

정맥류
동맥류와 유사한 단어이지만 전혀 다르다. 정맥에는 역류를 방지하는 판막이 있고 정맥류는 판막의 이상에 의해 일어난다. 혈액이 역류하면 말초 정맥에 혈류가 저류해서 확장하는 것이 원인이다.

뇌의 동맥류
동맥벽에 혈류가 직접 충돌하는 부위에 동맥경화가 일어나면 동맥류가 생기기 쉽다. 파열되면 지주막하출혈을 일으킨다.

동맥류란 동맥의 국소적 확장을 말하며 다음의 세 가지로 나뉜다.

■ **진성동맥류**

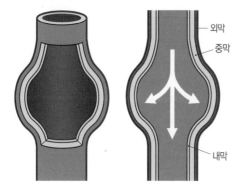

외막
중막
내막

● 동맥벽이 3층 구조를 유지한 채 낭상 또는 방추상으로 확장

원인

• 동맥경화증(가장 많음)
• 염증성 • 선천성 • 외상성

합병증

• 혈류 소용돌이 → 혈류 응고 → 혈전 형성 → 색전
• 출혈

■ **박리동맥류**

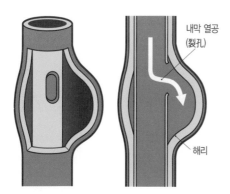

내막 열공
(裂孔)

해리

● 내막이 찢어져서 틈새에 혈종을 형성

원인

• 동맥경화
• 마르팡증후군
  피브릴린1(탄력섬유의 코팅)의 이상

■ **가성동맥류**

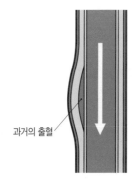

과거의 출혈

● 새어나간 혈액이 주위의 조직을 압박해서 혹이 된다.

원인

• 동맥 주위의 출혈과 혈종으로 부풀어 보인다.

순환기

고혈압 *hypertension*

POINT
- 고혈압의 대부분은 원인 불명인 본태고혈압이다.
- 호메오스타시스와 자율신경의 기능이 혈압에 관여한다.
- 분명한 기초 질환에 의한 것을 이차고혈압이라고 한다.

고혈압이란 전신의 혈압 설정치가 높은 상태

혈압을 나타내는 두 가지 수치 중 수축기 혈압은 심장이 수축기에 대동맥에 혈액을 보내는 압력, 확장기 혈압은 전신에 지속적으로 가해지는 혈관 저항의 압력을 나타낸다. 고혈압증은 가정에서 측정할 때는 수축기 혈압 135mmHg 이상, 확장기 혈압 85mmHg 이상을 기준으로 한다.

고혈압 환자의 약 95%를 차지하는 본태고혈압은 다인 유전자를 나타내고 명백한 기초 질환도 없는데 고혈압을 보인다. 유전도 큰 요인이지만 잘못된 생활습관도 부정할 수 없기 때문에 환자의 생활 개선 지도가 치료 방침의 중요한 핵심이다. 그러나 생활 지도만으로 충분한 효과를 얻을 수 없는 경우는 혈압 강하제를 복용해야 한다. 본태고혈압의 경우 혈압이 상승하는 것은 레닌-안지오텐신-알도스테론계(renin-angiotensin-aldosterone system)를 중심으로 한 호메오스타시스 기능과 교감신경계에 의한 긴장 상태 유지 기능이 타 개체보다 강하기 때문이며, 약물요법으로는 신장에서 나트륨(Na)과 물의 배설을 촉진하는 이뇨제와 교감신경차단제가 많이 이용된다.

기초 질환을 수반하는 이차고혈압

또한 분명한 기초 질환이 있기 때문에 혈압 상승을 나타내는 이차고혈압이 있고 가장 많은 것은 신동맥 협착으로 레닌 분비가 항진하는 신혈관성 고혈압이다. 이외에도 부신피질에 알도스테론(aldosterone)을 분비하는 종양이 있는 일차알도스테론증, 마찬가지로 부신피질의 코티솔 분비종양, 뇌하수체의 ACTH 분비 종양에 의한 쿠싱증후군(Cushing's syndrome), 부신수질에서 아드레날린을 분비하는 크롬친화세포종이 있다.

 시험에 나오는 어구

본태고혈압
혈압을 높게 설정하는 방향으로 작용하는 복수의 유전자 좌(Gene locus, 염색체와 게놈의 유전자 위치)와 고염분 식사 등의 환경 인자가 충돌해서 발병하는 다인자 유전병이다.

 키워드

레닌-안지오텐신-알도스테론계
신장의 중요한 호메오스타시스를 유지하는 기능 중 하나이다. 신장에 유입하는 혈액이 감소하면 사구체엽장치에서 레닌을 분비해서 안지오텐시노겐을 활성화, 안지오텐신 I에서 II로 변환해서 부신피질에서 알도스테론을 분비시키고, 이것이 다시 신장의 원위세관에서 Na 재흡수를 촉진해서 세포 외액과 혈장량을 증가시킨다.

 메모

쿠싱증후군
글루코코티코이드인 코티솔이 과잉되면 혈압이 상승하는 이유는 코티솔에도 약간의 미네랄코티코이드 작용이 있기 때문이다.

고혈압의 종류

고혈압에는 유전과 생활습관병으로 생기는 본태고혈압과 원인 질환으로 생기는 이차고혈압이 있다.

종류	상세
본태고혈압	● 고혈압 환자 전체의 90~95%를 차지한다. ● 원인 불명으로 기초 요법이 없고 유전적 부하가 크다.
이차고혈압	● 혈압을 상승시키는 분명한 원인이 있다. (a) 신혈관고혈압 ⇒이차고혈압 환자의 약 75%를 차지한다. ⇒신동맥 협착 등 사구체 혈류량이 감소해서 레닌-안지오텐신-알도스테론계가 활성화한다. (b) 부신성고혈압 ⇒혈압을 상승시키는 호르몬의 과잉 　①일차알도스테론증 　②쿠싱증후군 　③크롬친화세포종 (c) 혈관성고혈압 ⇒대동맥의 협착으로 협착부에서 근위측 혈압이 상승 (d) 신경성고혈압 ⇒뇌종양 등의 두개내압상승에 수반해서 두부 혈류를 유지하는 반사를 위해 혈압 상승 (e) 기타 ⇒임신 중독증, 백의(白衣) 고혈압(심인성, 일종의 고혈압으로 평소에는 혈압이 정상이다가 의사 앞에서 혈압을 측정할 때 일시적으로 혈압이 상승하는 상태)

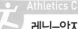

4장

순환기의 구조와 질병

레닌-안지오텐신-알도스테론계의 존재 의의

레닌-안지오텐신-알도스테론계가 생체 내에 존재하는 의의를 생각해보자. 수억 년 전 태곳적 바다에서 탄생한 생물은 긴 시간을 들여 건조한 육지에 상륙했지만 육지에서 가장 두려운 것은 태양빛과 체온 조절을 위해 땀을 흘려 몸이 마르는 것이었다. 그래서 동물들은 체내에서 고향인 바다의 환경 요소인 염분과 수분이 달아나지 않도록 정교한 호메오스타시스 유지 기능을 발달시켰다. 신장 유입 혈액량이 감소하면 체액이 상실된다고 감지하고 신장에서 염분과 수분의 재흡수를 촉진해서 대응하는 것이 레닌-안지오텐신-알도스테론계이다. 따라서 우리의 몸은 어떤 더운 날에도 다소의 탈수 증상에는 견딜 수 있지만 한계를 넘었는데 염분을 보급하지 않으면 탈수증이 된다.

다시 말해 레닌-안지오텐신-알도스테론계는 우리 몸의 명줄이라고도 할 수 있는데 그 기능이 필요 이상 강해지면 고혈압을 유발할 우려가 있다.

가와사키병과 관상동맥류

가와사키병(Kawasaki disease)이란 4세 이하 소아에서 일어나는 원인 불명의 염증성 질환을 말한다. 5일 이상 계속되는 발열과 눈 충혈, 입술 홍조와 딸기혀(苺舌, 혀의 유두가 부어 딸기처럼 빨갛게 변한 혀) 증상을 보인다. 또한 손발 부종과 피부 발진도 나타난다.

증상은 비화농성 림프절염이며 예후는 양호하지만 심외막과 심근, 심내막 등에 후유증을 남기는 것으로 알려져 있다. 특히 관상동맥류가 형성되면 혈류가 정체하고 형성된 혈전이 색전이 되어 심근경색을 일으키는 일도 있기 때문에 반드시 예후가 좋다고는 할 수 없는 질환이다.

가와사키병

급성기

- 4세 이하 소아의 원인 불명 염증성 질환
- 5일 이상 이어지는 발열
- 눈 충혈
- 입술 홍조, 딸기혀
- 손발 부종
- 피부 발진 → 낙설(落屑, 표피의 각질이 벗겨져 떨어지는 현상)
- 비화농성 림프절염

후유증

- 예후는 양호하지만 심외막, 심근, 심내막 등의 후유증이 남기도 한다.
- 특히 관상동맥류

  혈행 정체 → 혈전 형성 → 색전 → 심근경색

대사·내분비의
구조와 질병

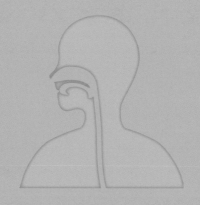

대사의 구조와 이상

POINT

- ● 신진대사란 동화 작용과 이화 작용의 균형이다.
- ● 효소 단백질의 결손으로 비정상 물질이 축적된다.
- ● 호르몬의 분비량에 이상이 있으면 동화작용과 이화 작용의 균형을 무너뜨린다.

생명이란 신진대사의 균형

대사란 몸 안에서 다양한 분자와 원자를 변환시키면서 생명 기능을 유지하는 과정을 총칭하는 단어이다. 생물은 끊임없이 외부에서 새롭게 물질을 섭취해서 체내에서 이용하고 오래된 물질을 분비해서 배설한다. 이것을 신진대사라고 하며, 이 과정에서 저분자 물질을 고분자로 바꾸어 스스로 몸의 성분으로 바꾸는 화학반응을 동화(물질 대사), 고분자 물질을 저분자 물질로 바꾸는 과정에서 에너지를 추출하는 화학반응을 이화(에너지 대사)라고 한다.

이화로 생성한 에너지로 동화가 진행하고 동화로 생성된 물질이 이화에 관여하는 평형을 유지하기 때문에 화학반응을 촉매하는 효소 단백질이 존재하고 이 반응을 제어하기 위해 내분비 호르몬에 의한 정밀한 조절이 기능한다.

대사의 균형이 무너지는 원인

대사의 균형이 무너지는 원인은 몇 가지가 있다. 우선 선천적으로 효소 단백질이 결손되면 어느 물질을 올바른 순서에 따라 다음 물질로 변환하지 못해 체내에 비정상 물질이 축적되어 다양한 증상이 나온다. 이것을 선천 대사 이상이라고 한다. 또한 이들 요소 단백질의 기능을 도와주는 비타민 B군이 결핍되어도 올바른 대사가 이루어지지 않는다. 내분비로 혈액 중에 분비되는 호르몬에는 동화와 이화를 촉진 또는 억제해서 대사를 조절하는 것이 많고 이들 내분비 장기의 위축과 종양에 의해서 호르몬이 부족하거나 과잉되면 각 호르몬의 작용에 따라서 다양한 증상이 드러난다.

 키워드

내분비와 에너지 대사
생체 내 호르몬의 대부분은 스스로의 역할 수행에 필요한 에너지를 얻기 위해 혈당치를 상승시키는 화학 반응을 촉진한다. 다만 유일하게 인슐린만은 혈액 중 여분의 당을 회수해서 다 소비하지 못한 당분은 저장하고 혈당을 저하시키는 화학반응을 촉진한다.

 메모

동화작용과 이화작용
예를 들면 아미노산을 중합시켜 단백질을 합성하는 것은 동화이고, 글루코스를 이산화탄소와 물로 분해해서 에너지를 얻는 것은 이화이다.

탄수화물과 단백질
탄수화물은 에너지 대사이고, 단백질은 몸의 구성 성분에 대한 동화라고 단순하게 생각할 수 있지만, 에너지 대사 중인 탄수화물에 아미노기를 전이시켜 비필수 아미노산을 만들어서 단백질 합성에 이용할 수 있다. 또한 본래는 단백질의 요소인 아미노산에서 아미노기를 제거해 탄수화물로 해서 에너지 대사에 이용할 수 있다.

신진대사의 조절

생체 내의 절묘한 신진대사 조절 원리를 사회에 비유하면 전력 에너지를 만들어서 기계를 움직이고 다양한 건조물을 건설하는 것에 해당한다. 그렇게 만든 새로운 발전소가 다시 전력 에너지를 공급한다.

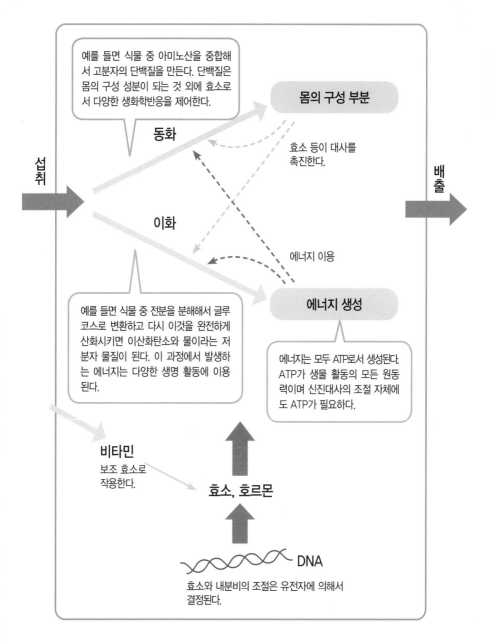

예를 들면 식물 중 아미노산을 중합해서 고분자의 단백질을 만든다. 단백질은 몸의 구성 성분이 되는 것 외에 효소로서 다양한 생화학반응을 제어한다.

몸의 구성 부분

동화

효소 등이 대사를 촉진한다.

섭취

이화

에너지 이용

배출

예를 들면 식물 중 전분을 분해해서 글루코스로 변환하고 다시 이것을 완전하게 산화시키면 이산화탄소와 물이라는 저분자 물질이 된다. 이 과정에서 발생하는 에너지는 다양한 생명 활동에 이용된다.

에너지 생성

에너지는 모두 ATP로서 생성된다. ATP가 생물 활동의 모든 원동력이며 신진대사의 조절 자체에도 ATP가 필요하다.

비타민

보조 효소로 작용한다.

효소, 호르몬

DNA

효소와 내분비의 조절은 유전자에 의해서 결정된다.

선천대사이상 *inborn error of metabolism*

POINT

- 선천 대사이상은 유전자의 이상이다.
- 정상 효소 단백질이 결손되면 증상이 나타난다.
- 선천대사이상은 매우 다채롭다.

체내 물질의 수만큼 선천대사이상이 있다

선천대사이상이란 DNA의 돌연변이와 염색체의 미소한 결손 등의 유전자적 이상에 의해 생체 내 화학반응을 촉매하는 정상 효소 단백질을 합성하지 못하며, 그로 인해 본래 체내에 존재하지 않아야 할 이상 물질이 대량 축적되어 증상이 출현하는 일련의 질환을 총칭한다.

선천 대사이상에는 몇 가지 종류가 있다(오른쪽 페이지 참조). 아미노산대사이상의 대표적인 질환은 페닐케톤뇨증이다. 페닐알라닌이라는 아미노산을 화학적으로 변환하는 효소가 결손되기 때문에 혈액 중 페닐알라닌치가 상승해서 정신발달 지체와 모발 색소 파괴 등이 일어난다. 이외에도 단풍시럽뇨증과 호모시스틴뇨증이 있으며 상염색체 열성 유전이 많다. 일부 질환은 출생 후 거스리검사(Guthrie's method, −法)을 이용한 매스 스크리닝(집단검사, 선천대사이상 등 검사)과 조기 식사 요법을 시행한다. 당대사이상의 대표적 질환은 글리코겐의 저장과 이용에 필요한 효소가 결손된 당원축적병과 유당의 성분인 갈락토스를 대사하는 효소가 결손하는 갈락토스혈증이다. 갈락토스 혈증도 신생아의 매스 스크리닝 대상이다. 지질대사이상의 대표적 질환은 당과 지질의 복합체의 일종인 글루코세레브로사이드의 대사가 저해되는 고셰병, 스핑고미엘린(sphingomyelin)의 대사에 이상이 생기는 니만−피크병(Niemann−Pick disease), 강글리오사이드(Ganglioside)의 대사에 이상이 생기는 테이−삭스병(Tay−Sachs disease) 등이 있고, 이들 복합지질은 주로 신경계에 함유되어 있다. 기타 결합조직에 함유되는 당과 단백질의 복합체, 핵산, 금속 등의 대사 장애도 있다.

 시험에 나오는 어구

거스리검사
수유를 시작한 신생아의 발바닥에서 채취한 혈액을 적신 종이조각을 고초균(枯草菌)의 최소 영양 배지에 추가해 환자의 혈액에 이상 대사산물이 대량으로 함유되어 있으면 균이 발육하는 원리를 이용한다.

 메모

이상 물질의 축적
예를 들면 A → B → C의 순서대로 대사가 진행하는 반응으로 A → B를 촉매하는 효소가 결손되면 B와 C가 부족해서 A가 축적될 뿐 아니라 A → D라는 전혀 다른 경로로 반응이 진행해서 D라는 이상 물질도 축적된다.

폰기르케병
당원병 중에서 가장 많은 형태로 세포 내에서 글리코겐을 분해한 포도당6인산으로부터 인산기를 제거하는 효소의 결손이다. 세포 내에 글리코겐이 축적되는 병이다. 현재는 당원병 Ⅰ형이라고 한다.

페닐케톤뇨증의 역사
1947년 페닐알라닌 수산화효소의 결손에 의해 페닐케톤뇨증이 발병하는 것이 해명되고 생화학적 요인에 의한 질환이 있다는 것이 알려졌다. 19세기 들어 세포 형태에 주목한 세포 병리학 이외의 접근도 시도되기 시작했다.

선천대사이상의 종류

선천대사이상은 매우 다채롭다. 다음에 정리한 내용은 일부 질환에 불과하다. 체내 물질의 수만큼 대사이상이 있다고 할 수 있다.

종류		원인
아미노산대사 이상증	페닐케톤뇨증 (Phenylketonuria)	페닐알라닌이라는 아미산을 화학적으로 변환하는 조직이 결손되어 정신 발달 지연과 모발 색소 파괴 등이 일어난다.
	단풍시럽뇨증 (Maple-syrup urine disease)	발린, 류신, 아이소류신이 분해되는 도중에 기능하는 효소의 이상 현상이다. 소변에서 단풍시럽 냄새가 난다.
	호모시스틴뇨증 (homocystinuria)	메티오닌의 대사 산물인 호모시스틴이 혈중에 축적되어 발병한다.
당질대사이상증	당원병 Ⅰ～Ⅶ형	글리코겐의 저장과 이용에 필요한 효소가 결손된다.
	갈락토스혈증 (Galactosemia)	유당의 성분인 갈락토스를 대사하는 효소가 결손된다.
지질대사이상증	고셰병 (Gaucher's disease)	글루코세레브로사이드의 대사가 장애받는다.
	니만-픽병 (Niemann-Pick's disease)	스핑고미엘린의 대사에 이상이 생긴다.
	테이-삭스병 (Tay-Sachs' disease)	강글리오사이드의 대사에 이상이 생긴다.
금속대사이상	윌슨병 (Willson disease)	구리(銅) 배설이 문제가 있어 간, 신장, 각막에 침착한다.
	멘케스병 (Menkes syndrome)	구리의 흡수 장애에 의한 구리 결핍
핵산대사이상	레시-나이한증후군 (Lesch-Nyhan syndrome)	퓨린체(purine bodies)의 대사 장애로 요산이 과잉 생성된다.
기타	엘러스-단로스증후군 (Ehlers-Danlos syndrome)	아교질섬유의 형성 이상

신생아 매스 스크리닝

생후 5일 전후의 모든 신생아가 받는다. 내분비질환과 선천대사이상을 발견하는 데 도움이 된다. 대상 질환은 아래와 같다.

대상 질환		검사 항목
아미노산대사이상증	페닐케톤뇨증	페닐알라닌
	호모시스틴뇨증	메티오닌
	단풍시럽뇨증	메티오닌
당질대사이상증	갈락토스혈증	갈락토스
		갈락토스-1인산
내분비질환	선천성갑상샘저하증	TSH
		FT4
	선천부신과다형성증	17-OHP

비타민결핍 *vitamin deficiency*

- 비타민은 3대 영양소 이외에 필수 유기 영양소이다.
- 지용성 비타민과 수용성 비타민으로 나뉜다.
- 비타민B군은 생화학반응의 보조효소로 기능한다.

비타민에는 지용성과 수용성이 있다

비타민이란 생체에 필요한 영양소 중 탄수화물, 단백질, 지질, 미네랄 이외의 유기화합물을 총칭하는 말로 공통의 구조나 기능에 따른 분류는 아니다.

비타민에는 지용성 비타민과 수용성 비타민이 있고, 지용성 비타민에는 A, D, E, K가 있다. 비타민 A에는 망막에서 시각에 필요한 색소를 형성하고 결핍되면 야맹증이 생긴다. 비타민 D는 부갑상샘 호르몬과 협동해서 칼슘의 흡수와 재흡수를 촉진하고 결핍되면 구루병에 걸린다. 비타민 E는 생체의 산화에 저항하는 물질이지만 사람에게서 결핍증은 확인되지 않았다. 비타민 K는 프로트롬빈 등 혈액응고인자의 합성에 필요하며 신생아는 결핍되면 두개내출혈을 일으킨다.

한편 수용성 비타민에는 B와 C가 있다. 비타민 B군은 몇 가지 중요한 생화학반응의 보조효소로서 기능한다. 비타민 B_1(싸이아민)은 해당계에서 TCA 회로에 걸쳐 일어나는 중요한 반응에 보조효소로 기능하고 결핍되면 각기병(비타민B의 부족으로 다리가 붓는 병)을 일으킨다. 비타민 B_{12}(코발라민)는 메티오닌 합성 효소 등의 보조효소로서 기능하고 결핍되면 적혈모구의 핵 생성이 저해되어 거대적혈모구빈혈을 일으킨다. 이 비타민을 흡수하려면 위점막의 벽 세포에서 분비되는 내인인자가 필요하고 위 전적출 후의 환자나 항벽세포항체가 출현하는 자가면역성 위염 환자는 비타민B_{12} 결핍증이 일어난다.

비타민 C(아스코브산)는 수용성 항산화물질로서 기능한다. 이 결핍증에 의해서 괴혈병(壞血病)을 일으키는 것은 진화 과정에서 합성 효소가 결손된 사람과 일부 동물뿐이다.

보조효소

생화학반응을 촉매하는 것이 효소이지만 기질에 탈착하는 별도의 화학기와 원자를 수수하는 비교적 분자량이 작은 물질을 말한다. 비타민B_2와 B_3는 산화환원반응으로 수소 원자를 수수하고 판토텐산(B_5)은 보조효소A(CoA)의 구성 요소로서 고에너지 인산 결합을 이동시키는 다양한 반응에 관여한다.

비타민 B군

비타민 B에만 몇 개의 번호가 붙는 것은 원래 지용성 비타민A에 대해 싸이아민을 비타민B라고 불렀는데, 그 후 몇 개의 수용성 비타민이 더 발견됐기 때문이다.

비타민의 종류

비타민은 생명 활동에 필수이지만 생체 내에서 합성할 수 없는 물질이 대부분이다. 비타민이 부족하면 다양한 증상이 나온다.

	비타민명	많이 함유된 식품	결핍됐을 때의 증상
수용성 비타민	비타민 B₁ (싸이아민)	돼지고기, 현미, 장어	저림, 나른함, 피로감 등. 각기병
	비타민 B₂ (리보플라빈)	간, 장어, 우유, 치즈, 달걀, 낫토	눈과 피부 진무름. 구내염, 설염
	비타민 B₃ (나이아신)	가다랑어, 방어, 소 간, 정어리 등	신경증, 치매, 설사 등
	비타민 B₅ (판토텐산)	고구마, 달걀, 식빵, 연어알, 치즈	손발 저림, 통증, 피로
	비타민 B₆ (피리독신)	전갱이, 연어, 황새치, 소 간, 우유	알레르기 증상. 지방간, 경련
	비타민 B₁₂ (코발라민)	연어알, 소고기, 굴, 정어리, 명란젓, 김	악성빈혈 등
	엽산	간, 시금치, 모로헤이야, 대두	빈혈, 구내염 등
	비타민 C	감, 딸기, 귤, 레몬, 브로콜리, 토마토	괴혈병, 감기, 육체 피로
	비오틴	간, 우유, 달걀, 대두	불면증, 빈혈, 실신 등
지용성 비타민	비타민 A (레티놀)	간, 장어, 소송채, 당근, 쑥갓, 치즈	눈과 피부 건조. 야맹증, 여드름, 각막 건조증
	비타민 D	연어, 가다랑어, 정어리, 연어, 정어리 치어, 표고버섯, 잎새버섯	혈관과 뼈의 장애. 동맥경화증, 골다공증 등
	비타민 E (토코페롤)	아몬드, 해바라기유, 호박, 시금치, 명란젓	기미, 주근깨, 불임, 유산, 생리통 등
	비타민 K	낫토, 모로헤이야, 브로콜리, 미역, 시금치	신생아 출혈증, 두개내출혈

대사·
내분비

노화·생활습관에 의한 대사이상

POINT

- 에스트로겐 저하가 여성의 골다공증을 진행시킨다.
- 과잉 섭취한 탄수화물이 중성지방으로 축적한다.
- 퓨린체의 과잉은 고요산혈증으로 통풍을 유발한다.

노화에 의한 대사 이상은 뼈에 나타나기 쉽다

노화에 의한 대사 장애의 대표적인 예는 골다공증이지만 남성과 여성은 발병 원리가 다르다. 남성은 노화에 의한 골모세포의 골 형성 능력 저하가 주요 원인이지만 여성의 경우는 뼈에서 칼슘 용출을 억제하던 여성 호르몬인 에스트로겐의 저하로 뼈의 칼슘이 감소하는 것이 원인이다. 때문에 폐경 후의 여성은 남성에 비해 골밀도가 낮아져서 골다공증이 쉽게 유발된다. 또한 운동량이 줄면서 뼈에 가해지는 응력이 저하하여 골 형성이 쇠퇴하기 때문에 골다공증을 악화시킨다.

잘못된 생활습관도 대사이상을 일으킨다

생활습관에 의한 대사 장애로는 과거 각기병 등 영양 불균형에 의한 질환이 있었지만 현대의 선진국에서 가장 문제가 되고 있는 것은 비만증이다. 식사 섭취 칼로리의 과잉과 운동량 부족의 상승효과에 의해 피하와 내장에 중성지방 침착이 촉진된다. 동물은 일하기 위한 에너지를 생성하기 위해 탄수화물을 섭취하지만 운동으로 다 소비하지 못하고 남은 것은 글루코스를 중합한 글리코겐 형태로 보존되는 것 외에 TCA 회로에서 대사되기 직전에 남은 아세틸 CoA에서 지방산을 합성하여 중성지방 형태로 보존한다. 비만증은 이른바 보존 연료의 합성과 소비의 균형이 붕괴된 상태이다.

또한 퓨린체의 과잉 섭취에 의한 고요산혈증으로 인해 생기는 통풍은 유전적 요인에 추가해서 간이나 건어물 등의 단백질 식품이나 맥주를 섭취하면 악화한다.

 시험에 나오는 어구

골밀도
뼈에 함유된 미네랄분의 양(골염량)을 골격의 크기에 따른 차를 보정하기 위해 골면적으로 나눈 값. 골면적은 골염의 분포를 2차원으로 촬영한 데이터에서 구한다. 젊은 성인 평균값의 70%를 밑돌면 골다공증이 의심된다.

 키워드

생활습관병
음주를 포함한 식생활, 운동 습관, 흡연 습관에 의해 발병이 가속되는 일련의 질환을 말한다. 발암이나 순환기 장애와 더불어 신진대사의 불균형은 건강에 위협이 된다.

 메모

퓨린체와 통풍
DNA와 RNA를 형성하는 염기에는 퓨린 염기(아데닌과 구아닌)와 피리미딘 염기(티민과 시토신과 우라실)의 2종류가 있고 섭취된 퓨린 염기는 사람에서는 요산으로 산화되어 소변으로 배설되지만 대부분은 요세관에서 재흡수되어 체내로 돌아가고 이것이 일정한 농도를 초과하면 관절 등에 응집해서 침착한다.

II형 당뇨병
II형 당뇨병도 유전적 요인뿐 아니라 과식과 운동 부족이 발병에 관여한다.

과잉 당질의 운명

과잉 섭취한 당질은 분해되지 않고 중성지방으로 축적된다.

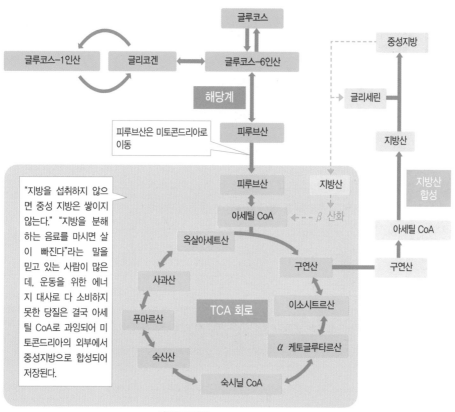

"지방을 섭취하지 않으면 중성 지방은 쌓이지 않는다." "지방을 분해하는 음료를 마시면 살이 빠진다"라는 말을 믿고 있는 사람이 많은데, 운동을 위한 에너지 대사로 다 소비하지 못한 당질은 결국 아세틸 CoA로 과잉되어 미토콘드리아의 외부에서 중성지방으로 합성되어 저장된다.

미토콘드리아

마시기만 해도 살 빠지는 음료?

자주 마시기만 해도 체지방을 분해해서 배출한다는 음료 광고는 어디까지 진짜일까? 확실히 차의 카테킨 성분에는 지방산의 분해를 촉진하는 작용이 있을지 모르지만 분해된 지방산은 세포의 미토콘드리아 내에서 아세틸 CoA가 되어 TCA 회로부터 전자전달계에서 이용되고 최종적으로 이산화탄소와 물로 대사되지 않으면 체외로 배설되는 일은 없다. 또한 그 과정에서 생성되는 ATP 에너지가 소비되도록 운동을 하지 않으면 분해되어 생성된 아세틸 CoA를 다 사용하지 못해 다시 미토콘드리아 밖에서 지방산에 합성되어 지방 조직으로 돌아가서 저장된다. 운동보다 나은 체중 감량 방법은 없다는 점을 명심하자.

대사·내분비

2

내분비 장기와 호르몬

POINT
- 호르몬이란 내분비 장기가 혈액으로 방출하는 물질이다.
- 호르몬은 수용체를 가진 세포에 신호를 전달한다.
- 내분비는 피드백에 의해서 조절된다.

내분비란 혈액으로 호르몬을 분비하는 것

내분비는 외분비의 반대말이다. 외분비에서는 눈물샘, 땀샘, 위액과 췌장액 등의 소화선이 분비관을 통해 체외와 소화관 등의 내강으로 분비물을 방출하는 한편 내분비에서는 분비관을 갖지 않은 샘조직이 호르몬이라는 물질을 혈액으로 방출한다. 그리고 그 호르몬에 대한 수용체(리셉터)를 갖는 세포로 구성되는 장기가 명령을 받아 호르몬이 효력을 발휘한다. 호르몬을 분비하는 내분비샘을 분비 장기, 수용체에서 호르몬의 명령을 받는 장기를 표적 장기라고 한다.

내분비는 피드백 기구로 조절된다

내분비의 혈액 순환 과정에서 방출된 호르몬은 외분비보다 신속하게 효과를 발휘하지만, 필요 없게 됐을 때는 외분비보다 신속하게 호르몬 분비가 감소한다.

필요할 때 필요한 만큼 호르몬이 분비되어 효과를 발휘하는 것은 내분비가 피드백이라는 조절 원리를 갖고 있기 때문이다. 이것은 호르몬 작용이 필요한 상황을 분비 장기가 감지해서 호르몬을 분비하면 필요한 효과가 나타난 것을 분비 장기가 감지해서 분비를 정지하는 구조이다. 분비 장기와 표적 장기의 관계는 최초의 호르몬이 표적 장기에 다음의 호르몬을 분비시키는 2단 구조, 3단 구조의 조절을 하는 것이 몇 개나 있지만 이 경우는 최초의 상위 호르몬이 다음 하위 호르몬의 분비를 촉진하고 하위 호르몬은 상위 호르몬의 분비를 억제하는 관계가 성립한다. 이것은 엑셀과 브레이크의 균형으로 자동차의 주행 속도가 유지되는 것과 비슷한 원리이다.

 시험에 나오는 어구

호르몬의 종류
호르몬은 생화학적 구조에서 세 가지로 분류된다. 성호르몬과 부신피질호르몬이 스테로이드호르몬, 갑상샘여포와 부신수질, 송과체의 호르몬이 아민호르몬. 나머지 모두가 펩타이드호르몬이다.

 키워드

호르몬 수용체
지질의 이중막으로 구성되는 세포막에 존재하는 단백질 중에는 펩타이드호르몬과 카테콜아민의 호르몬 분자와 반응해서 세포 내 신호로 변환하는 것이 있는데, 이를 세포막 수용체라고 한다. 또한 스테로이드호르몬과 갑상샘여포호르몬은 세포막을 통과해서 세포 내 수용체와 반응하고 핵내에서 효과를 유도하며 핵내 수용체라고 한다. 수용체가 완비된 세포가 아니면 표적 장기의 작용을 발휘할 수 없다.

 메모

화학전달물질
체내에서 세포끼리 혹은 장기끼리 신호를 전달하기 위해 방출하는 화학물질을 화학전달물질이라고 총칭한다. 호르몬 외에 신경세포끼리 또는 신경과 근육 간에서 이용되는 신경전달물질과 염증 세포 간에 이용되는 사이토카인이 있다.

내분비의 메커니즘

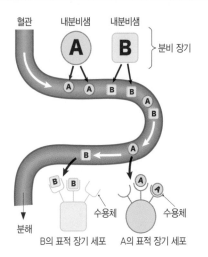

혈관　　내분비샘　　내분비샘

A　　B　　분비 장기

분해

B의 표적 장기 세포　　A의 표적 장기 세포

수용체　　수용체

● 피드백

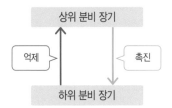

상위 분비 장기	
억제	촉진
하위 분비 장기	

체내는 호르몬으로 조정되고 있다

호르몬은 극히 적은 양으로 체내의 생리적 작용을 조정하는 화학물질을 말한다. 이 시스템 전체를 내분비계라고 한다.

주요 호르몬과 내분비 기관

주요 내분기 기관에서 발췌. 이들 이외의 심장과 소화관, 간, 신장 등의 장기에서도 호르몬은 분비되고 있다.

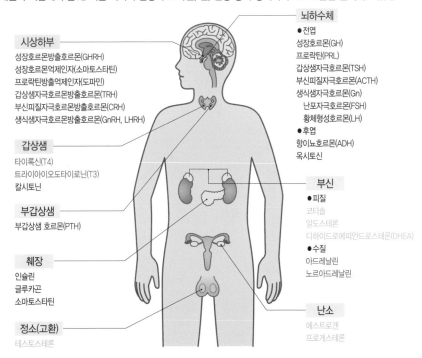

시상하부
성장호르몬방출호르몬(GHRH)
성장호르몬억제인자(소마토스타틴)
프로락틴방출억제인자(도파민)
갑상샘자극호르몬방출호르몬(TRH)
부신피질자극호르몬방출호르몬(CRH)
생식샘자극호르몬방출호르몬(GnRH, LHRH)

갑상샘
타이록신(T4)
트라이아이오도타이로닌(T3)
칼시토닌

부갑상샘
부갑상샘 호르몬(PTH)

췌장
인슐린
글루카곤
소마토스타틴

정소(고환)
테스토스테론

뇌하수체
● 전엽
성장호르몬(GH)
프로락틴(PRL)
갑상샘자극호르몬(TSH)
부신피질자극호르몬(ACTH)
생식샘자극호르몬(Gn)
　난포자극호르몬(FSH)
　황체형성호르몬(LH)
● 후엽
항이뇨호르몬(ADH)
옥시토신

부신
● 피질
코티솔
알도스테론
디하이드로에피안드로스테론(DHEA)
● 수질
아드레날린
노르아드레날린

난소
에스트로겐
프로게스테론

검은색 글자 : 펩타이드 호르몬, 파란색 글자 : 스테로이드호르몬, 빨간색 글자 : 아민호르몬

뇌하수체 질병 *hypophysis disease*

POINT

- 사람의 뇌하수체는 전엽과 후엽으로 구성된다.
- 전엽은 시상하부와 말초의 내분비 장기의 중계점이다.
- 후엽은 시상하부의 세포가 직접 호르몬을 분비한다.

뇌하수체전엽호르몬은 3단 구조로 조절

뇌하수체는 간뇌의 시상하부에서 두개저의 골내로 뻗어 있는 중량 1g 미만의 장기로 사람의 경우는 중엽이 퇴화해서 전엽과 후엽으로 이루어져 있다. 뇌하수체전엽의 세포는 시상하부의 세포가 분비하는 상위 호르몬의 표적 장기로서 신호를 받고 이번에는 자신이 분비 장기가 되어 부신피질과 갑상샘 등을 자극하는 호르몬을 분비한다. 나아가 하위의 부신피질인 글루코코티코이드와 갑상샘여포호르몬의 분비를 촉진한다. 다시 말해 뇌하수체전엽은 3단 구조로 된 내분비 조절의 중계점으로, 이곳에서 분비되는 것은 부신피질자극호르몬(ACTH), 갑상샘자극호르몬(TSH), 성장호르몬(GH), 황체형성호르몬(LH), 난포자극호르몬(FSH)과 유즙외분비를 자극하는 프로락틴의 6종이다.

분만 시 출혈에 의한 쇼크 등으로 뇌하수체의 혈류가 끊겨서 괴사를 일으키면 전엽호르몬의 결핍 증상이 일어나며, 이를 시한증후군(Sheehan's Syndrome)이라고 한다. 또한 각 전엽호르몬을 생산하는 세포가 중증화하면 호르몬 과잉 분비 증상이 일어난다. 예를 들면 ACTH 생성 세포 종양에서는 ACTH가 제한 없이 분비되어 글루코코티코이드가 과잉 분비되는 쿠싱증후군(Cushing's syndrome), GH 생성 세포 종양에서는 소아기의 경우는 거인증, 성인의 경우는 말단비대증이 일어난다.

한편 뇌하수체후엽은 시상하부의 신경 세포가 직접 늘어나서 항이뇨호르몬인 바소프레신과 자궁 수축을 촉구하는 옥시토신을 분비한다. 종양과 염증으로 바소프레신 분비가 저하되면 신장의 원위세관 말단부터 집합관에 걸쳐서 물의 재흡수에 의한 요농축이 일어나지 않고 요붕증(Diabetes Insipidus)이 발병된다.

시험에 나오는 어구

쿠싱증후군
부신피질인 글루코코티코이드의 주류인 코티솔이 과잉 분비되어 중심성 비만과 만월상 안모 등의 증상을 보이는 것을 쿠싱증후군이라고 한다. 뇌하수체전엽의 ACTH 분비 세포 종양과 부신피질인 코티솔 분비 세포 종양 모두 같은 증상을 보인다. 다만 부신피질 종양의 경우 피드백에 의해서 ACTH 분비가 억제되어 혈액 내 수치가 낮기 때문에 뇌하수체 종양과 구별할 수 있다.

키워드

자극호르몬과 분비호르몬
뇌하수체전엽에서 분비되는 호르몬은, 가령 부신피질자극호르몬(ACTH) 등으로 불리지만 이것을 분비시키는 시상하부의 상위 호르몬은 부신피질자극호르몬 분비호르몬(CRH)이라 불린다.

뇌하수체문맥
시상하부의 상위 호르몬은 간뇌의 모세혈관으로 분비되어 뇌하수체의 모세혈관에서 전엽의 세포에 신호를 전달하는데, 간뇌와 뇌하수체 간의 불과 수 mm의 혈관을 뇌하수체문맥이라고 한다. 문맥이란 양끝 어느 쪽도 심장으로 이어지지 않고 모세혈관에 끼인 혈관을 말한다. 체내에는 이외에 간문맥만 있다.

뇌하수체의 구조와 기능

뇌하수체는 뇌 안에서 매우 작고 가벼운 기관이지만 그 기능은 매우 중요하다.

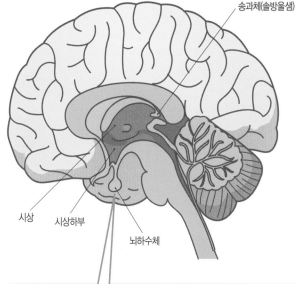

뇌의 단면도

뇌는 크게 대뇌, 간뇌, 소뇌로 나뉜다. 시상하부가 있는 것은 간뇌로 자율신경의 중추 역할을 하며 호메오스타시스를 유지하고 있다. 뇌하수체는 시상하부에 매달려 있다.

송과체(솔방울샘)

시상

시상하부

뇌하수체

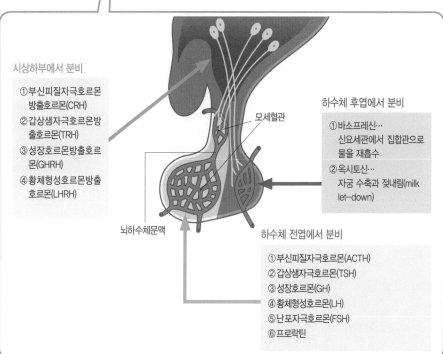

시상하부에서 분비

①부신피질자극호르몬
방출호르몬(CRH)
②갑상샘자극호르몬방
출호르몬(TRH)
③성장호르몬방출호르
몬(GHRH)
④황체형성호르몬방출
호르몬(LHRH)

모세혈관

하수체 후엽에서 분비

①바소프레신…
신요세관에서 집합관으로
물을 재흡수
②옥시토신…
자궁 수축과 젖내림(milk
let-down)

뇌하수체문맥

하수체 전엽에서 분비

①부신피질자극호르몬(ACTH)
②갑상샘자극호르몬(TSH)
③성장호르몬(GH)
④황체형성호르몬(LH)
⑤난포자극호르몬(FSH)
⑥프로락틴

갑상샘 질병 *thyroid gland disease*

- 기초대사를 변동시키는 호르몬은 여포세포에서 나온다.
- 칼시토닌은 혈청 칼슘을 저하시킨다.
- 바제도병은 자가항체가 관여하는 면역 이상이다.

자가항체가 관여하는 바제도병

갑상샘은 트라이아이오도타이로닌(T3)과 타이록신(T4) 등 당지질 대사를 항진시켜 기초대사율을 상승시키는 호르몬을 여포세포가 생산해서 여포 내에 저장한다. 이외에도 골질을 용출시키는 파골세포를 억제해서 혈청 칼슘 농도를 저하시키는 칼시토닌이라는 호르몬을 분비하는 방여포(傍濾胞)세포(C세포)가 여포 사이에 존재한다.

갑상샘항진의 대표적 질환인 바제도병(Basedow's disease)은 항TSH수용체 항체에 의한 질환이다. 본래는 뇌하수체전엽의 TSH를 흡수하는 수용체에 자가항체가 결합되면 자극을 받아 제한 없이 여포호르몬을 분비하는 것이 원인이다. 기초대사율의 이상 항진 때문에 심장의 빈맥, 두근거림, 발한 과다, 체중 감소, 피로감 증대 등의 증상이 보인다. 한편 갑상샘 저하증의 대표적 질환에는 소아기의 크레틴병과 성인의 점액부종이 있다. 크레틴병은 식사 섭취를 통한 요오드 부족이 원인이고 골 연령이 지연되어 저신장을 초래하기 때문에 요오드 성분을 함유한 식사를 해서 조기 치료하는 것이 중요하다. 점액부종은 기초대사율이 저하해서 추위에 저항성이 없고 무기력증과 느린맥 등을 보인다.

만성갑상샘염은 림프구 침윤으로 갑상샘 여포조직이 파괴되는 만성 염증성 질환이고 항갑상샘글로불린 항체가 출현한다. 이것은 염증에 의해 갑상샘 조직이 항원으로서 노출했기 때문이며 자가항체에 의한 갑상샘 조직의 파괴는 아니다. 한편 갑상샘 종양에는 양성 여포샘종과 악성 갑상샘암이 있다. 갑상샘암은 여포세포에서 유래하는 것이 많지만 방여포세포에서 발생하는 수질암도 보인다.

시험에 나오는 어구

기초대사율
체온 유지, 호흡, 순환, 중추신경 등의 생명 활동 유지에 최소한 필요한 에너지를 말한다. 절식, 안정 상태에서 필요한 하루 에너지 소비량을 말하며 여포호르몬은 당과 지질의 대사를 조절해서 이를 유지하고 있다.

키워드

항TSH수용체항체
갑상샘의 여포세포가 세포막에 가진 수용체 단백질을 자가항체가 인식함으로써 발병하는 것이 바제도병이다. 알레르기 반응으로는 II형과 유사하지만 여포 세포 파괴가 아니라 자가항체가 자극하는 것이므로 V형 알레르기로 분류하는 것도 많다.

메모

갑상샘수질암
갑상샘수질암은 부신수질의 크롬친화세포종을 합병하는 빈도가 높으며 합병한 것을 2형다발내분비샘신생물(MEN 2)이라고 한다.

바제도병 발병 원리

갑상샘 활동이 비정상적으로 활발해짐에 따라 갑상샘호르몬이 과잉 분비된다. 20~30대 여성에게 많다.

정상 상태

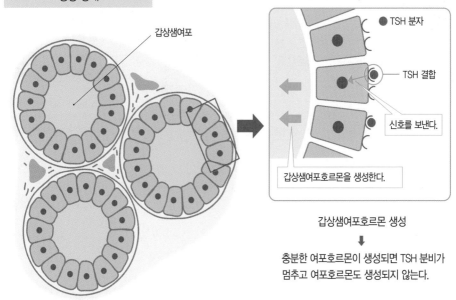

갑상샘여포

● TSH 분자

TSH 결합

신호를 보낸다.

갑상샘여포호르몬을 생성한다.

갑상샘여포호르몬 생성

⬇

충분한 여포호르몬이 생성되면 TSH 분비가
멈추고 여포호르몬도 생성되지 않는다.

바제도병

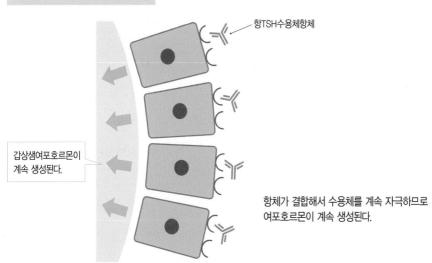

항TSH수용체항체

갑상샘여포호르몬이
계속 생성된다.

항체가 결합해서 수용체를 계속 자극하므로
여포호르몬이 계속 생성된다.

부갑상샘 질병 *parathyroid gland disease*

- 부갑상샘호르몬은 혈청 칼슘 농도를 상승시킨다.
- 부갑상샘호르몬은 비타민 D와 협동한다.
- 부갑상샘호르몬은 칼시토닌에 길항(拮抗)한다.

혈청 칼슘을 조절하는 파라토르몬

부갑상샘은 감상샘 뒤쪽에 붙어있는 것처럼 존재하는 여러 개의 쌀알 크기의 장기로 혈액의 칼슘 농도를 조절하는 중요한 역할을 한다. 혈청 칼슘 농도를 낮출 때는 갑상샘방여포세포의 칼시토닌이 분비되고 반대로 높일 때는 부갑상샘호르몬인 파라토르몬(PTH)이 분비된다.

칼슘은 근육 수축, 혈액 응고, 세포막의 흥분성 등을 제어하는 중요한 전해질이다. 고칼슘혈증에서는 변비, 식욕 부진, 구토, 복통 등의 염증을 보이고 전신의 칼슘 침착, 특히 원뇨에 여과된 칼슘에 의한 요로결석이 일어난다. 중증이 되면 정서 불안정과 정신 착란에 이른다. 한편 저칼슘혈증에서는 테타니라고 불리는 근육이 강한 구축(拘縮)과 정신 불안, 환각 등의 증상이 나타난다. 파라토르몬은 비타민 D와 협동해서 혈청 칼슘 농도를 유지하고 적정한 농도를 조절한다. 파라토르몬과 비타민 D는 원활한 칼슘 용출을 촉진해서 소화관의 흡수를 촉진한다.

또한 신장에서 인과 교환하는 형태로 칼슘의 재흡수를 촉진하기 때문에 부갑상샘항진증일 때는 혈청 중 PTH와 칼슘 수치가 상승하고 인 수치는 저하하며, 부갑상샘저하증 시에는 PTH와 칼슘 수치가 저하하고 인 수치가 상승한다. PTH 표적 세포의 막 수용체에서 핵으로 세포 내 신호를 전달하는 사이클릭 AMP라는 물질이 부족하면 호르몬이 작용하지 못해 PTH가 저하되지 않는 거짓부갑상샘저하증 상태를 보인다.

 시험에 나오는 어구

비타민 D
일조량이 충분하면 생체 내 피하에서 합성되는 지용성 비타민으로 부갑상샘호르몬과 협동해서 혈청 칼슘 상승에 작용한다.

 키워드

인
오히려 과잉 섭취가 문제될 정도로 식품에 많이 함유된 전해질로 인체에서는 뼈에 인산칼슘으로 대량 존재한다. PTH는 뼈에서 파골세포 형성을 촉진해서 인산칼슘을 용출시키지만 신장에서 칼슘을 재흡수하는 대신 인을 배설하기 때문에 혈청 인 농도는 저하한다.

 메모

부갑상샘 과형성
병리학적으로 부갑상샘종과 감별하는 것이 어렵지만 뇌하수체 샘종과 이자내분비종양을 합병한 증례를 1형다발내분비샘신생물(MEN1)이라고 한다.

혈청 칼슘의 조정

혈청 칼슘은 부갑상샘 호르몬인 파라토르몬과 갑상샘 호르몬인 칼시토닌의 균형으로 농도가 조정된다.

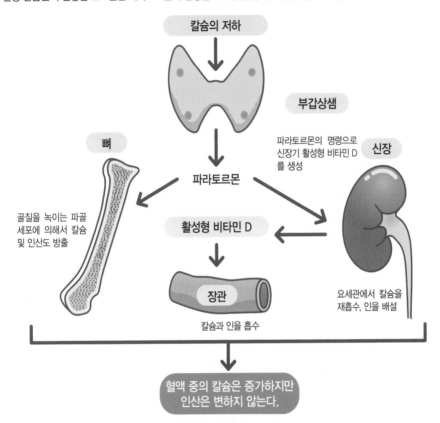

칼슘의 저하

부갑상샘

뼈

파라토르몬의 명령으로
신장기 활성형 비타민 D
를 생성

신장

파라토르몬

골질을 녹이는 파골
세포에 의해서 칼슘
및 인산도 방출

활성형 비타민 D

장관

요세관에서 칼슘을
재흡수, 인을 배설

칼슘과 인을 흡수

혈액 중의 칼슘은 증가하지만
인산은 변하지 않는다.

거짓부갑상샘저하증

정상

거짓부갑상샘저하증

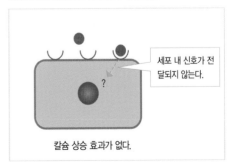

PTH 수용체

PTH 분자

사이클릭 AMP가
세포의 핵으로 신
호를 전달한다.

세포 내 신호가 전
달되지 않는다.

칼슘 상승 효과가 있다.

칼슘 상승 효과가 없다.

당뇨병 *diabetes mellitus*

POINT

- 합병증은 Ⅱ형 당뇨병에 많다.
- HbA1c는 장기간(1~2개월)의 혈당을 아는 데 도움 된다.
- 합병증에는 망막증, 신증, 말초신경장애가 있다.

당뇨병은 인슐린 작용이 부족하면 일어난다

당뇨병은 췌장의 랑게르한스섬 β 세포에서 분비되는 인슐린이 절대적, 상대적으로 부족하면 발병한다. 당뇨병에는 인슐린의존성 Ⅰ형 당뇨병과 비의존성 Ⅱ형 당뇨병이 있다. Ⅰ형은 주로 자가면역에 의해 β 세포가 파괴됨으로써 인슐린이 절대적으로 부족한 것이 원인이다. 젊은 사람에게 많고 급성으로 발병하기 때문에 합병증은 적다. Ⅱ형은 인슐린의 분비 저하에 의해 일어나는 것으로 말초의 인슐린저항성이 증대한다. 때문에 인슐린이 상대적으로 부족한 상태이다. Ⅱ형은 생활습관병으로 진행하여 만성 합병증에 많이 걸린다.

글루코스의 증가로 혈액 삼투압이 상승하고 삼투압 이뇨로 요량이 증가하기 때문에 다식, 다뇨, 구갈 등의 임상 증상이 나타난다. 또한 글루코스의 이용 부전으로 세포 내 기아 상태가 보이고 초기에는 체중이 감소하고 피로를 느낀다. 대사산증도 당뇨병의 특징이며 해당계(解糖系)의 피루브산이 젖산을 생성하는 젖산산증과 지방산 β 산화가 항진하여 아세틸 CoA가 과잉되어 케톤체(ketone body, ‒體)로 합성되는 당뇨병케토산증(ketoacidosis)이 있다. 혈액 검사 소견으로는 공복 시 혈당이 126mg/dl 이상, 75g 당부하 후 2시간치 혈당이 200mg/dl 이상으로 정해져 있다. 또한 당뇨병 진단에는 HbAlc이라고 해서 과거 1~2개월의 혈당을 반영하는 지표를 이용하는데, HbAlc가 6.0% 이상이면 고혈당으로 판단한다. Ⅱ형에서 많이 나타나는 합병증에는 망막증과 사구체 장애 등의 신증, 말초신경장애가 있다.

시험에 나오는 어구

인슐린
췌장의 랑게르한스섬 β 세포에서 분비되는 호르몬. 포도당의 이용을 촉진하는 기능을 한다. 혈당 저하에 관여하는 유일한 호르몬이다.

키워드

대사산증
호흡 이외의 원인으로 몸이 산성으로 치우친 상태를 말한다. 젖산 분비, 당뇨병케토산증에 의한 케톤체의 생성, 신부전에 의한 산의 배설 장애 등이 있다.

메모

Ⅱ형 당뇨병에 많은 합병증
망막증, 신증, 말초신경장애는 3대 합병증으로 불린다. 이외에도 동맥경화증, 백내장, 녹내장, 괴저 등이 있다.

당뇨병에서 산증이 발생하는 구조

당뇨병에 의해 혈당치를 낮추는 인슐린이 부족하면 몸은 당질을 이용하지 못해 에너지가 부족해짐에 따라 체내의 단백질과 지질을 분해해서 에너지를 생성한다. 이때 케톤체라는 물질이 생성되는 것에 의해 혈액이 산성으로 기울어 산증이 된다.

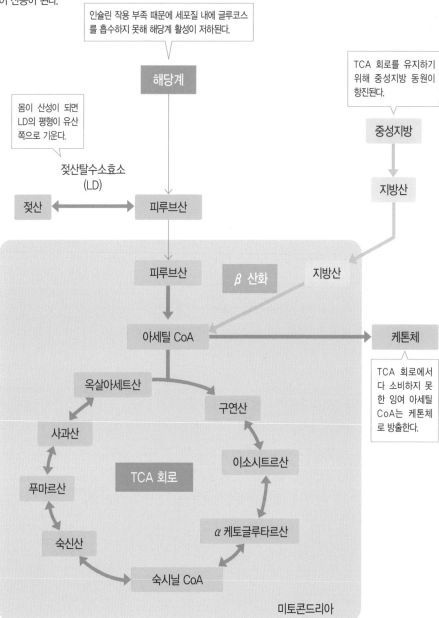

인슐린 작용 부족 때문에 세포질 내에 글루코스를 흡수하지 못해 해당계 활성이 저하된다.

해당계

TCA 회로를 유지하기 위해 중성지방 동원이 항진된다.

중성지방

몸이 산성이 되면 LD의 평형이 유산 쪽으로 기운다.

젖산탈수소효소 (LD)

젖산 ↔ **피루브산**

지방산

피루브산   *β* 산화   **지방산**

아세틸 CoA ⟶ **케톤체**

TCA 회로에서 다 소비하지 못한 잉여 아세틸 CoA는 케톤체로 방출한다.

옥살아세트산

구연산

사과산

이소시트르산

푸마르산   TCA 회로

숙신산   *α* 케토글루타르산

숙시닐 CoA

미토콘드리아

131

당뇨병 이외의 이자섬 질환

POINT

● 이자섬의 종양은 호르몬을 생성하는 것이 많다.
● 인슐린종은 저혈당을 일으킨다.
● 가스트린종은 난치성 소화관 궤양을 일으킨다.

이자섬 종양은 기능 항진을 나타내는 것이 많다

췌장에는 강력한 소화액을 십이지장으로 분비하는 외분비샘 외에 랑게르한스섬(이자섬)이라 불리는 내분비샘이 있다. 이것은 외분비샘을 바다로 비유하면 섬과 같이 산재해 있어서 붙은 이름이며 췌장 전체에 약 100만 개 있다. 이자섬을 구성하는 세포에는 글루카곤을 분비하는 A(α)세포, 인슐린을 분비하는 B(β)세포, 소마토스타틴을 분비하는 D(δ) 세포의 3종류가 있다. 글루카곤은 간의 글리코겐 분해와 지방 조직의 중성지방 분해에 의해서 혈당치를 증가시키는 호르몬이다. 인슐린은 글루코스의 이용과 저장을 촉진해서 혈당치를 낮추는 호르몬이고, 소마토스타틴은 글루카곤과 인슐린의 분비를 억제해서 피드백에 상당하는 작용을 하는 호르몬이다.

이자섬의 종양은 양성과 악성을 가리지 않고 호르몬 생성 능력을 유지한 채 종양화하는 기능성 종양이 많고 각각 해당하는 호르몬의 명칭으로 불리는 일도 있다. B(β)세포의 종양은 인슐린종이라 불리며 공복 시에도 인슐린이 계속 분비되므로 저혈당을 초래한다. 또한 A(α)세포의 종양은 글루카곤종이라 불리며 고혈당을 나타낸다. 마찬가지로 D(δ)세포의 종양은 소마토스타틴종이라 불리며 가스트린과 인슐린의 분비 부전을 일으킨다. 한편 특수한 것은 가스트린이라고 하며, 본래는 위 점막에서 생성되는 소화관 호르몬을 생성하는 종양이다. 종종 이자섬에 발생하지만 위의 펩시노겐과 염산의 분비를 촉진하는 호르몬이 과잉 분비되기 때문에 난치성 소화관 궤양이 형성된다.

키워드

기능성 종양
호르몬 생성 종양을 말한다. 양악성을 불문하고 호르몬이 계속 생성해서 피드백 조절이 미치지 않는 호르몬 과잉 증상을 보이는 종양을 기능성 종양이라고 한다.

메모

이자섬 종양
이자섬 종양은 호르몬 생성이 많아 인슐린종과 같이 호르몬 이름을 그대로 종양 이름으로 하는 일이 많지만 어디까지는 임상적인 명칭이고 병리학적으로는 이자섬 종양 또는 이자섬내분비 종양이다. 또 양성이면 종양, 악성이면 샘암이다.

소화관 호르몬
섭식 시에 소화관 각부의 점막에서 분비되어 소화 운동을 조정하는 호르몬. 위에 음식물이 들어가서 위 점막이 늘어나면 가스트린과 위액이 분비되어 내용물이 십이지장으로 이동하면 pH 저하에 의해서 셀렉틴이 분비되어 위액을 억제하고 콜레시스토키닌이 분비되어 담즙 분비가 촉진된다. 나아가 소장으로 음식물이 이동하면 GIP(위산억제 폴리펩타이드)라 불리는 호르몬이 분비되어 인슐린 분비가 촉진된다.

이자섬(랑게르한스섬)의 구조

이자섬(랑게르한스섬)이란 췌장 안에 약 100만 개 점재(點在)하는 세포 집단을 말한다. 3종류의 세포가 각각 호르몬을 분비한다.

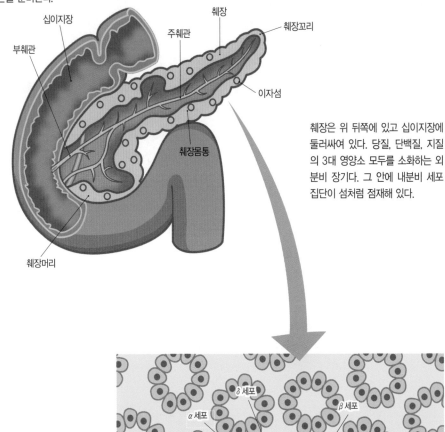

췌장은 위 뒤쪽에 있고 십이지장에 둘러싸여 있다. 당질, 단백질, 지질의 3대 영양소 모두를 소화하는 외분비 장기다. 그 안에 내분비 세포 집단이 섬처럼 점재해 있다.

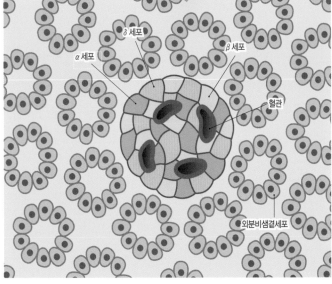

A(α)세포에서는 글루카곤, B(β)세포에서는 인슐린, D(δ)세포에서는 소마토스타틴이 분비된다. 글루카곤은 혈당치 증가에, 인슐린은 저하에 각각 작용하며 소마토스타틴이 호메오스타시스를 유지하고 있다.

**대사·
내분비**

부신수질호르몬 질환

POINT

- ●부신수질과 피질은 전혀 다른 내분비 장기이다.
- ●부신수질은 교감신경계와 협동하고 있다.
- ●크롬 친화 세포종의 고혈압은 증상이 격렬하다.

부신수질은 카테콜아민을 분비한다

　부신수질은 부신을 구성하는 조직 중 하나이다. 부신수질은 부신피질에 휩싸여 부신 안에 있지만 부신피질과는 전혀 다른 내분비 장기라고 해도 좋을 정도로 다르다. 피질이 스테로이드호르몬을 생성하는 반면 수질은 아민호르몬을 생성한다. 이 호르몬은 교감신경계의 신경 전달 물질과 공통 구조여서 수질과 신경은 관련이 있는 장기라고 할 수 있다. 수질은 태생기에 신경계와 같은 외배엽에서 발생하지만 피질은 중배엽에서 발생한다.

　부신수질은 카테콜아민이라 총칭하는 호르몬의 하나인 아드레날린(부신수질호르몬)을 생성한다. 아드레날린은 불안과 공포, 공격 충격에 대해 전신의 제 기관을 흥분 상태로 높이려고 교감신경 말단에서 방출되는 노르아드레날린과 협동해서 작용한다. 아드레날린이 분비되면 심근의 수축력 증가, 심박수 증가, 골격근에의 혈액 공급 증가, 기관지의 확장, 동공 산대(散大) 등 확장 상태가 되고 반대로 소화기, 비뇨기, 생식기 등은 억제된다.

　부신수질의 세포는 크롬염료에 잘 염색되므로 크롬친화세포종이라고 한다. 유사한 종양이 자율신경계의 신경 세포 중계점인 부신경절에도 발생해서 부신경절종(paraganglioma)이라 불리는 것에서도 부신수질과 신경계의 연관성은 확실하다. 크롬친화세포종에서는 아드레날린 등의 카테콜아민이 과잉 생성되어 고혈당과 더불어 두통과 발한 과다를 수반하는 격심한 고혈압을 초래한다. 크롬친화세포종은 갑상샘방여포세포에서 발생하는 수양암과 합병하는 예가 많고 이것을 2형다발내분비샘신생물이라고 한다.

시험에 나오는 어구

카테콜아민
아드레날린, 노르아드레날린, 도파민 등이 있다. 도파민은 중추신경계의 다양한 신경전달물질 중 하나이다.

메모

부신경절종
자율신경은 중추신경을 나온 후 신경절을 한 번 거쳐 신경세포를 갈아타는데, 이 신경세포의 집합체에서 발생하는 종양이 부신경절종이다. 부교감신경절의 것은 비분비성이지만 교감신경절의 것은 카테콜아민을 분비하는 것이 많다.

아민
암모니아(NH₃)는 3개의 수소원자를 갖지만, 이 중 1개를 탄화수소와 방향족 화합물의 다른 기로 바꾼 것을 제1급 아민, 2개 바꾼 것을 제2급 아민, 3개 모두 바꾼 것을 제3급 아민이라고 한다. 갑상샘 여포호르몬과 노르아드레날린은 제1급 아민, 아드레날린은 제2급 아민이다.

부신의 구조와 부신피질호르몬

부신은 신장 위에 있지만 기능적으로는 신장과는 직접 관련이 없다.

▼부신

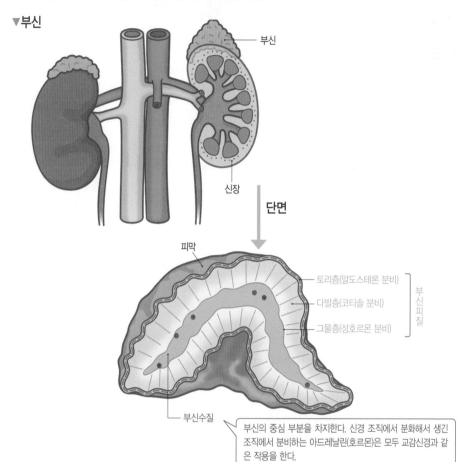

부신

신장

단면

피막

토리층(알도스테론 분비)
다발층(코티솔 분비)
그물층(성호르몬 분비)

부신피질

부신수질

부신의 중심 부분을 차지한다. 신경 조직에서 분화해서 생긴 조직에서 분비하는 아드레날린(호르몬)은 모두 교감신경과 같은 작용을 한다.

▼아드레날린, 노르아드레날린의 작용

표적 장기	효과	작용
심근	흥분	수축력 증가, 심박수 증가
기관지	이완	기관지 확장
골격근의 혈관	이완	골격근에 혈액 공급 증가
골격근 이외의 혈관	수축	혈압 상승
소화관	억제	소화 활동 억제
동공	산동(散瞳, mydriasis)	시야 확대
전립샘의 평활근	수축	배뇨 억제

부신피질호르몬 질환

POINT
- 글루코코티코이드(코티솔)는 뇌하수체전엽의 조절을 받는다.
- 미네랄코티코이드(알도스테론)의 조절은 레닌 분비에서 시작한다.
- 피드백 조절로 병변 부위를 구별할 수 있다.

스테로이드호르몬을 분비하는 부신피질

부신피질은 부신의 표층을 형성하는 조직으로 코티솔로 대표되는 글루코코티코이드와 알도스테론으로 대표되는 코르티코이드를 생성한다. 모두 스테로이드호르몬이지만 코티솔은 뇌하수체전엽의 ACTH 자극을 받아 분비되어 단백질과 중성 지방을 분해하여 혈당치를 상승시키고 염증과 면역을 억제해서 스트레스에 대항하는 작용을 한다.

한편 알도스테론은 신혈류가 저하하면 사구체옆장치에서 분비되는 레닌에 유도된 레닌-안지오텐신-알도스테론계의 최종 단계 호르몬이다. 신장의 원위세관에서 나트륨의 재흡수를 촉진하고 세포 외액과 순환 혈액량을 유지한다.

코티솔 과잉 증상을 보이는 일련의 질환을 쿠싱증후군이라고 한다. 뇌하수체의 ACTH 생성 종양과 부신피질의 코티솔 생성 종양 모두 코티솔의 과잉을 유발하지만 부신피질 종양의 경우는 피드백으로 ACTH 분비가 억제되어 혈청 수치가 낮다. 부신피질의 알도스테론 생성 종양에서 순환 혈액량 과잉으로 고혈압을 나타내는 질환을 일차알도스테론증이라고 하며, 이 경우는 상위 호르몬의 레닌 분비가 억제된다. 때문에 신동맥의 협착으로 신혈류량이 저하함에 따라 레닌 분비가 항진해서 알도스테론이 과잉으로 분비되는 신혈관성고혈압과는 구별된다.

이외에도 자가항체와 부신 결핵에 의해 부신 조직이 광범위하게 파괴되어 부신피질 호르몬의 분비가 저하하는 애디슨병(Addison's disease)이 있고 저혈당과 저혈압, 저체온 같은 결핍 증상을 보인다.

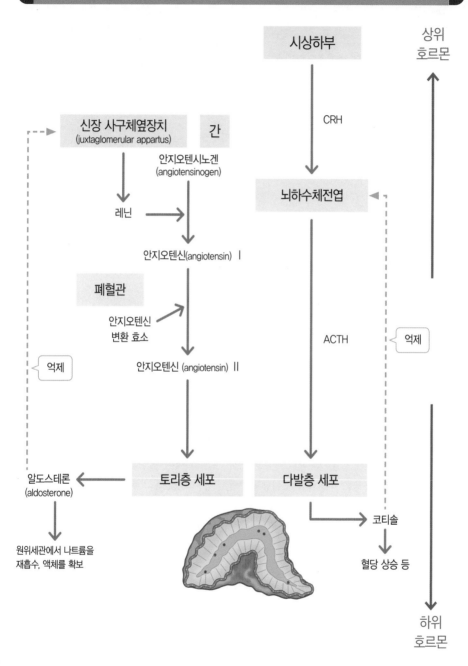

내분비와 신경의 공통점

내분비도 신경도 각각 뇌하수체와 뇌라는 중추 구조를 두개 내에 갖고 있다. 또한 호르몬과 신경전달물질이라는 화학전달물질을 사용해서 다른 세포에 작용하고 있다.

제5장에서 설명한 것처럼 시상하부의 신경 세포는 시냅스 간극에 신경 전달물질을 방출하는 대신 뇌하수체전엽 세포에 명령을 보내는 상위 호르 몬을 뇌하수체문맥이라는 혈관 내에 분비해서 내분비 세포와 같은 기능을 한다. 또한 부신수질 세포가 분비하는 아드레날린과 교감신경이 시냅스 간 극에 방출하는 노르아드레날린은 같은 카테콜아민(부신수질 호르몬)에 속하 는 유사한 화학 구조를 갖고 있다.

이처럼 신경전달물질과 호르몬이라는 2개의 화학전달물질을 엄밀하게 구 분하는 것이 불가능한 것은 내분비와 신경이 강한 연관성을 보이기 때문이다.

기관지 점막에는 쿨치츠키(kultschitzky) 세포에서 소세포암이 발생하는데, 이 세포는 신경내분비세포라고 해서 다소 난해한 세포이다. 폐소세포암 환 자에게 이 종양의 표면 단백질 항체가 생성되는 일이 있지만 이 항체는 신경 과 골격근의 접합부에 있는 단백질과도 반응해서 신경전달물질의 방출을 저 해하고 근육을 무력화하는 신경계 수반 증상(어느 질환과 그 주 증상에 부속해 서 일어나는 증상)을 보인다. 중증근무력증과 비슷하지만 램버트─이튼근무력 증후군(Lambert-Eaton myasthenic syndrome)이라는 다른 별도의 질환이다.

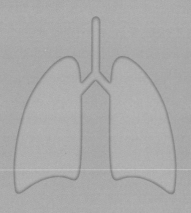

6장

호흡기의
구조와 질병

호흡기의 구조

호흡기

POINT
- ●폐는 밀폐되어 공기가 없는 흉막강 속에 들어 있다.
- ●폐포상피는 가스를 교환하고 표면활성물질을 생산한다.
- ●용혈사슬알균 감염으로 급성 상기도염이 발병한다.

호흡 생리와 폐의 역할

폐는 장측흉막과 벽측흉막으로 덮여 있다. 장측흉막과 벽측흉막의 사이를 흉막강이라고 부르며 기밀(氣密)되어 있다. 가로막의 수축 이완에 의해 폐는 신축을 하지만 폐와 흉곽에 구멍이 뚫려 흉강의 기밀이 무너지면(氣胸) 폐를 확장할 수 없게 된다. 이러한 상태인 경우는 흉강을 천자(穿刺)해서 지속적으로 음압을 흡인해야 한다.

폐는 체내에 산소를 흡수하고 이산화탄소를 배출하는 가스 교환을 수행하는 장이다. 폐포상피에는 Ⅰ형과 Ⅱ형이 있고 얇은 Ⅰ형을 거쳐 가스가 교환되고 Ⅱ형이 표면활성물질(서팩턴트, surfactant)을 생성한다. 서팩턴트란 표면활성물질이며 구체적으로는 레시틴을 가리킨다. 표면활성물질이 존재하기 때문에 숨을 내쉴(呼氣) 때도 일정한 용적을 유지할 수 있다.

레시틴 양이 불충분하면 숨을 내쉴 때 지나치게 수축해서 다음 숨을 내쉴 때 필요한 힘이 증가한다. 레시틴이 충분히 형성되지 않은 폐를 미숙 폐(未熟肺)라고 한다.

기도 상부에는 부비동과 상기도라 불리는 부분이 있다. 두개골 중 상악골, 전두골, 사골, 접형골에는 기도로 이어지는 공동이 있으며 이것을 부비동이라고 한다. 여기에 고름이 축적된 상태가 축농증이다.

한편 상기도란 비강, 인두, 후두를 말하며, 소아의 경우는 A군 β 용혈사슬알균에 의한 급성상기도염이 자주 일어난다. 인두 발적과 발열이 주요인이며 치료가 지연되면 사구체신염과 심내막염으로 발전한다. 검사에서 용혈사슬알균이 확인되면 페니실린 G를 장기 투여해야 한다.

비강에서 인두, 기관을 통해 폐에 이르기까지 호흡기는 생명 유지에 관여하는 중요한 역할을 한다. 대략적인 구조는 다음과 같다.

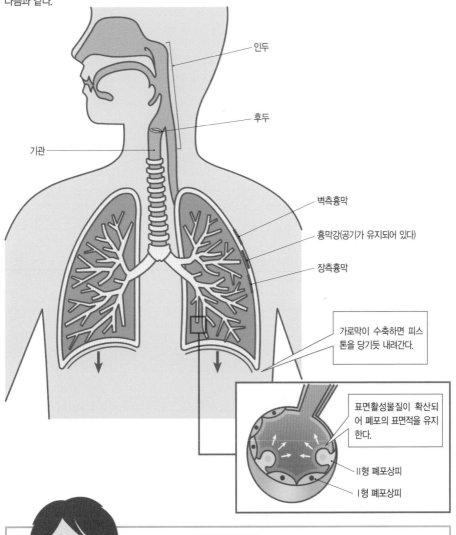

인두

후두

기관

벽측흉막

흉막강(공기가 유지되어 있다)

장측흉막

가로막이 수축하면 피스톤을 당기듯 내려간다.

표면활성물질이 확산되어 폐포의 표면적을 유지한다.

II형 폐포상피

I형 폐포상피

전두동

사골동

상악동

비강

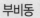 부비동

비강과 연속되는 공동. 전두동, 사골동, 상악동, 접형동의 네 가지가 있다. 접형동은 사골동 뒤에 있기 때문에 왼쪽 그림에는 나타나 있지 않다. 부비동은 두개골의 중량을 경감하는 효과가 있다고 한다.

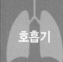

호흡기 | # 호흡기의 주요 질병

POINT
- 생후 30주 미만 미숙아의 폐 질환으로 호흡곤란증후군이 있다.
- 양수흡인증후군과 기관지폐형성이상도 신생아의 폐 질환이다.
- 폐 질환에는 폐색성인 것과 구속성인 것이 있다.

신생아의 폐 질환

생후 30주 미만의 미숙아는 충분한 표면활성물질(서팩턴트)이 완성되지 않았기 때문에 폐포가 찌그러져서 호흡곤란증후군이 발병된다. 호흡곤란증후군 외에도 신생아의 폐 질환으로 양수흡인증후군과 기관지폐형성이상이 있다. 양수흡인증후군은 예정일을 초과한 산아에게서 출산 직후에 잘 발생한다. 자궁 안에 있는 동안에 폐 호흡이 시작되어 양수를 흡인하는 것이 원인이다. 또한 기관지폐형성이상은 고농도 산소 요법에 의한 폐 조직의 손상으로 일어나고 산소 요법 후 20~30일에 발병된다.

폐쇄폐질환과 제한폐질환

호흡기의 병변은 모두 두 가지 측면을 갖고 있다. 하나는 폐포까지 기도의 저항이 증가해서 공기가 지나가기 어렵다. 또 하나는 폐포가 충분히 부풀어 오르지 못해 공기가 들어가기 어렵다. 기도의 저항이 증대하는 질환군을 폐쇄폐질환, 폐포가 팽창하지 않는 질환군을 제한폐질환이라고 하는데, 둘 중 어느 쪽이 강하게 발현되는지에 따라 분류한다. 대표적 폐쇄폐질환은 기관지천식으로 알레르기 반응에 의해서 기관지가 좁아져 공기를 흡입하기 어려워져서 내뱉는 데 어려움을 겪는 증상이다. 만성폐쇄폐질환이라는 1군 질환도 기도의 변형으로 공기의 저항이 증가한다. 대표적 제한폐질환은 폐섬유증으로 사이질폐렴이 악화되면 폐포 벽이 섬유화되면서 점차 딱딱해져서 공기를 흡입할 수 없게 된다.

 키워드

서팩턴트(surfactant)
표면활성물질을 말한다. 지질과 같이 친수기(물에 친숙한 구조)와 소수기(물을 꺼리는 구조) 모두를 가진 분자는 같은 방향을 향해서 한 층으로 늘어서서 표면적을 확보하는 성질을 가리킨다. 폐포에서는 레시틴이라는 지질이 이 역할을 한다.

 메모

호흡곤란증후군
질병에 걸린 미숙아는 함몰호흡(숨을 흡입할 때 가슴의 일부가 함몰한다)을 하는 것이 특징이다.

항산균 감염
항산균을 조사하기 위해서는 특수한 염색을 할 필요가 있다. 항산균은 지질이 많기 때문에 일반적인 염색법으로는 잘 염색되지 않고, 또한 한 번 염색되면 산과 알코올에 의해 잘 탈색되지 않는다. 따라서 항산성이라고 할 수 있다.

폐쇄폐질환과 제한폐질환

폐질환은 크게 기도의 저항이 증대하는 질환군인 폐쇄폐질환과 폐포가 부풀지 않는 질환군인 제한폐질환으로 크게 나뉜다.

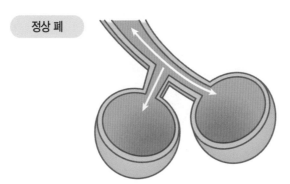

정상 폐

폐쇄성

폐쇄폐질환에는 폐포까지 기도의 저항이 증가해서 공기가 통과하기 어렵다.

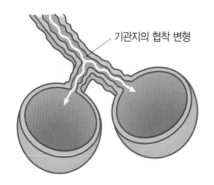

기관지의 협착 변형

제한성

제한폐질환에서는 폐포가 충분히 부풀지 않아 공기가 들어가기 어렵다.

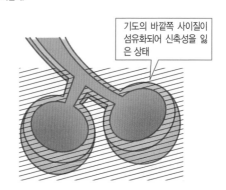

기도의 바깥쪽 사이질이 섬유화되어 신축성을 잃은 상태

신생아의 폐 질환

	호흡곤란증후군	양수흡인증후군	기관지폐형성이상
원인	레시틴 부족	양수흡인	고농도 산소 요법에 의한 폐 조직 손상
호발	미숙아	과숙아(예정일 초과)	산소 요법 후
발병	생후 수시간	출생 직후	20~30일째

폐기능검사

- 폐활량이란 최대날숨기준위치에서 천천히 최대들숨기준위치까지 가져갔을 때의 양을 말한다.
- 제한폐질환이란 폐활량이 80% 미만인 것을 말한다.
- 기관지천식은 폐쇄폐질환이다.

폐활량과 강제폐활량

폐기능검사는 기관지천식과 폐기종 등 폐 질환이 의심될 때 시행하는 검사이다. 일반적으로 자주 조사하는 항목은 폐활량(VC)과 강제폐활량(FVC)의 2항목이다. 폐활량 검사에서는 폐가 얼마큼 흡입하고 얼마큼 뱉을 수 있는지를 조사한다.

폐용량곡선(肺容量曲線, spirogram)의 최대날숨기준위치에서 최대들숨기준위치까지를 폐활량이라고 한다. 한편 강제폐활량이란 최대날숨에서 최대들숨까지 단숨에 뱉았을 때의 폐활량을 말하며 뱉는 강도를 조사한다. 그 속도를 계측하는 데는 1초율이라는 지표를 사용한다. 1초율이란 1초량(1초간에 뱉는 양)을 강제폐활량으로 나눈 백분율을 말한다. 폐기능검사에는 이외에도 기능잔기용량 검사, 폐확산능 검사 등이 있다.

기준치와 질환의 관계

폐활량과 강제폐활량검사로 폐 질환의 종류를 알 수 있다. 폐 질환에는 제한폐질환과 폐쇄폐질환이 있고(P.142 참조) 성별, 연령, 신장을 고려한 예측 폐활량과 FVC를 산출한 후에 실측치가 정상인지를 판단한다. 구체적으로는 폐활량이 예측치의 80% 미만이라면 제한폐질환이다. 폐가 어떤 원인으로 구속되어(커지지 않는다) 폐활량이 작아진다. 대표적인 제한폐질환은 사이질폐렴을 들 수 있다. 강제폐활량검사에서는 1초율이 70% 미만이면 폐쇄폐질환으로 간주한다. 이것은 기도가 좁아져서 빨리 뱉을 수 없는 상태이며 기관지천식과 만성기관지염, 폐기종 등이 해당한다.

시험에 나오는 어구

폐용량곡선
폐기능검사에 필요한 지표를 알 수 있다. 폐활량 외에도 일회호흡량과 잔기량 등이 제시된다.

키워드

제한폐질환
폐가 딱딱해져서 일어나는 사이질폐렴 외에 흉막액 저류와 중증근무력증으로도 폐활량이 작아진다.

폐쇄폐질환
폐쇄폐질환 환자는 흡기보다 호기가 어려워 괴로움을 호소하는 경향이 있다. 강제폐활량검사에서는 유량 용량 곡선이 사용된다.

●폐용량곡선(肺容量曲線, spirogram)

폐기능검사로 폐활량계(스파이로미터)라는 측정 기기를 사용해서 폐활량 등의 수치를 계산하여 호기량, 속도, 시간의 관계를 그래프로 나타낸 것을 말한다.

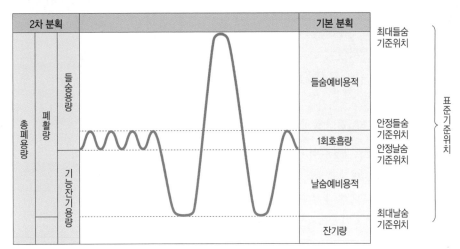

●유량용량곡선(FV curve, flow-volume curve)

최대들숨기준위치에서 최대 노력으로 최대날숨기준위치까지 숨을 내쉬었을 때의 기속(氣速)과 기량(氣量)의 관계를 나타낸 그래프를 말한다.

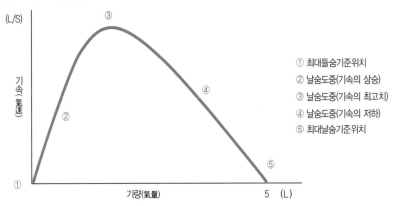

① 최대들숨기준위치
② 날숨도중(기속의 상승)
③ 날숨도중(기속의 최고치)
④ 날숨도중(기속의 저하)
⑤ 최대날숨기준위치

---

column　폐기능검사

　병원의 검사실에 가면 '더, 더, 더, 더'라고 검사 기사가 소리를 지르는 것을 본 적이 있을 것이다. 이것은 환자에게 화를 내는 게 아니라 폐기능검사에서는 있는 힘껏 숨을 쉬고 뱉어야 한다는 뜻이다.

6장　호흡기의 구조와 질병

기관지천식 *bronchial asthma*

POINT

- 천식 발작은 야간에서 이른 아침에 많이 일어나고 흡기보다 호기가 곤란하다.
- 기관지천식은 Ⅰ형 알레르기이다.
- 천식은 심신증의 측면도 갖고 있다.

폐쇄폐질환인 기관지천식

발작적인 천식과 호흡 곤란을 일으키는 기관지천식의 대부분은 아토피성에 의한 것이다. 발작은 야간에서 이른 아침 사이에 다발하며 호흡곤란이 심해지면 상체를 일으키고 호흡을 해야 한다.

아토피란 알레르겐에 반응해서 가려움증의 원인인 IgE 항체를 쉽게 만들어내는 체질을 말하며 Ⅰ형 알레르기의 원인 물질인 히스타민이 쉽게 유리(遊離)된다. 기관지천식은 Ⅰ형 알레르기의 대표적 예이다. 발병 원리는 히스타민이 방출되면 우선 혈관벽의 투과성이 증가한다. 그러면 기도 점액의 부종이 일어나고 나아가 기관지 평활근이 수축한다. 이로써 기도가 협착하여 천식을 일으킨다. 흡기보다 호기가 곤란한 것이 기관지천식의 특징이며 기관지 벽이 부종으로 두꺼워져 내강이 좁아진 모습을 확인할 수 있다. 조직학적으로는 점액 생성이 증가하고 또한 호산구를 포함한 세포의 침윤도 볼 수 있다. 기침만 지속하는 기침형천식은 기관지천식의 전 단계라고도 한다.

천식이 일어나는 원인

기관지천식이 일어나는 외적 요인으로는 집 먼지와 진드기, 꽃가루 등의 감작(感作)에 의한 것이 있다. 또한 기압 배치와 날씨 등에 영향을 받는 일도 있다. 이른바 천식 성격(喘息·性格)과 과보호·과방임 어린이와 남을 탓하는 성격도 영향이 있는 것으로 알려져 있다. 정신적인 요소도 관계하므로 심신증 측면도 갖고 있다.

 시험에 나오는 어구

Ⅰ형 알레르기
즉시형. 아나필락시스 반응. 기관지천식 외에 꽃가루 알레르기와 아토피 질환 등이 있다.

히스타민
Ⅰ형 알레르기의 원인 물질. 과잉 분비되면 혈관의 확장과 혈압 강하를 유발한다.

 메모

천식 성격
무슨 일이든 나쁘게 생각하고, 나쁜 일이 일어나면 남 탓을 하고, 조언을 하면 듣지 않고, 간단한 일도 어렵게 생각하고, 융통성이 없는 경향을 말한다. 적극적이고 유연한 마음을 갖는 것이 천식을 개선하는 방법이다.

기관지천식의 발작 시 증상

기관지천식이 발작하면 천식과 심한 기침, 호흡곤란 등의 증세를 보인다.

천식의 발작

발작이 일어나지 않을 때

발작이 일어나지 않을 때도 기관지 점막의 염증은 계속된다.

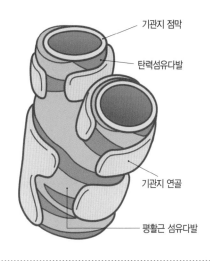

- 기관지 점막
- 탄력섬유다발
- 기관지 연골
- 평활근 섬유다발

발작을 일으킬 때

기관지 점막에 부종이 생기고 점액에 의해 기도가 폐쇄된다. 가래가 느는 등의 증상이 나타난다.

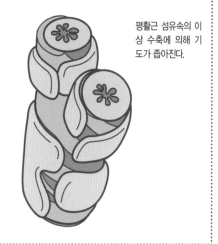

평활근 섬유속의 이상 수축에 의해 기도가 좁아진다.

---

column 왜 새벽에 발작이 일어날까?

기관지천식뿐 아니라 야간에서 새벽 사이 시간에는 의외로 질환 발작이나 위급한 일이 많이 일어난다. 협심증(P.98 참조)도 운동에 의한 것도 있지만 새벽에 발작을 일으키는 변형협심증이라는 것이 있다. 어째서 심신 모두 안정을 취하는 취침 시간대에 생명을 위협하는 발작이 일어나는지 이상하게 생각되겠지만 릴랙스 상태이기 때문에 자율신경계(P.174 참조)는 부교감신경이 우위인 상태에서 활동하고 있다. 부교감신경은 심장과 호흡기의 안정 상태를 만들어내기 위해 기관지와 관상동맥을 수축시켜 호흡기와 순환기의 활동 레벨을 낮추며 이 부교감신경에 의한 조절이 너무 지나칠 때 기관지천식과 변형협심증의 발작이 일어난다. 기관지천식 발작 치료에 교감신경 작용제를 사용하는 것은 이 때문이다.

아이가 기관지천식 발작을 일으켜 구급차를 불러 병원에 도착하면 아이가 멀쩡하다. 따뜻한 침상에서 갑자기 차가운 외기로 나온 데다 구급차를 탈 수 있다는 흥분으로 교감신경계가 활발히 활동하기 때문이다.

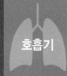

만성폐쇄폐질환

POINT

- 만성기관지염과 폐기종을 만성폐쇄폐질환이라고 한다.
- 만성폐쇄폐질환에서는 1초율이 저하한다.
- 만성기관지염은 흡연과 관계가 있다.

만성기관지염과 폐기종

만성폐쇄폐질환(COPD)이란 폐쇄폐질환 중 만성화된 것을 가리키며 기존에 만성기관지염과 폐기종이라 불리던 질환을 총칭한다. 만성기관지염은 세기관지의 파괴와 변형에 의한 것이다. 한편 폐기종은 폐포의 파괴와 변형에 의한 것이다. 둘 모두 기류가 소용돌이를 감아 기도 저항이 상승한 병태이다. 한편 호흡 기능을 검사하면 1초율이 저하한 것이 확인된다.

만성폐쇄폐질환과 담배의 관계

만성기관지염에서는 흡연이 발병에 큰 영향을 미친다. 담배 연기 물질이 체내로 들어가서 기관지를 자극하면 염증이 일어난다. 이것이 지속되면 손상되어 기관지벽이 비후하거나 기관지샘이 증가한다. 담배 연기뿐 아니라 대기오염에 의한 물질의 체내 침입으로도 일어날 수 있다. 그리고 기관지샘에서 점막이 과잉 분비됨에 따라 기관지가 폐색해서 호흡곤란으로 진행한다. 또한 폐기종도 담배 연기에 의해서 일어나는 염증이 주요 원인으로 여겨지며 만성화해서 세기관지와 폐포의 구조가 파괴되는 것이 특징이다.

만성폐쇄폐질환은 만성기침과 가래, 운동 시 호흡곤란이 특징이고 또한 감염을 합병하기 쉽다. 감염증을 합병하면 발열이 더해져서 호흡 상태가 악화된다. 만성폐쇄폐질환 증상은 기관지천식과 비슷한 부분이 있으므로 가래 중의 호산구와 기도의 가역성 등도 주의 깊게 진단할 필요가 있다.

1초율
70% 미만이면 폐쇄폐질환이 된다.

기관지샘
기관지샘은 점액샘이며 술잔세포가 점액을 생성한다.

만성기관지염
계절성이 있고 겨울에 많이 발생한다. 2년 연속해서 적어도 3개월간 거의 매일 기침과 가래가 보이는 것을 기준으로 한다.

만성폐쇄폐질환

만성폐쇄폐질환은 만성기관지염과 폐기종이라 불리는 질환의 총칭이며 흡연이 발병에 영향을 미친다.

금연과 치료에 의한 폐 기능의 변화

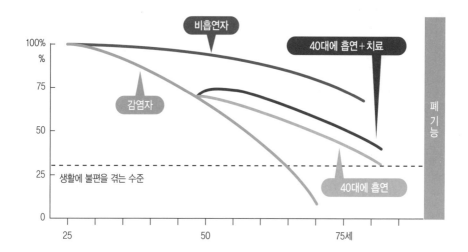

만성기관지염과 폐기종

만성기관지염

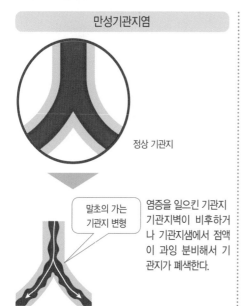

정상 기관지

말초의 가는 기관지 변형

염증을 일으킨 기관지 기관지벽이 비후하거나 기관지샘에서 점액이 과잉 분비해서 기관지가 폐색한다.

폐기종

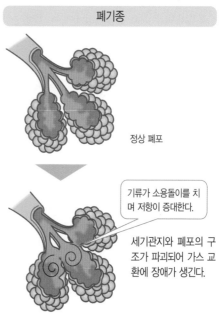

정상 폐포

기류가 소용돌이를 치며 저항이 증대한다.

세기관지와 폐포의 구조가 파괴되어 가스 교환에 장애가 생긴다.

호흡기

진폐증과 석면증 *coniosis and asbestosis*

POINT
- 흡입한 물질이 폐포에 침착하는 질환을 진폐증이라고 한다.
- 석면을 흡입하면 악성중피종이 발생한다.
- 악성중피종은 제한폐질환의 하나이다.

진폐증은 직업성 폐질환

진폐증은 흡입폐질환 내지 직업폐질환이라고 불린다. 진폐증은 기도에서 흡입된 물질이 폐포상피를 파괴해서 사이질에 침착함으로써 발병한다. 진폐증 중 하나에 규폐증이 있는데 이것은 규산(SiO_2)이 침착된 것이 원인으로 특히 광산 노동자에게 많은 것이 특징이다. 사이질에 결절상으로 침착하고 규산 결정을 함유한 흉터를 형성한다.

발병까지 시간이 걸리는 악성중피종

진폐증의 또 하나의 대표적 질환에 비만성에 흉터를 형성하는 석면폐가 있다. 석면폐에는 석면소체가 포함되어 있다. 석면소체는 함철소체라고도 하며 철을 함유한 단백이 석면섬유의 표면을 덮은 것이다.

흉부와 복부 등의 중피에서 생기는 악성 종양을 악성중피종이라고 하고 원인의 대부분은 석면 흡입에 의한 것으로 20년에 걸쳐 발병한다. 폐 표면과 흉벽 안쪽은 흉막으로 덮여 있으며 그곳에서 생기는 악성 종양을 악성흉막중피종이라고 한다. 폐를 둘러싸고 발육하고 예후는 나쁘다. 석면을 흡입하면 악성중피종뿐 아니라 폐암을 유발할 위험성도 있다. 석재업과 채석업, 토목공사, 용접공 등의 종사자에게서 많이 발생하고 불가역적인 호흡곤란을 일으킨다. 악성중피종은 40~60세의 중년 남성에게 많고 최근 증가 추세를 보이고 있다. 흉막중피종의 70% 이상은 석면 흡입이 원인이지만 현재까지 치료법은 없다.

 시험에 나오는 어구

진폐증
분진의 흡입으로 폐에 섬유증식성 변화를 초래하는 질환. 규폐증, 석면폐 외에도 활석폐와 알루미늄폐, 탄소폐, 황화폐 등이 있다.

 키워드

아스베스토스(석면)
석면을 뜻하는 asbestos에서 따온 말이며, 단열재와 절연재로 공업에서 이용되어 왔다. 대표적인 것은 고온의 마찰열을 발생하는 자동차의 클러치와 건조물의 단열재이다.

중피(中皮)
몸 표면과 체강 표면을 덮은 것이 상피, 혈관과 림프관 내강을 덮은 것이 내피라면, 복강과 흉강 표면을 덮은 것을 중피로 분류한다.

 메모

직업폐질환
진폐증과 직업의 관련성이 높기 때문에 진단 시에는 반드시 직업력(職業歷)과 함께 분진 폭로력을 묻는다. 또한 확정 진단을 하려면 병리 조직에서 특이적인 병변이 발견돼야 한다.

석면 관련 질환이란

건축업 종사자 등 일상적으로 석면을 흡입하는 직업 종사자가 걸리기 쉬운 직업병인 점과 폭로부터 발병까지 10∼40년이 걸리는 점, 또한 발병하고 몇 년 내에 죽음에 이른다.

폐암

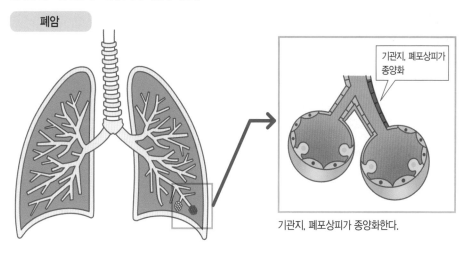

기관지, 폐포상피가 종양화

기관지, 폐포상피가 종양화한다.

악성중피종

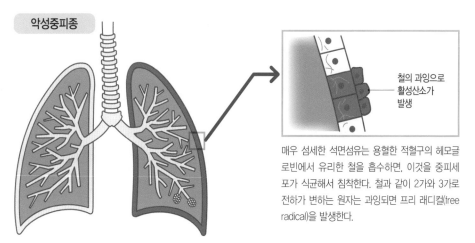

철의 과잉으로 활성산소가 발생

매우 섬세한 석면섬유는 용혈한 적혈구의 헤모글로빈에서 유리한 철을 흡수하면, 이것을 중피세포가 식균해서 침착한다. 철과 같이 2가와 3가로 전하가 변하는 원자는 과잉되면 프리 래디컬(free radical)을 발생한다.

▼ 아스베스토스(석면)

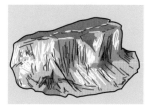

왼쪽의 그림은 석면이며 천연 광물로 원석이다. 공업 제품, 건축 자재 등에 섬유상으로 해서 이용한다. 비산하기 쉽고 체내에 흡수되어도 분해되지 않고 남는 성질이 있다.

폐암 *lung cancer*

POINT

- 가장 많은 것은 샘암이다.
- 흡연 습관은 편평상피암과 소세포암을 유발한다.
- 최근 사망률이 증가하는 추세이다.

샘암은 가장 많은 폐암이다

폐에는 여러 가지 종류의 종양이 보이지만 압도적으로 많은 것은 기관지와 폐포상피에서 발생하는 폐암이다. 폐암은 최근 일본에서도 증가하고 있으며 부위별 악성 종양 사망률은 남성에서 1위, 여성에서도 대장암에 이어 2위를 차지하고 있다. 폐암이라고 하면 담배와 관련이 있다고 생각하겠지만, 사실 폐암 중에서 가장 많은 것은 흡연과 상관이 적은 샘암으로 유전적 요인도 크다고 한다.

기관지는 섬모가 가진 세포가 1층으로 나열된 섬모상피와 점액을 생성하는 점액샘으로 구성되어 있으며 폐암도 1층의 상피로 표면을 감싸고 있는데, 여기에서 발생하는 것이 샘암이고 비교적 말초의 폐영역부에서 많이 일어난다.

오히려 흡연과 상관성이 높은 것은 편평상피암과 소세포암이다. 편평상피가 중층편평상피로 화생한 부분에서 발생한다. 1층의 섬모상피에서는 세포가 몇 층 겹쳐서 스크럼을 짠 중층편평상피 쪽이 만성 자극에 대항하기 쉽기 때문에 흡연 상습자에게는 편평상피암이 발생하기 쉬운 것이다.

또한 소세포암은 신경이나 내분비적 성격을 지닌 특수한 상피세포에서 발생하는 미분화 암으로 편평상피암과 마찬가지로 기관지의 중추에서 많이 발생하고 흡연과 관련이 높다. 폐암에는 이들 분류에 속하지 않는 미분화 대세포암도 있으며, 이 중에서 소세포암만 항암제와 방사선이 주요 치료 방법이다. 때문에 치료 측면에서 수술 요법이 중심인 샘암, 편평상피암, 대세포암의 3개를 합쳐서 비소세포암으로 분류하기도 한다.

시험에 나오는 어구

편평상피 화생
화생이란 본래 그 부위에는 없어야 할 조직이 형성되는 것으로(P.36 참조) 폐의 편평상피 화생이 가장 전형적이다. 기관지에는 본래 1층의 섬모상피밖에 없지만 흡연 등 만성 자극이 가해지면 중층 편평상피가 형성된다.

키워드

폐샘암
최근 폐샘암이라는 단어가 자주 사용되며 특별한 조직형처럼 오해되고 있는데, 폐에 발생하는 샘암이라는 의미이다. 마찬가지로 폐 편평상피암과 폐 소세포암이라고 부르기도 한다.

메모

소세포암
발병 부위가 신경과 내분비 성격을 가진 이상한 상피이지만 신경은 아세틸콜린 등의 전달 물질, 내분비는 각종 호르몬을 분비한다는 점에서 그러한 분비 능력을 가진 상피라고 막연히 이해해 두면 된다. 이러한 상피는 태생기부터 전신에 분포하고 있다.

폐암의 종류

주요 폐암의 종류는 다음 네 가지이다.

종류	주요 특징
샘암	● 일본인에게 가장 많은 암 ● 진행과 전이는 중간 정도의 빠르기이다. ● 유전과 상관성이 높고 흡연과는 상관성이 낮다.
편평상피암	● 기관지에서 생기는 일이 많다. ● 진행과 전이는 더디다. ● 흡연과 상관성이 높다.
소세포암	● 진행과 전이가 빠르고 간과 소화관 등 전신으로 전이한다. ● 흡연과 상관성이 높다.
대세포암	● 암세포가 다른 암에 비해 크다. ● 발병 수는 적다. ● 진행과 전이는 빠르다.

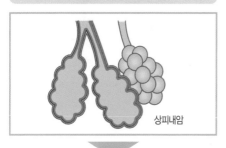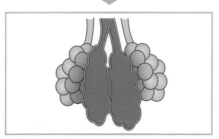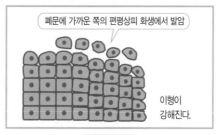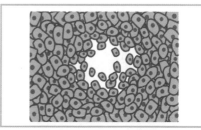

폐 샘암과 폐 편평상피암의 발생

폐 샘암이 일어나는 원리

상피내암

침윤하면 폐포가 찌그러져서 주위의 건강한 폐 조직을 감싼다.

폐 편평상피암이 일어나는 원리

폐문에 가까운 쪽의 편평상피 화생에서 발암

이형이 강해진다.

편평상피는 암이 돼도 겹겹이 겹치는 성질이 남아 있으므로 암의 중심부는 산소결핍 상태가 되어 괴사되기 쉽다.

153

사이질폐렴

POINT
- ●사이질폐렴은 폐포 격벽에 염증이 생긴다.
- ●병원 미 생물만 원인이라고는 할 수 없다.
- ●진행하면 폐섬유증이 된다.

폐의 광범위한 영역에서 일어나는 폐렴

폐렴에는 기관지에서 폐포의 공기 통로에 염증이 있는 기관지폐렴과 폐포 격벽에 염증이 있는 사이질폐렴이 있다. 폐렴의 진단·치료에는 염증 부위가 폐포강 내인지 폐포 격벽(사이질)인지가 중요하다. 사이질폐렴은 강독 세균에 의한 기관지 폐렴과 달리 다양한 원인이 있다. 하나는 약독균이 원인으로 일어나는 폐렴이다. 다시 말해 고령자와 면역력이 약한 사람이 걸리는 기회감염을 일으킨다. 또 하나는 폐암 치료 시에 조사하는 방사선이 폐포 격벽에 닿아서 발병한다. 이외에도 바이러스성인 것도 있고 항암제가 원인인 것도 있다. 격벽의 혈관 내를 약제가 통과해서 발병한다. 또한 원인을 알 수 없는 결합 조직의 염증인 아교질병에 의한 것도 있다. 사이질폐렴은 특발성(特發性)으로 분류되는 원인 불명의 것도 많이 있고 적절한 치료법이 없어 중증 질환으로 분류된다.

사이질폐렴의 경과

위에 설명한 어느 한 가지 원인으로 폐포 격벽이 파괴되고 회복되면서 섬유화가 진행한다. 이후 폐포 중격이 섬유성 비후가 되어 가스 교환이 불가능한 상태로까지 진행한다.

이때는 강한 호흡곤란 증상이 나타난다. 그리고 기도는 압박되어 말초의 확장과 폐색이 일어난다(이러한 폐를 봉소페라고 한다). 최종적으로 폐섬유증으로 발전하여 전체가 딱딱해진다. 사이질폐렴 환자는 폐활량이 감소하고 이산화탄소 확산 능력이 감소한다.

 시험에 나오는 어구

기관지 폐렴
폐렴구균 등 강한 독성을 가진 세균의 원인으로 발병한다. 경과는 호중구가 림프구에 의해 염증 반응을 보인 후 기질화가 일어난다.

 키워드

기회 감염
저항력이 약한 환자가 걸린다. 기회 감염증에는 사이토메갈로바이러스(CMV, 거대세포 바이러스), 류마티스 폐렴 등이 있다.

 메모

폐 섬유증
폐에 불규칙 섬유 결합 조직이 증식한 상태로 폐암을 일으키기도 한다. 사이질폐렴의 종말상(終末像)으로 제한성 폐질환의 대표적인 예다.

기관지 폐렴

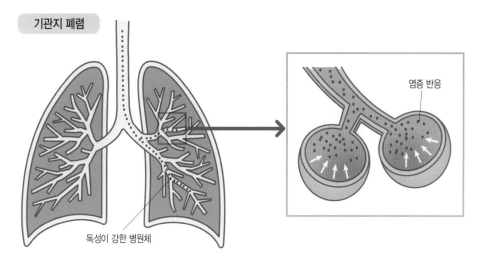

염증 반응

독성이 강한 병원체

사이질폐렴

폐암의
방사선 조사 등

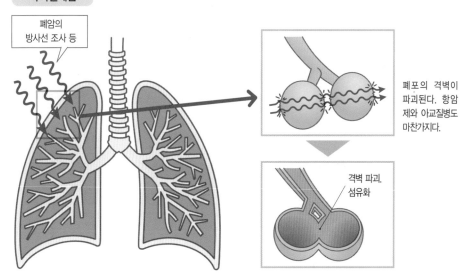

폐포의 격벽이
파괴된다. 항암
제와 아교질병도
마찬가지다.

격벽 파괴.
섬유화

---

column　**사이질이란**

　어느 장기와 기관에서 본래의 역할을 하는 부분을 실질(實質), 그것을 서포트하는 부분을 사이질이라고 한다.
가령 간의 실질은 간세포이고 심장의 실질은 심근이며, 그것을 서포트하는 결합 조직과 혈관 등이 사이질이다. 폐의
경우는 정의가 어렵지만 가스를 교환하는 기관지에서 폐포의 내강이 실질, 폐포 격벽이 사이질이 된다.

폐결핵

- 결핵은 비말 감염된다.
- 많은 경우는 면역력에 의해서 증상이 나타나지 않는다.
- 랑한스거대세포, 유상피세포, 치즈괴사가 특징이다.

폐결핵은 과거의 질병이 아니다

한때 일본인 사망 원인 1위는 결핵이었다. 이후 환자 수는 감소했지만 최근 다시 폐결핵증이 증가하는 추세이다. 고령자와 면역 결핍인 사람이 잘 걸리는 경향이 있고 약제 내성 결핵균에 의한 영향도 있다.

폐결핵은 육아종염증이며 결핵균을 비롯한 항산균 감염에 의해서 일어난다. 감염 경로는 집단 내 밀접 접촉으로 인한 것이 많고 비말을 통해 감염된다. 결핵균은 비말 감염하기 때문에 기침과 재채기를 통해 멀리까지 날아간다.

결핵균 초감염이란 결핵균에 처음 감염됐다는 의미이며 발병과는 다르다. 폐결핵은 우선 기도에 결핵균이 감염되어 초기 감염소를 형성한다. 폐원발소와 소속 림프절을 초기 변화군이라고 하고 초기 변화군이 크게 확산하면 초감염에서 초기 결핵증이 되어 발병한다. 폐결핵은 항산균 검사를 통해 진단한다. 항산균은 가래와 위액으로 배양을 하고 항산균 염색(지일-닐센 염색법, Ziehl–Neelsen stain)과 형광법으로 확인할 수 있다. 결핵 감염 조직은 랑한스거대세포, 유상피세포, 치즈괴사가 보이는 것이 특징이다. 더 진행하면 2차 폐 병변을 형성하여 종벽 내 림프절을 거슬러 올라간다.

그리고 왼쇄골위림프절(피르호 림프절)에서 왼쇄골하정맥으로 들어가서 혈류를 거쳐 전신으로 퍼진다. 이처럼 폐뿐 아니라 혈류를 타고 전신의 장기에 병변을 일으키는 것을 좁쌀결핵이라고 한다. 결핵은 현재도 집단 감염과 약제 내성 결핵균 문제가 해결되지 않아 과거의 질환이라고는 할 수 없다.

시험에 나오는 어구

랑한스거대세포
(Langhans giant cell)
결핵에 의해 출현하는 육아종 주위를 둘러싼 세포로 조직구가 유합한 것이다. 그 중 다각 거대세포 중에서 핵이 세포 변연(辺緣)에만 존재하는 거대세포를 말한다.

키워드

치즈괴사
괴사 부위가 치즈 모양(치즈양)을 보이는 괴사

메모

항산균
산에 대해 저항력이 있는 세균. 따라서 위액에서도 생존할 수 있다. 표면에 지질 밀랍질을 갖고 있어 염소에 쉽게 염색되지 않지만 한 번 염색되면 산성이 강한 물질을 사용해도 탈색되지 않는 성질이 있다. 주로 결핵균과 나균이 있다.

좁쌀결핵
결핵균이 혈행성으로 흩어져 분포하고 다양한 장기에 병변을 일으킨다. 흉부 뢴트겐으로 폐 전체에 좁쌀을 흩뿌린 것처럼 보이기 때문에 붙은 명칭이다. 매우 심각한 질환으로 아교질병과 당뇨병, 신부전 등의 트리거가 된다.

결핵의 폐 외 진행 루트

결핵균이 폐의 초발 병소로부터 폐 바깥으로 발전하는 경로는 다음과 같다.

	진행 루트	특징
초기 감염소	 초기 감염소	기도를 경유해서 폐 내부에 초기 병변을 형성한다.
2차 감염소		기관지를 경유해서 폐 안으로 퍼진다. 또한 림프관을 따라서 종벽으로 퍼진다.
좁쌀 결핵	 혈관을 경유해서 전신으로 퍼진다.	림프에서 혈관을 경유해서 혈류를 타고 전신으로 퍼진다. 뼈나 요로에도 병변(病變)을 만든다.

column 좁쌀결핵의 특징

혈행성이 진행하면 결핵균이 전신으로 확산된다. 때문에 간이나 골수 등 혈류가 풍부한 장소에 확산되기 쉽다. 직경 1~2mm의 좁쌀같은 결절이 전신에 다발하기 때문에 이런 이름으로 불린다. 유사 백혈병 반응이라 불리는 백혈구 저증을 보이는 일도 있다. 증상으로는 두통과 발열이 나타난다. 초기염에서 발병으로 진행하는 예는 소아가 많고 성인은 기존에 감염된 병소가 재연(再燃)되어 발병하는 일도 있다.

흉막 이외의 악성중피종

악성중피종은 오래된 건물에 단열재로 사용된 석면을 흡입하면 40년 가까운 세월이 경과한 후에 발병하는 악성 종양으로 알려지게 됐다. 현재는 각 국가마다 피해구제 제도가 정비되어 있다.

원발 부위는 75~90%가 흉막강으로 압도적으로 많지만 중피에 둘러싸여 있는 부위라면 어디든 악성중피종은 발생한다. 중피란 폐가 담겨 있는 흉막강, 심장이 담겨 있는 심낭, 간이나 비장 등 복부 장기가 담겨 있는 복강 등 체내의 체강 표면을 감싸고 있는 1층의 막을 말한다. 남성의 음낭강도 중피로 싸여 있다.

남성의 고환(정소)은 태생기에 난소와 마찬가지로 복강 내에 원시성샘으로 발생하지만(P.202 참조) 이후 복막의 일부에 싸인 채 서혜부를 경유해서 음낭 안으로 하강한다. 때문에 출생 후에도 복막 중피가 달라붙어 있다. 덧붙이면 정소가 통과한 후에도 복막에 덮인 길이 남아 있는 것을 서혜탈장이라고 한다.

악성중피종 발생 빈도는 흉강에 이어서 복강이 두 번째로 많지만, 심낭과 음낭강에도 아주 드물게 악성중피종이 발생하는 일이 있으므로 주의해야 한다.

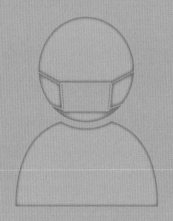

7장

감염증의
구조와 질병

감염증

감염증의 주요 종류

POINT
- 일반적인 세균 감염으로는 호중구가 중심인 반응이 일어난다.
- 결핵 등의 호산균 감염에서는 조직 괴사와 육아종이 보인다.
- 봉입체(inclusions)의 출현은 바이러스 감염의 특징적 소견이다.

감염증은 체내 증식하는 미생물이 원인

감염증이란 생체에 침입해서 증식을 시작한 미생물에 의한 조직 파괴와 기능 저해로 일어나는 질환을 총칭한다. 이들 미생물을 제거하려는 생체 측 면역반응과 감염 부위에 따라서 임상적으로 각종 증상이 출현해서 다양한 경과를 보인다.

감염증은 몇 가지 조직반응의 유형으로 크게 나눌 수 있다. 농양 형성은 호중구가 중심인 염증 반응이 일어나는 것으로 주로 세균 감염을 수반하지만 일부 진균이나 바이러스 감염에서도 볼 수 있다. 조직괴사는 소화관이 적리 아메바에 감염되면 조직이 융해할 정도로 격한 괴사가 일어난다. 또한 결핵균 등 항산균 감염에서는 치즈괴사(P.156 참조)를 보인다.

육아종 형성은 상피세포처럼 보이는 대형 조직구의 반응으로 종종 다수의 핵을 가진 다핵거대세포를 형성한다. 결핵균 등의 항산균과 진균, 기생충 감염에 반응해서 나타난다. 호산구 침윤은 기생충과 일부 진균 감염에 반응해서 출현한다. 병리 진단에서는 고도의 호산구 침윤이 확인되면 알레르기 질환 또는 기생충 감염을 의심한다. 봉입체 형성은 바이러스 감염의 특징으로 핵내 봉입체는 DNA 바이러스가 감염된 세포에, 세포질 내 봉입체는 DNA 및 RNA 바이러스가 감염된 세포에 보인다. 항바이러스 항체로 표식해서 염색함으로써 감염 바이러스를 특정하는 것이 가능하다. 한편 면역 결핍 환자는 감염된 병원 미생물에 대한 염증 반응이 완전히 결여된 경우도 있다.

메모

호중구와 호산구
백혈구는 세포질에 과립을 갖는 과립구와 림프구의 2개 계통으로 나뉘지만 과립구의 중심은 호중구와 호산구이고 각각 과립의 염색성에서 명명되어 있다. 호중구는 유주(遊走) 능력과 식균 능력을 갖고 염증 반응의 최전선에서 활동하는 백혈구이다. 호산구의 과립은 기생충 상해와 면역 촉진 작용을 한다.

병리학 총론과 감염증
병리학적으로 널리 통용되는 감염증 분류 기준은 없지만 보통은 본문에서 설명한 조직 반응의 유형에 따라서 구분한다. 병리학에서는 다양한 질환을 선천 이상, 순환 장애 염증, 종양 등으로 분류하는 한편 감염증에 대해서는 폐렴, 간염과 같이 염증을 나타내는 병명으로 불리는 일이 많다. 그러나 병원체의 감염은 반드시 염증만 일으키는 것은 아니다. 태내에서 감염되면 선천 이상의 원인이 되고 발암 바이러스에 감염되면 종양을 유발하듯 단순한 개념은 아니다.

감염증이 발병하기까지 흐름

감염증이란 병원성 미생물이 체내로 들어가 증식해서 생체 기능을 저하하는 것을 말한다.

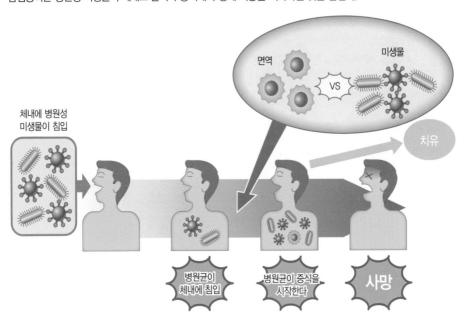

체내에 병원성
미생물이 침입

병원균이
체내에 침입

병원균이 증식을
시작한다

사망

치유

면역 VS 미생물

감염증에 의한 조직 반응

조직 반응	소견	특징
농양 형성	몸의 조직 내에 고름이 쌓인다.	호중구(P.56 참조)가 중심인 반응이 일어난다. 주로 세균 감염에 의해서 일어난다.
조직 괴사	혈류 장애 등으로 세포와 조직이 죽은 상태	소화관이 이질아메바에 감염되면 조직이 융해할 정도로 심한 괴사를 수반한다.
육아종 형성	피부와 점막 등의 상피세포처럼 보이는 대형 조직구의 반응에 의해서 결절이 생긴다.	결핵균 등의 항산균과 진균, 기생충의 감염에 반응해서 나타난다.
호산구 침윤	백혈구의 하나인 호산구가 병원체와 싸운다.	기생충과 일부 진균 감염에 반응해서 주로 나타난다.
봉입체 형성	바이러스가 세포 내에 침입해서 핵내 또는 세포질 내에서 증식할 때 보인다.	핵 내, 세포질 내에 특징적인 공강(空腔)이 보인다.

감염 경로와 체내 진행

POINT

- 비말감염과 공기감염의 병원체 도달 거리는 다르다.
- 병원체가 생체에 침입했다고 해서 감염이라고 하지는 않는다.
- 패혈증이란 병원체가 혈류를 타고 전신으로 감염이 확대한 상태이다.

미생물은 다양한 경로로 숙주를 노린다

미생물이 감염되는 경로는 여러 가지가 있다. 접촉감염의 경우 환자의 피부와 점막, 사용 기구 등에 직접 닿아서 감염되고 매개감염은 오염물을 매개로 해서 감염된다.

비말감염은 환자의 기침이나 재채기로 튄 병원체를 포함한 침방울이 점막에 부착해서 감염한다. 또한 공기감염은 침방울이 공기 중에서 말라 미립자가 되어 확산한 것을 흡입해서 감염한다.

타액감염은 입맞춤 등의 행위에 의해 타액을 거쳐 감염하는 것, 경구감염은 음식물을 먹어서 감염하는 것, 벡터감염은 곤충 등의 매개 동물을 거쳐서 감염하는 것을 말한다. 또한 수혈이나 수술 주사바늘을 통해 혈액을 감염시키는 혈액감염, 태반을 통해 임신 중인 태아에게 혹은 산도의 혈액을 거쳐 분만 중인 신생아에게, 그리고 모유를 거쳐 수유 중인 유아에 감염하는 모자감염이 있다.

다만 미생물이 체내에 침입했다고 해서 감염이 성립했다고는 할 수 없다. 침입한 미생물이 생체의 면역 기구에 의해 사라지지 않고 안정적으로 증식한 상태를 기생, 나아가 미생물이 숙주의 조직을 파괴하거나 기능을 손상시키는 것을 감염이라고 한다. 또한 증상이 나타나는 경우를 증상감염, 증상이 나타나지 않는 경우를 무증상감염이라고 한다. 한편 숙주의 면역 기구가 부족하거나 치료가 효력이 없는 경우 병원체는 기도와 소화관 등의 관강과 결합 조직 내로 확대하며, 혈액에 침입한 상태를 세균혈증, 전신으로 감염이 확대한 상태를 패혈증이라고 한다.

시험에 나오는 어구

비말감염과 공기감염
모두 기침과 재채기로 감염되지만 비말감염은 타액과 콧물 등의 체액이 공기 중에서 건조하면 감염력을 잃으므로 약 1m 이내에 있는 사람만 감염된다. 공기감염(비말핵감염)은 건조한 후에도 병원체 입자에 감염력이 있어 1m 이상 떨어진 사람에게도 감염된다. 비말감염에는 백일해, 풍진, 볼거리 등이 있고 공기감염에는 홍역, 수두, 결핵 등이 있다.

키워드

인플루엔자 감염 경로
비말감염이지만 환자의 침방울이 묻은 부위에 접촉한 손가락이 점막에 닿아서 일으키는 접촉감염도 중요하다.

메모

모자감염(수직감염)
태반을 통한 태내감염은 태아병(P.228 참조)을 참조한다. 분만 시에 산도의 출혈로 감염하는 병원체에는 B형 간염과 AIDS 바이러스가 있고 신생아의 감염을 방지하기 위해 제왕절개 분만을 하고 출생 후에 면역글로불린을 투여한다. AIDS와 성인형 T세포 백혈병 바이러스는 모유로 감염하므로 수유는 절대 금지이다.

주요 감염 경로

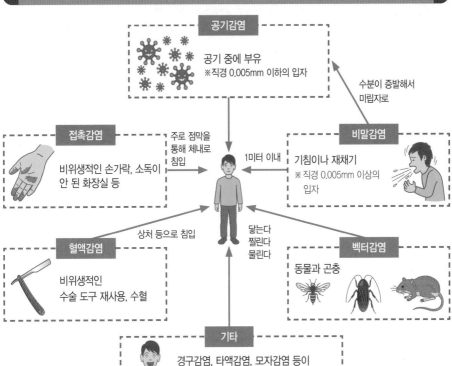

공기감염

공기 중에 부유
※직경 0.005mm 이하의 입자

수분이 증발해서
미립자로

접촉감염

비위생적인 손가락, 소독이
안 된 화장실 등

주로 점막을
통해 체내로
침입

1미터 이내

비말감염

기침이나 재채기
※ 직경 0.005mm 이상의
입자

혈액감염

비위생적인
수술 도구 재사용, 수혈

상처 등으로 침입

닿는다
찔린다
물린다

벡터감염

동물과 곤충

기타

경구감염, 타액감염, 모자감염 등이
있다.

모자감염

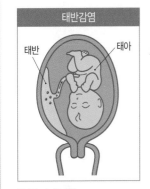

태반감염

태반   태아

【감염 매체】태반
【감염 질병】풍진, 사이토메갈로바
이러스, 톡소플라스마 등

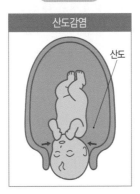

산도감염

산도

【감염 매체】출혈
【감염 질병】B형간염, AIDS

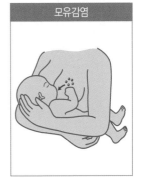

모유감염

【감염 매체】모유
【감염 질병】AIDS, 성인 T세포 백
혈병

내인감염과 외인감염

endogenous infection and exogerous infection

POINT
- 기회감염은 정상균무리에 의해서 증상이 나온다.
- 저항력이 약한 숙주에서 기회감염이 쉽게 일어난다.
- 약물내성균도 내인감염의 하나이다.

방어력 저하가 미생물의 반란을 일으킨다

'감염증'이라고 하면 보통은 병원성이 있는 위험한 미생물이 외부 환경에서 체내로 침입하는 것(외인감염)이지만, 건강한 사람의 몸에도 병원성이 없는 미생물이 다수 상재하고 있고 숙주인 사람과 공존하고 있다. 이들 정상균무리가 숙주의 면역력이 저하하면 증상을 일으키는 것을 내인감염이라고 한다. 약물(항생물질)내성균도 여기에 포함된다.

숙주의 면역력 저하에 따라서 정상균무리가 증상을 일으키는 것을 기회감염이라고 하고 기회감염에 쉽게 걸리는 사람을 면역저하숙주라고 한다. 백혈병 등의 혈액 질환, 선천성 또는 후천면역결핍증후군, 중증 당뇨병 환자와 면역억제제 투여와 카테터를 삽입한 환자 외에도 고령자와 신생아도 면역저하숙주에 포함된다. 기회감염을 일으키는 미생물로는 황색포도알균, 표피포도알균, 대장균, 장알균, 클렙시엘라, 레지오넬라, 세라시아, 방사균 등의 세균, 칸디다, 아스페르길루스, 뉴모시스티스 카리니(Pneumocystis carinii(jiroveci)), 주폐포자충 등의 진균, 대상포진, 단순포진, 사이토메갈로 등의 바이러스, 톡소플라스마 등의 원충 등을 들 수 있다.

기회 감염 외에도 소화관 하부에서 회음부에 걸쳐 늘 있는 대장균이 요도에 감염되어 요로 감염증을 일으키는 딴곳감염(ectopic infection), 항생물질 투여로 체내 세균총의 균형이 무너지면 무해한 세균에 억눌려 있던 MRSA 등의 항생물질 내성균이 활동을 시작하는 균교대현상도 내인감염에 포함된다.

시험에 나오는 어구

MRSA
메티실린내성황색포도알균을 가리키며, 메티실린 외의 많은 항생물질에도 내성을 나타낸다. 건강한 사람에게도 상재하고 있지만 항생물질에 감수성이 있는 다른 균이 사멸해서 세균총의 균형이 무너지면 활동을 개시한다.

키워드

항생물질
미생물이 자신의 영역을 방어할 목적으로 다른 미생물을 없애기 위해 만들어내는 물질. 현재는 유전자 공학 기술로 대량 생산되며 항균약이라 불린다. 미생물 안에는 유전적 다양성으로 이들 물질에 저항성을 나타내는 개체도 매우 소수이지만 존재한다. 평소는 대다수의 개체의 그늘에 숨어 있지만 항생물질을 투여하면 감수성 있는 개체가 전멸한 후에 내성균으로 출현한다.

메모

결핵 재감염
젊을 적에 결핵에 초감염한 경우 제대로 된 치료를 받지 않아 균이 체내에 머문 채 일단 낫는 일이 있다. 그 사람이 나이가 들고 나서 재감염되면 외인재감염 가능성도 있지만 과거의 균에 의한 내인감염이 원인이라고도 지적되고 있다.

항생물질의 원리

과거에는 미생물 배양 탱크에서 추출한 항생물질을 제제로 사용했지만 현대에는 유전자공학을 응용해서 대량 생산이 가능하다. 현대 약학에서는 항균약으로 분류되고 있다.

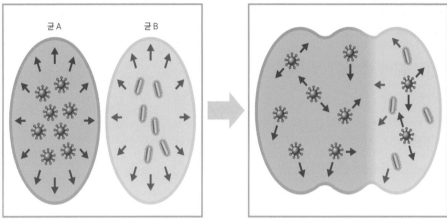

균 A도 균 B도 자신의 영역을 지키기 위해 다른 균을 억제하는 물질을 생성하고 있다.

균 A가 균 B의 생성하는 물질에 내성을 획득하면 균B의 영역에 침입할 수 있다. 인류는 이 물질을 항생물질이라 부르며 의료에 응용하고 있다.

약물내성 메커니즘

세균은 다양한 항균약과 항생물질에 노출돼도 살아남으려고 한다. 그 방법은 다음과 같다.

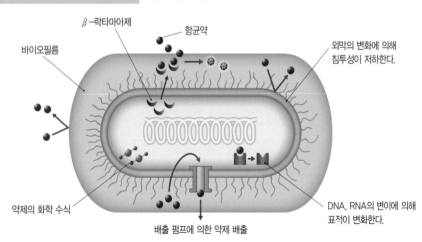

자신을 감싸고 있는 막을 변화시켜서 약의 유입을 막는 외막 변화와 침입한 독을 퍼내는 배출 펌프, 항균약의 작용점을 변화시키는 DNA와 RNA의 변이, 화학반응으로 분해하는 β–락탐분해효소, 바이오필름을 형성하는 등의 방법이 있다.

인플루엔자 *influenza*

- 인플루엔자는 감염력이 강한 호흡기 질환이다.
- 인플루엔자 바이러스는 HA와 NA 항원을 갖는다.
- HA와 NA 항원의 돌연변이에 의해서 유행이 반복된다.

인플루엔자는 변이를 반복해서 감염한다

인플루엔자는 기침 등의 침방울에 의해 확산하고 매우 감염력이 강하다. 며칠의 잠복기를 거쳐 발열과 두통, 근육통이 따르고 호흡기 증상을 보이는 질환이지만 보통은 5~7일이면 자연 회복한다. 바이러스 감염증은 감염된 세포의 세포질이 융합해서 다수의 핵을 갖는 다핵세포가 출현하거나 핵내와 세포질 내에 바이러스 입자를 함유한 봉입체라 불리는 구조가 보이지만 가장 빈도가 높은 호흡기 바이러스 감염증의 하나인 인플루엔자는 그러한 세포 변화는 보이지 않고 기관에서 세기관지에 이르는 기도의 섬모 세포 탈락이 주요 병리학적 소견이다. 그러나 사람의 획득면역이 약한 새로운 변이주(變異株)가 출현해서 팬데믹(Pandemic, 세계적으로 전염병이 대유행하는 상태를 의미하는 말로, 세계보건기구(WHO)의 전염병 경보 단계 중 최고 위험 등급에 해당된다)이 일어난 경우 폐포까지 광범위하게 파괴된다. 2차성 세균성 폐렴(출혈성 폐렴)을 발병하지 않아도 사망하는 환자가 극적으로 증가하여 사회적 패닉을 일으키는 원인이 된다. 인플루엔자 바이러스는 1개 사슬 RNA를 유전자로 가진 오르토믹소바이러스(Orthomyxovirus)과에 속하고 A, B, C의 세 가지 형이 있다. A형과 B형은 바이러스 입자 표면에 적혈구 응집소(HA)와 뉴라민산기제거효소(NA) 2종류의 항원이 존재하고 특히 A형은 HA16개, NA9개의 아형이 있어 이들이 변이하면서 매년 유행한다. 면역계가 인식할 수 있는 범위의 돌연변이 축적을 연속 변이라고 하며, 이종(異種) 간 바이러스로 유전자 교잡이 일어나는 불연속 변이는 면역계의 반응을 벗어나 팬데믹을 일으키는 신형 인플루엔자 바이러스 형태로 출현하는 것으로 알려져 있다.

시험에 나오는 어구

출혈성 폐렴
폐포 내에 다수의 적혈구가 보이는 상태를 병리학적으로 출혈성 폐렴이라고 하며 인플루엔자 폐렴이 대표적이다. 이외에도 렙토스피라와 레지오넬라 감염증에서도 보인다.

키워드

팬데믹(세계적 대유행)
특정 기간에 특정 지역이나 집단에 통상적으로 예측되는 이상의 빈도로 질환이 발생하는 것을 에피데믹(Epidemic, 유행)이라고 한다. 나아가 복수의 국가와 지역에 걸쳐서 세계적으로 유행하는 것을 팬데믹이라고 부른다. 이에 대해 비교적 좁은 지역에 국한된 유행은 엔데믹(Endemic, 풍토병)이라고 한다.

메모

연속변이와 불연속변이
연속변이는 인플루엔자 바이러스인 A, B, C의 세 가지 형으로 일어나지만 불연속변이는 사람 이외의 새와 돼지에도 감염되는 A형에서만 일어난다.

인플루엔자 바이러스(A형)의 구조

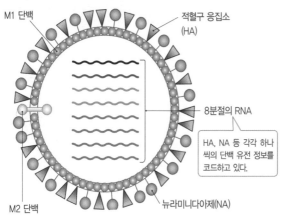

M1 단백

적혈구 응집소 (HA)

8분절의 RNA

HA, NA 등 각각 하나씩의 단백 유전 정보를 코드하고 있다.

M2 단백

뉴라미니다아제(NA)

M1 단백 ··· 바이러스 껍질(외피)의 본체

M2 단백 ··· 숙주세포에 감염 후 RNA의 탈락을 돕는다.

적혈구응집소(헤마글루티닌) ··· 숙주세포에 흡착, RNA의 탈락을 돕는다.

뉴라미니다아제 ··· 감염 세포에서 바이러스 입자의 방출을 돕는다.

인플루엔자 바이러스(A형)의 표면에는 적혈구 응집소(HA)와 뉴라민산기제거효소(NA)가 있다. 이들이 다양하게 변이하기 때문에 항체가 맞지 않아 과거에 인플루엔자에 걸렸을 때 생긴 면역 효과가 낮다.

인플루엔자 바이러스의 변이

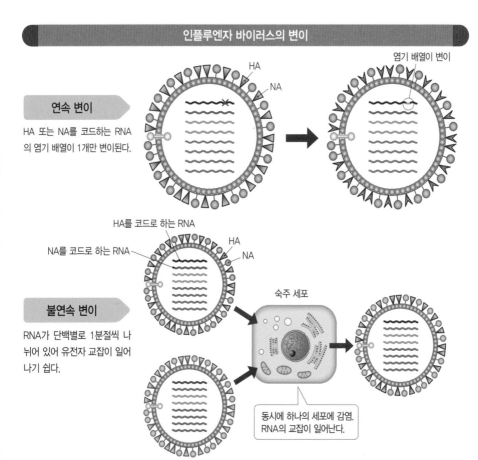

연속 변이

HA 또는 NA를 코드하는 RNA의 염기 배열이 1개만 변이된다.

HA

NA

염기 배열이 변이

불연속 변이

RNA가 단백별로 1분절씩 나뉘어 있어 유전자 교잡이 일어나기 쉽다.

HA를 코드로 하는 RNA

NA를 코드로 하는 RNA

HA

NA

숙주 세포

동시에 하나의 세포에 감염. RNA의 교잡이 일어난다.

감염증

식중독 *food poisoning*

POINT

● 일반적으로 음식물을 통한 미생물에 의한 증상을 식중독이라고 한다.
● 감염형은 소화관 내의 균 증식 자체에 의해 증상이 생긴다.
● 식품 내 또는 소화관 내에서 균이 생성한 독소도 증상을 낸다.

식중독의 정의는 광범위하다

식중독이란 식품이나 물을 통해 일으키는 급성 위장염과 신경 증상을 총칭하는 말이다. 광의로는 병원 미생물, 동식물의 자연독이나 화학물질의 중독까지 포함하지만 일반적으로 특히 병원성 세균이나 일부 바이러스의 섭식에 의한 중독을 가리킨다. 세균성 식중독에는 섭취한 세균이 소화관 내에서 증식해서 점막을 자극하면 발병하는 감염형 식중독과 식품 내에서 증식한 세균이 생성한 독소를 섭취하면 발병하는 독소형 식중독의 두 가지로 나뉘지만 소화관 내에서 증식한 세균이 생성하는 독소에 의해 증상이 일어나는 것을 생체 내 독소형 식중독으로 분류하면 이해하기 쉽다.

감염형에는 바닷물고기를 날것으로 먹어서 생기는 장염 비브리오, 닭고기에 의한 캄필로박터, 달걀이나 육류에 의한 살모넬라속균(장티푸스와 파라티푸스 이외) 등의 중독이 있다. 베로 독소(verotoxin, –毒素)를 생성하는 병원성 대장균은 감염형으로 분류되지만 소화관 내에서 증식하고 나서 독소를 생성하기 때문에 생체 내 독소형으로 분류하기도 한다. 소고기의 생식에 의한 감염이 사회 문제가 된 바 있다. 이외에도 자연계에 널리 분포하며 식품에도 들어 있는 웰치균 중독이 있다.

세균이 생성하는 독소가 원인인 경우도 있다

한편 독소형에는 발효 식품에 의한 보툴리누스균과 손가락의 상재균인 황색포도알균 중독이 있다. 이외에도 바이러스에 의한 식중독으로는 겨울에 집단 감염을 일으키는 노로바이러스와 로타바이러스, 생굴에 의한 A형 간염과 돼지의 내장에 의한 E형 간염 바이러스가 있다.

시험에 나오는 어구

병원성 대장균
대장균은 균체 표면의 O 항원의 번호로 분류한다. 대부분은 무해하지만 O-157과 O-111 등은 베로 독소를 생성해서 강한 병원성을 보인다.

베로 독소
혈관 벽을 파괴해서 출혈을 일으키는 것 외에 체내에 흡수되어 중증 신장 손상과 신경 장애를 일으켜서 환자를 사망케 하는 일이 있다. 소고기의 생식에 의한 감염이 사회 문제가 된 바 있다.

키워드

잠복기
식품 섭취에서 발병하기까지 잠복기는 균에 따라서 다르지만 일반적으로 독소형이 더 빠른 경향이 있다. 감염형인 장염 비브리오는 6~12시간, 캄필로박터는 2~7일이다. 생체 내 독소형 병원성 대장균은 3~5일이고 독소형 보툴리누스균은 4~36시간, 황색포도알균은 2~4시간이다.

메모

미생물 이외의 식중독
식물 알칼로이드와 독버섯, 복어독, 조개독 등 자연계의 동식물 독이나 곰팡이독, 화학물질의 섭취에 의한 증상도 넓은 의미에서 식중독이라고 부른다.

식중독의 종류

● 감염형 식중독

명칭	주요 감염증	잠복기	주요 증상
장염 비브리오 Vibrio parahaemolyticus	정어리 등 해산물 생식	6~12시간	구토, 발열
캄필로박터 Campylobacter (C.jejuni/C.coli)	닭고기, 물, 샐러드	2~7일	설사, 복통, 발열
살모넬라 Salmonella (S.typhimurium, S.enteritidis)	달걀, 과자	12시간	설사, 구토, 발열, 복통
리스테리아 Listeria monocytogenes	육식, 유제품	수시간~3주간	발열, 두통, 구토

● 생체 내 독소형

명칭	주요 감염증	잠복기	주요 증상
병원성 대장균 Enteropathogenic Escherichia coli(O157, O111)	소고기 생식	3~5일	베로독소에 의한 설사, 복통, 혈변, 용혈성 요독증
웰치균 Clostridium perfringens	급식으로 나오는 카레, 수프	8~20시간	α 효소에 의한 복통, 설사

● 독소형

명칭	주요 감염증	잠복기	주요 증상
보툴리누스균 Clostridium botulinum	가공식품, 발효식품	4~36시간	보툴리누스 독소에 의한 근육 마비
황색포도알균 Staphylococcus aureus	요리사의 손에서 감염	2~4시간	엔테로톡신에 의한 구토, 설사, 복통
세레우스균 Bacillus cereus	파스타, 수프	0.5~6시간	엔테로톡신에 의한 설사, 구토

● 바이러스

명칭	주요 감염증	잠복기	주요 증상
A형 간염	생굴	2~7주	발열, 전신 권태, 황달
E형 간염	돼지고기 생식	3~8주	복통, 식욕 부진, 황달
노로바이러스	겨울 생굴, 해산물, 분변을 거쳐 전파	24~48시간	설사, 구토, 복통, 발열
로타바이러스	겨울 유환아 설사증	2~4일	구토, 설사

감염증

프리온병 *prion disease*

 POINT
- 프리온 단백질에는 정상형과 감염형이 있다.
- 감염형 프리온의 섭식과 체내 섭취가 프리온병의 원인이다.
- 사람의 경우 크로이츠펠트-야코프병이 대표적이다.

프리온은 기존의 개념과는 다른 감염 인자

기존의 감염증 개념과 달리 핵산을 갖지 않는 단백성 감염 인자에 의한 질환이 존재하는 사실이 밝혀졌고 프리온병이라 불리게 됐다. 프리온 단백질(PrP)은 숙주의 20번 염색체상 DNA에 아미노산 배열이 지정되어 있지만 정상형 PrP가 올바른 2차 구조를 취할 수 없게 된 것이 감염형 PrP이다. 이것이 체내에 존재하면 주위의 정상형 PrP가 감염형으로 바뀌고 단백 분해효소의 작용을 받지 않기 때문에 서서히 감염형 PrP가 축적해서 프리온병이 발병하는 것으로 알려져 있다. 프리온 단백질은 주로 뉴런에 존재하고 시냅스 기능을 제어하며 프리온병의 대부분은 뇌의 조직이 해면상으로 탈락하는 해면모양뇌병증이라는 병리학적 소견을 보인다.

가장 유명한 질환은 야코프병

체내에 침입하는 감염 경로에는 뇌의 경막 이식, 뇌하수체 제제 투여, 각막 이식, 뇌외과 수술 등을 생각할 수 있으며 의원성 크로이츠펠트-야코프병이 해당한다. 이외에도 파푸아뉴기니의 동부 고지대에 원주민의 쿠루(kuru)라는 병은 죽은 환자의 뇌를 쪄서 먹는 습관이 원인이었다.

또한 18세기에 알려진 양의 질병 면양떨림병(scrapie)도 프리온병이며, 현재의 프리온병 연구의 모델이다. 감염성 이외에 유전성 프리온병인 유전성 크로이츠펠트-야코프병, 게르스트만-슈트로이슬러-샤잉커(Gerstmann-Straussler-Scheinker), 치사성 가족성 불면증이 알려져 있는 것 외에 원인 불명의 호발성 크로이츠펠트-야코프병도 있다.

 키워드

크로이츠펠트-야코프병
의원성, 유전성, 고발성의 세 가지 형이 있다. 주로 60대에 진행성 치매, 소뇌성실조 등을 보이는 중추신경 질환이다.

광우병
스크레피에 걸린 양의 장기가 섞인 사료를 먹은 소가 감염된 소 해면모양뇌병증을 말한다. 또한 그 소고기를 먹은 사람에게 감염된 신형 크로이츠펠트-야코프병이 발생한 사건은 큰 사회 문제가 됐다.

메모

단백질의 고차(高次) 구조
DNA의 염기 배열에 따라서 아미노산이 일렬로 배열한 상태가 1차 구조이다. 수소 결합과 원자간력 등의 약한 결합력으로 아미노산이 국소적·규칙적으로 접힌 상태를 2차 구조라고 한다. 아미노산 잔기(殘基) 간의 S-S 결합 등의 약한 힘으로 입체 구조를 한 상태가 3차 구조 그리고 3차 구조가 복수 결합한 상태를 4차 구조라고 한다. 감염성 프리온 단백질은 2차 구조가 변화했다.

프리온에 관한 최근의 생각

프리온(prion)은 핵산이 없는 단백질(protein)의 감염(infection) 인자라는 의미로 명명됐다. 정상인 사람의 체내에서도 합성되는 아미노산 253개로 이루어지는 단백질로 중추신경계 등에서 신호 전달과 장기 기억에 관여하고 있다는 설이 있다.

■ 정상 프리온 단백질과 비정상 프리온 단백질

정상 프리온과 비정상 프리온은 아미노산 배열은 같지만 고차 구조가 다르다.

정상 프리온 단백질의 구조	비정상 프리온 단백질의 구조
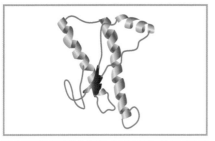	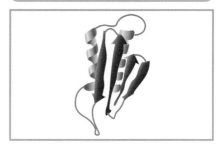
정상 프리온 단백질의 배좌는 나선 구조(녹색 부분)가 많고 시트 구조가 적다.	비정상 프리온 단백질의 배좌는 나선 구조가 적고 시트 구조가 많은 것이 특징이다.

비정상 프리온 단백질의 축적 구조

비정상 프리온 단백질이 침입하면 정상 프리온 단백질이 변이한다. 또한 분해 효소로는 처리할 수 없기 때문에 서서히 축적한다.

정상 상태	비정상 프리온 단백질(PrP)이 침입한 경우
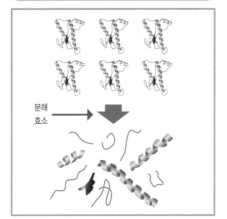	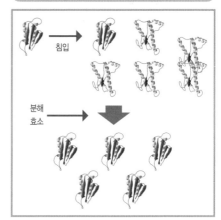
정상 프리온 단백질은 수명 후 단백 분해 효소의 기능에 의해 분해 처리된다.	비정상 프리온 단백질은 침입 후, 정상 프리온 단백질을 자신과 같은 구조로 변화시킨다. 비정상 프리온 단백질은 단백 분해 효소로 처리할 수 없기 때문에 분해되지 않고 축적된다.

스페인독감

　역사적으로 가장 유명한 인플루엔자 대유행(팬데믹)은 1918~1919년에 걸쳐서 발생한 스페인독감이다. 전 세계에서 6억 명이 감염되고 수천만 명이 사망했다고 한다. 당시의 세계 인구를 생각하면 3~4명 중 1명 이상이 감염됐을 정도로 대유행이었다. 이 인플루엔자가 발생한 것은 그 명칭인 스페인에서는 대서양을 끼고 멀리 떨어진 미국 캔자스주라는 설이 유력하다.

　미국 내륙 중부의 농촌 지대는 돼지와 조류 등의 가축과 함께 인간이 생활하는 게 일반적이기 때문에 이종 간의 바이러스 유전자 교잡이 일어났을 것을 생각한다. 그런데 왜 스페인독감이라고 불렀을까? 당시의 세계는 제1차 세계대전이 한창이었고, 특히 독일의 무제한 잠수함 작전에 의한 여객선 침몰로 미국 여객선 승객이 희생된 것이 미국의 여론을 자극하여 미국이 참전하게 됐다. 이것이 원인이 되어 미국 각지에서 열린 전쟁 비용 조달 집회에서 감염이 확대되었고, 다시 유럽의 전쟁터에 동원된 미국 병사 중에 감염자가 있어 눈 깜짝할 사이에 팬데믹을 일으켰다. 그러나 전시 중에 일어난 일이어서 교전국의 황족과 귀족, 각료와 고급 군인 등이 바이러스에 걸린 사실은 철저하게 통제되었다. 그런데 스페인만은 중립을 지켰기 때문에 보도가 제한되지 않았고 자국 내 주요 인물이 바이러스에 감염된 사실이 전 세계로 알려졌다. 이러한 이유에서 병원체를 알지 못했던 인플루엔자는 스페인독감이라고 명명됐다.

뇌·신경·감각기의
구조와 질병

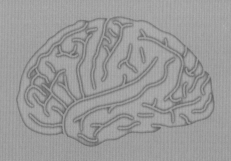

중추신경의 구조와 원리

뇌·신경·감각기

POINT

- 신경계는 중추신경과 말초신경으로 분류된다.
- 뇌척수액이 중추신경을 안쪽과 바깥쪽으로부터 보호하고 있다.
- 회색질의 신경세포에서 자란 신경의 축삭은 백질(白質)을 달린다.

신경계는 고도의 정보 전달 조직

신경계는 중추신경과 말초신경으로 크게 나뉜다. 중추신경이란 뇌와 척수를 가리킨다. 또한 뇌에서 나오는 12쌍의 뇌신경과 척수에서 앞뒤로 각각 나오는 31쌍의 척수신경을 말초신경이라고 한다. 말초신경은 다시 체성신경과 자율신경으로 나뉘는데 체성신경에는 운동신경과 감각신경이 포함되고 자율신경에는 교감신경과 부교감신경이 포함된다.

중추신경을 구성하는 세포에는 정보를 전달하고 처리하는 신경세포(뉴런)가 있다. 신경아교세포(글리아세포)는 신경세포를 지지하고 다른 조직의 섬유성결합조직을 대신한다.

중추신경의 심부에는 뇌실계라는 공동이 있고 뇌척수액으로 차 있다. 뇌척수액은 뇌실 표면을 감싸는 뇌실막 세포에서 생성되어 뇌실계를 채운 후 지주막하강으로 나와 중추신경을 바깥쪽에서도 보호하고 있다. 이들 신경세포는 중추신경에 무질서하게 채워져 있는 게 아니라 뇌와 척수의 횡단면에서 검은색으로 보이는 회색질에만 존재한다. 또한 대뇌와 소뇌의 표면의 피질 외에 대뇌, 소뇌, 뇌간부, 척수의 심부에도 회색질이 있는데 대뇌와 소뇌 심부에서는 핵이라고 한다. 세포의 핵과 같은 단어이지만 전혀 다른 개념이므로 조금 어려울 것이다. 어떤 작용을 하는 신경세포에는 정해진 회색질이 반드시 할당되어 있고 중추신경의 복잡한 신경 정보 처리 기능을 담당하고 있다. 한편 회색질 외에 하얗게 보이는 부분은 신경세포에서 자라고 있는 축삭이 정해진 경로를 주행하며 신경계의 정보를 전달하고 있다.

시험에 나오는 어구

자율신경
교감신경은 심폐 기능 등을 항진시켜 몸을 흥분 상태로 만든다. 부교감신경은 소화 기능 등을 촉진하여 몸 상태를 편안하게 한다.

키워드

신경아교세포(글리아세포)
다른 조직에서 결합 조직의 역할을 담당하는 별아교세포가 중심이다. 이외에 중추신경의 수초를 형성하는 희소돌기아교세포와 면역을 담당하는 미세아교 세포가 있다.

지주막(거미막)하강
중추신경은 안쪽부터 연막, 지주막(거미막), 경막의 3층의 막으로 감싸여 있고, 이것을 총칭해서 수막이라고 한다. 뇌척수액은 연막과 지주막 사이를 채우고 있다.

메모

뇌신경
다음의 12쌍을 가리킨다. 후각신경, 시각신경, 눈돌림신경, 도르래신경, 삼차신경, 갓돌림신경, 얼굴신경, 속귀신경, 혀인두신경, 미주신경, 더부신경, 혀밑신경 모두 말초신경이다.

척수신경
척수에서는 앞뒤로 전근과 후근 2개의 신경 가지가 31쌍씩 나와 있으며 전근에 운동신경, 후근에 감각신경이 포함된다.

신경계는 중추신경과 말초신경으로 나뉘며 중추신경은 뇌와 척수를 가리킨다. 말초신경은 뇌신경과 척수신경으로 이루어진다.

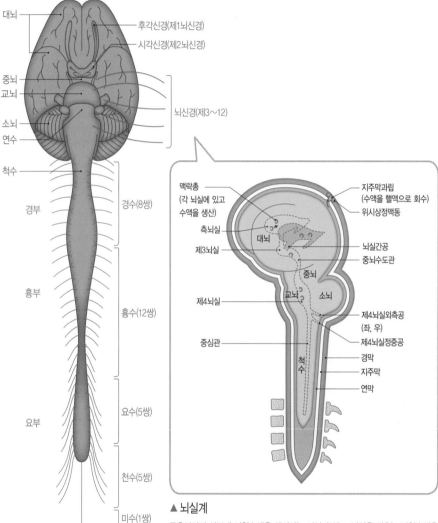

대뇌
후각신경(제1뇌신경)
시각신경(제2뇌신경)
중뇌
교뇌
소뇌
연수
뇌신경(제3~12)
척수
경부
경수(8쌍)
흉부
흉수(12쌍)
요부
요수(5쌍)
천수(5쌍)
미수(1쌍)

맥락총
(각 뇌실에 있고
수액을 생산)
측뇌실
대뇌
제3뇌실
제4뇌실
중심관
지주막과립
(수액을 혈액으로 회수)
위시상정맥동
뇌실간공
중뇌수도관
중뇌
교뇌
소뇌
제4뇌실외측공
(좌, 우)
제4뇌실정중공
경막
지주막
연막
척수

▲ 뇌실계

중추신경의 심부에 뇌척수액을 생성하는 뇌실이 있고, 뇌실을 채우는 뇌척수액은
뇌 밖으로 흘러나가 뇌를 보호하는 역할을 한다.

빨간색 글자 = **중추신경**
파란색 글자 = 말초신경

8장

뇌 · 신경 · 감각기의 구조와 질병

중추신경의 주요 질병

POINT
● 중추신경의 질환은 부위에 따라서 특정 증상이 나온다.
● 뇌 혈관에 장애가 일어나면 돌발적으로 증상이 일어난다.
● 뇌의 변성 질환은 특정 신경세포만 탈락한다.

중추신경 질환은 임상증상과 대응이 중요

중추신경의 전기신호는 반드시 정해진 신경세포에서 전해지고 정해진 경로를 따라 목적 부위에 도달한다. 때문에 증상에 따라서 어느 부위에 병변이 있는지를 특정할 수 있다. 예를 들면 운동 명령은 대뇌피질 운동영역에서 나와서 연수 전면에서 좌우 교차한 후 추체로라 불리는 경로를 하행해서 척수 전각의 운동신경을 거쳐 목적의 골격근으로 향한다. 온각과 통각 등이 전해지는 감각신경은 척수 후각으로 들어간 후 바로 좌우 교차하고 척수를 상행하여 시상에서 대뇌피질 감각영역에 도달한다. 가령 우측 운동 마비와 좌측 감각 마비 증상이 있으면 병변은 척수 우측에 있다고 특정할 수 있다. 또한 의미가 불분명한 언어밖에 말할 수 없게 되는 언어 장애가 있으면 병변은 측두엽의 감각성 언어 중추에 있다고 특정할 수 있다.

중추신경 질환은 증상이 일어나는 방식과 진행 방식에 따라서 어떤 병변인지를 추정할 수 있다. 가령 뇌의 동맥이 폐색을 일으킨 뇌경색과 뇌저 동맥류가 파열된 지주막하출혈 등 뇌혈관 장애가 있을 때는 돌발적으로 증상이 일어나 순식간에 격심한 두통과 의식 장애를 초래한다. 뇌종양은 종양이 진행하면서 서서히 증상이 나타나고 치료 여하에 따라 파괴되는 신경세포에 해당하는 증상이 나온다. 한편 중추신경의 변성 질환도 서서히 증상이 진행하지만 질환에 따라서 탈락하는 신경세포의 부위가 정해져 있으며 특정 증상이 계통적으로 보인다. 따라서 뇌종양이라고 판단할 수 있다.

또한 중추신경의 염증 진행은 비교적 빠르지만 부분적으로 치유되기도 한다. 탈수성 질환인 경우는 관해와 재연을 반복하면서 서서히 악화된다.

 시험에 나오는 어구

뇌경색
뇌혈관은 인접한 동맥가지로 혈액이 원활하게 흘러들지 않기 때문에 혈전과 색전으로 폐색되거나 파열해서 출혈하면 지배 영역의 뇌 조직이 괴사된다.

지주막하출혈
중추신경은 경막, 지주막, 연막의 3층 막으로 보호되고 있지만 뇌저부에서 중추신경으로 들어가는 동맥가지의 동맥류가 파열하면 지주막과 연막 사이에서 출혈이 일어나 지주막 자극에 의한 격렬한 두통을 일으킨다.

 키워드

추체로(錐體路)
대뇌피질의 운동영역 신경세포에서 자란 축삭은 대뇌백질 안을 지나다가 연수 전면에서 좌우 교차해서 척수 전각의 운동신경 세포로 간다. 추체로라는 단어는 중추신경 내의 수의(隨意) 운동 전달 경로라는 의미로 이용된다.

 메모

뇌졸중
흔히 말하는 뇌졸중은 의학 용어가 아니고 정식 명칭은 뇌혈관 장애이다. 졸(卒)은 갑자기, 중(中)은 해당하다라는 의미에서 돌발 증상이 일어나는 질환을 가리키며 뇌의 동맥이 경색이나 출혈을 일으키는 것을 말한다.

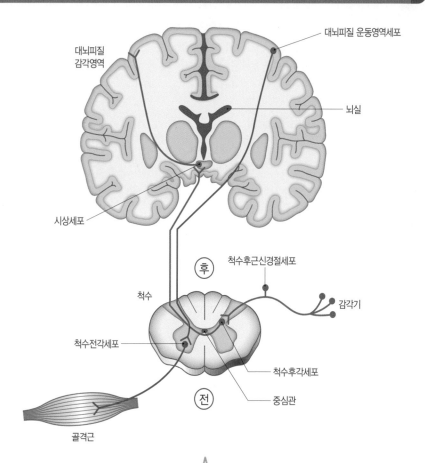

대뇌피질 운동영역세포

대뇌피질
감각영역

뇌실

시상세포

후

척수후근신경절세포

척수

감각기

척수전각세포

척수후각세포

전

중심관

골격근

운동은	① 대뇌피질 → (추체로) → 척수전각 ② 척수 전각 운동 뉴런 → 골격근 위 2개의 신경세포(뉴런)로 전달된다.
온각, 통각 등 예리한 감각은	① 감각기 → 척수 후근 신경절 세포 ② 척수 후각 세포 → (척수시상로) → 시상 ③ 시상세포 → 대뇌피질 위의 세 가지 신경세포(뉴런)로 전달된다. *예리한 감각은 척수에서 좌우 교차하지만 둔한 감각은 척수에서 같은 쪽을 상행한다.

중추신경 질환의 증상

POINT
- 추체로 증상에 의한 운동 장애는 수의 운동 마비이다.
- 추체외로 증상에 의한 운동 장애는 운동을 통제하는 기능에 마비되는 데 기인한다.
- 실어증은 침투 부위에 따라 언어 장애 증상이 다르다.

병변 부위에서 보이는 다양한 증상

중추신경은 부위에 따라서 엄밀하게 기능이 정해져 있기 때문에 병변 부위에 따라서 다양한 특징적 증상이 보인다. 주요한 것으로는 전두엽의 중심앞이랑에 있는 운동영역 및 운동 명령이 하행하는 추체로의 병변을 들수 있는데, 이것은 해당 부위의 수의 운동 마비를 일으킨다. 마비는 대뇌피질과는 좌우 반대쪽에서 일어나는 것이 특징이다. 이 경우 상위의 명령이 끊기기 때문에 슬개건 반사 등의 심부건반사가 항진한다. 이것을 일반적으로 추체로 증상이라고 부른다. 또한 대뇌 심부의 핵과 중뇌, 소뇌와 같이 추체로에서 전달되는 운동이 원활하게 이루어지도록 조절하는 부분을 추체외로라고 하며, 여기에 장애가 생겨 운동 조절이 불가능해지는 것을 추체외로 증상이라고 한다.

왼측두엽의 위~중간측두이랑에는 감각성 언어중추가 있다. 여기에 병변이 생기면 말이 어눌해지고 전두엽 아래전두이랑의 운동성 언어중추에 병변이 있으면 언어 기능이 저하한다(모두 실어증이라고 불린다). 또한 기억중추는 대뇌 변연계라 불리는 대뇌 심부에 있지만 여기에 병변이 있으면 기억 장애가 생긴다.

중뇌, 교뇌, 연수로 이루어진 뇌간(뇌줄기)에는 호흡중추, 연하중추, 자세 제어중추, 동공반사중추 등 생명 유지에 필수적인 반사중추가 존재한다. 따라서 이 부위의 기능이 제대로 유지되는지의 여부는 뇌사 판정에서 중요한 기준이 된다.

이외에도 뇌실계를 채우고 있는 뇌척수액이 거미막밑공간(지주막하강)으로 유출하는 경로가 폐색되면 뇌실이 확장해서 수두증이라 불리는 상태가 되어 대뇌 기능이 저하한다.

추체로 증상
추체로의 운동 명령 전달에 장애가 생기는 증상을 가리킨다. 대뇌피질의 파괴 외에도 추체로 증상을 일으키는 대표적 질환에 근위축측삭경화증이 있다.

추체외로 증상
추체로를 따라 전달되는 운동 자극이 원활하게 이루어지도록 미세 조절하는 기능에 장애가 생기는 증상을 총칭한다. 사실 추체외로라는 실체는 없다. 대뇌 심부의 핵이 손상되는 뇌성 마비와 중뇌의 핵이 변성하는 파킨슨병 등이 대표적인 질환이다.

키워드

대뇌변연계
태곳적부터 생물에게 있었을 것으로 추정되는 신경 기능을 담당하는 부분으로 기억중추의 해마 등을 포함하며 후각과 정동을 처리한다. 해부학적으로 엄밀하게 구분되어 있는 것은 아니다.

뇌간부
해부학적으로는 애매한 개념이지만 기침반사, 구토반사, 혈관운동반사, 타액분비반사, 연하반사, 동공반사, 자세반사 등 생명 유지에 불가결한 반사중추가 있는 중뇌, 교뇌, 연수 부근을 가리킨다.

중추신경은 부위에 따라서 기능이 결정되어 있기 때문에 병변 부위에 따라서 손상되는 기능을 알 수 있고 특징적인 증상도 보인다.

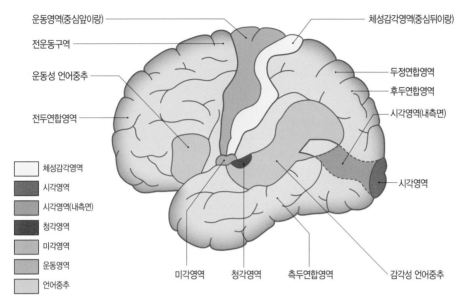

운동영역(중심앞이랑)
전운동구역
운동성 언어중추
전두연합영역

체성감각영역(중심뒤이랑)
두정연합영역
후두연합영역
시각영역(내측면)
시각영역

체성감각영역
시각영역
시각영역(내측면)
청각영역
미각영역
운동영역
언어중추

미각영역   청각영역   측두연합영역   감각성 언어중추

▲ 좌뇌와 우뇌의 역할

뇌를 기능으로 크게 나누면 좌뇌는 지각과 사고, 판단, 의사, 감정 등의 논리적 사고를 관장한다. 한편 우뇌는 본능과 자율신경, 감성, 기억 등의 감각적 사고를 관장한다.

---

column   **실어증이란?**

뇌의 기능적 위치선정(localization of cerebrum)을 해명하는 연구의 계기가 된 것은 실어증의 관찰이었다. 그때까지는 뇌가 전인격을 막연히 규정하는 것처럼 생각됐지만 그 개념을 깬 것은 전쟁 무기의 발달이었다. 19세기 후반 발사 속도가 빠른 소총이 전쟁에 투입되고 그에 의해서 두개를 정확히 타격당한 병사도 있었다. 치명상은 아니었지만 총탄에 의해 좌측두이랑이 손상된 병사는 언어의 의미를 깨닫는 것이 불가능하고 자발 언어도 의미가 불분명해지는 공통의 증상을 보인다는 것을 독일의 뇌 외과의사 카를 베르니케(Carl Wernicke)가 발견하면서, 이곳에 언어중추가 있는 것으로 알려졌다. 이 부위의 손상에 의한 실어증을 베르니케 실어(감각성 실어)라고 한다. 이후 실어증에는 왼쪽 아래전두이랑의 손상에 의해 말을 더듬는 브로카 실어(운동성 실어)를 포함한 몇 가지 형태가 더 있는 것으로 밝혀졌다.

뇌부종과 뇌헤르니아

- 부종에 의한 뇌의 부피 증가는 두개내압상승을 초래한다.
- 두개내압상승 증상은 다채롭다.
- 두개내압 상승으로 대뇌는 소뇌천막 아래로 밀려난다.

뇌의 부종이 두개내압상승을 초래한다

　부종이란 혈액의 액체 성분이 혈관 밖으로 나와 조직에 고이는 것이다. 혈청 알부민 단백 저하로 혈장 삼투압이 저하한 경우의 반응이나, 염증과 종양에 대한 대응으로 혈관 벽의 물질 투과성이 항진한 경우에 일어난다. 뇌부종이 다른 장기와 다른 것은 뇌와 완전하게 폐쇄된 두개 내에 있다는 점이다. 본래 혈액을 흐르고 있는 액체 성분이 혈관 밖으로 나와 조직 내에 정체하면 조직의 부피는 팽창한다. 다른 장기라면 부종으로 끝나지만 일정 용적밖에 없는 두개 내에 존재하는 뇌가 부종을 일으키면 뇌의 부피 증가는 두개 내 압력 상승으로 이어진다.

　이 상태를 두개내압상승이라고 한다. 한편 두개내압상승은 두개 내의 종양과 출혈, 뇌 척수액 정체에 의한 수두증 등 두개 내 부피 증가에 의해서도 일어난다. 두개내압상승이 일어나면 뇌막이 자극되어 두통이 일어나고 신경계에도 부종이 미쳐 시력 장애가 나타난다. 또한 두개 내에 동맥혈이 유입하기 어려워 여기에 대항하는 반사로 혈압 상승과 서맥 등의 증상이 나오거나 혈류 부전으로 의식 장애를 일으킨다.

　두개 내에는 대뇌 저부와 소뇌, 뇌간 사이를 가로지르면서 거의 수평으로 경막이 천막 모양으로 쳐져(소뇌천막) 뇌를 지탱하고 있지만 두개 내에서 높아진 압력은 여기로밖에 도망갈 장소가 없기 때문에 대뇌 자체를 천막 모양의 경막 틈새로부터 아래쪽으로 밀어낸다. 이것을 뇌헤르니아(cerebral hernia, 腦-)라고 한다. 뇌헤르니아는 소뇌천막파임 헤르니아가 가장 많지만 좌우 대뇌반구를 나누는 대뇌낫이라 불리는 경막 돌출 부위와 척수가 지나는 큰구멍 등에도 일어난다.

부종
순환장애의 하나. 혈관 내와 조직 간의 체액 이동 균형이 무너져서 조직 간에 액체가 저류한 상태를 말한다.

헤르니아(탈장)
헤르니아는 '탈출'이라는 의미로 장기가 조직 틈새로부터 일탈한 상태를 가리킨다. 서혜탈장은 복부 내장이 서혜관에서 탈출하는 것, 추간판 헤르니아는 척추뼈몸통사이와 척추사이원반이 탈출하는 것, 뇌헤르니아는 대뇌가 소뇌천막 등의 틈새로부터 아래 방향으로 탈출하는 것이다. 탈출한 장기가 원래대로 수납되지 않는 상태를 감금탈장이라고 한다.

소뇌천막
중추신경을 감싸는 연막, 지주막, 경막 중 경막이 큰 천막모양으로 뻗어서 대뇌와 소뇌를 구분하고 있는 부분을 소뇌천막이라고 한다. 두개 내의 위치를 나타내는 용어로 천막상, 천막하라고 하는 것이 있다. 천막상이란 대뇌를 말하고, 천막하란 소뇌 이하의 것을 나타낸다.

다양한 뇌헤르니아

뇌부종에 수반하는 뇌헤르니아의 대부분은 다음의 3종류로 볼 수 있다.

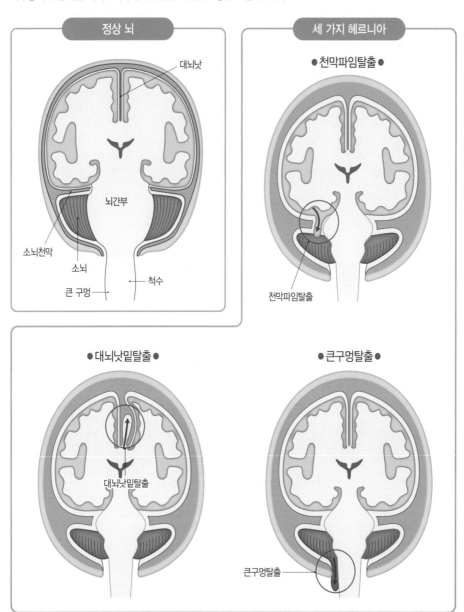

정상 뇌

- 대뇌낫
- 뇌간부
- 소뇌천막
- 소뇌
- 큰 구멍
- 척수

세 가지 헤르니아

● 천막파임탈출 ●

천막파임탈출

● 대뇌낫밑탈출 ●

대뇌낫밑탈출

● 큰구멍탈출 ●

큰구멍탈출

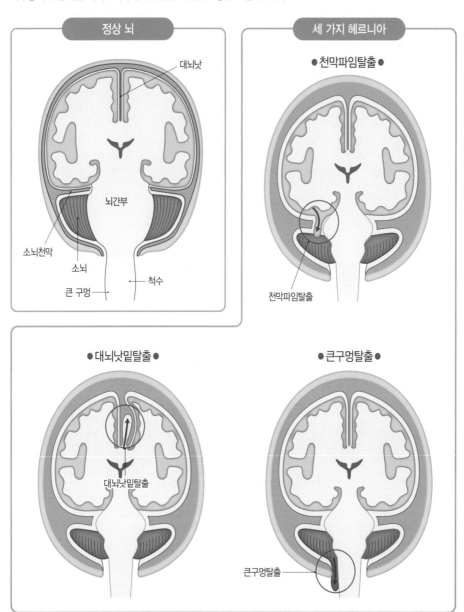

뇌출혈과 뇌종양, 뇌부종 등 두개내압이 항진해서 균형이 무너지면 뇌헤르니아를 일으킨다. 몇 가지 종류가 있으며 모두 헤르니아가 일어나는 장소의 명칭이다.

뇌혈관질환 *cerebrovascular disease*

뇌·신경·감각기

- 뇌혈관질환의 원인은 경색과 출혈이다.
- 경색에 의한 뇌조직의 괴사로 신경 증상이 나타난다.
- 출혈에 의한 혈종으로 두개내압 상승이 일어난다.

갑자기 격심한 증상이 나타나는 뇌혈관 장애

뇌혈관질환(이른바 뇌졸중)은 뇌경색과 뇌출혈의 두 가지로 분류되며 모두 갑자기 격심한 신경 증상이 나타난다.

뇌경색이 일어나는 가장 많은 원인은 두개 내에 혈액을 보내는 속목동맥과 척추동맥 또는 이들에서 분기한 뇌저부 동맥군의 죽상(粥狀)경화에 수반하는 혈전 형성으로 내막에 침착한 콜레스테롤 등의 지질에 의해서 혈관 내강이 폐색한다. 뇌경색 증상이 고착되지 않고 24시간 이내에 개선되는 일과성허혈발작이 전구 증상이다.

심장의 심방세동에 수반해서 좌심방에 형성된 혈전이 떨어져 나가 뇌혈관에 막히는 뇌색전도 비교적 많은 원인이다. 모두 동맥 내강이 폐색해서 말초의 뇌조직이 허혈로 인해 괴사에 빠진다. 뇌의 어느 부위가 괴사에 빠지느냐에 따라 각 부위에 해당하는 신경 증상이 일어난다.

다음으로 뇌출혈은 죽상경화로 취약해진 뇌내 동맥벽이 파열하는 질환으로 고혈압 환자가 주로 발병한다. 출혈 부위에 고인 혈액이 혈종을 형성하고 주위의 뇌조직을 파괴하기 때문에 일어나는 신경 증상 외에 혈종에 따라서 뇌의 부피가 증가하기 때문에 두개내압 항진을 초래한다.

또한 뇌저부의 동맥군은 윌리스고리(circle of willis)라는 고리모양 구조로 주변에서 속목동맥과 뇌바닥동맥의 가지가 들어오므로 동맥경화로 혈관벽이 취약해지면 합류부에 가해지는 혈압으로 인해 동맥류가 형성된다. 이것이 파열해서 지주막하강에 출혈하는 것이 지주막하출혈이고 갑자기 심한 두통을 일으키는 것이 특징이다. 젊은 사람의 경우 뇌의 동정맥기형인 비정상 혈관이 파열해서 지주막하강에 출현하는 일도 있다.

시험에 나오는 어구

혈전
동맥경화 등으로 혈전 내피에 상처가 생기면 혈액이 정체해서 응고하여 덩어리를 만든다.

경색
동맥의 폐색으로 지배 영역의 조직이 허혈 상태가 된 채 시간이 경과하면 조직은 괴사되어 영속적으로 기능을 상실한다.

키워드

일과성허혈발작
뇌의 동맥이 혈전으로 폐색해서 영속적인 증상을 남기기 전에 작은 혈전이 일과성 증상을 일으킨 후에 용해해서 소실하는 발작을 말한다.

메모

중추신경의 동맥
두개 내에는 1쌍의 속목동맥과 1쌍의 척추동맥이 들어가고 속목동맥은 외측에서 이 윌리스고리(circles of willis)에 합류, 척추동맥은 1쌍의 뇌바닥동맥을 만나 후방에서 합류한다. 이들 합류점은 동맥류가 잘 발생하는 부위이다.

뇌동정맥기형
뇌의 동맥과 정맥이 모세혈관을 거쳐 연결되지 못하고 동맥과 정맥이 직접 이어져서 비정상 혈관을 형성하는 선천적 이상이다.

중추신경의 동맥

두개 내에 혈액을 보내는 것은 속목동맥과 척추동맥으로 두개 내로 들어가 다음 그림과 같이 분포하고 있다. 동맥군이 뇌저부에서 고리 모양으로 이어져 있는 것이 윌리스고리이다.

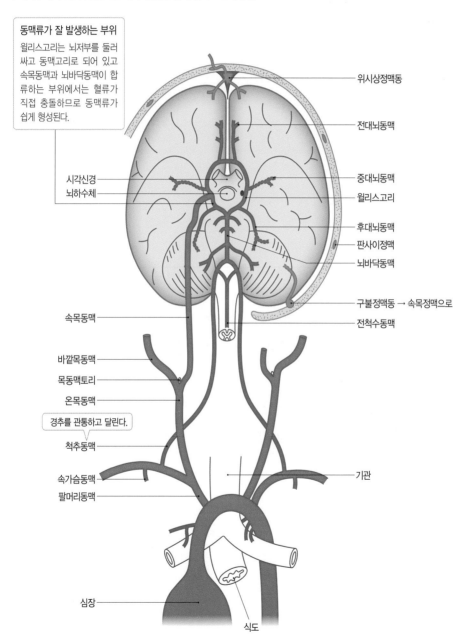

동맥류가 잘 발생하는 부위

윌리스고리는 뇌저부를 둘러싸고 동맥고리로 되어 있고 속목동맥과 뇌바닥동맥이 합류하는 부위에서는 혈류가 직접 충돌하므로 동맥류가 쉽게 형성된다.

- 위시상정맥동
- 전대뇌동맥
- 시각신경
- 뇌하수체
- 중대뇌동맥
- 윌리스고리
- 후대뇌동맥
- 판사이정맥
- 뇌바닥동맥
- 속목동맥
- 구불정맥동 → 속목정맥으로
- 전척수동맥
- 바깥목동맥
- 목동맥토리
- 온목동맥
- 경추를 관통하고 달린다.
- 척추동맥
- 속가슴동맥
- 팔머리동맥
- 기관
- 심장
- 식도

두부 외상 *head injury*

POINT
● 뇌저부에서 들어온 동맥혈은 뇌 표면에서 정맥으로 경막에 나간다.
● 두개골이 골절되면 경막외혈종이 생긴다.
● 심한 뇌진탕에서는 경막하혈종이 생긴다.

두부 외상에 의한 장애의 구조

　뇌는 딱딱한 두개골에 담겨 있어 뇌만 직접 외력에 의해 손상을 받는 일은 없다. 두개골에 외력이 작용해서 생기는 두개내출혈이 두부 외상에 의한 장애를 일으키는 원인이며, 여기에는 두개내혈관 주행의 특수성이 관여한다.

　동맥은 좌우의 속목동맥과 척추동맥 4개가 두개로 진입해서 뇌의 저부에서 동맥혈을 공급하지만(P.182 참조) 뇌의 심부에 해당하기 때문에 통상이들 주요 동맥계에 외력이 작용하는 일은 없다. 이에 대해 뇌와 척수에서돌아오는 정맥혈은 뇌 표면에서 연막이나 지주막을 뚫고 경막 내 정맥동으로 들어가고 일부는 가장 큰 정맥동인 위시상정맥동에서 또 일부는 두개골을 관통해서 두피 아래에서 각각 척추정맥, 속목정맥, 바깥목정맥 중 어느 하나를 통해서 상대정맥으로 돌아간다. 즉 중추신경에서 나온 정맥혈이 환류하는 경로는 뇌 표면에서 경막과 두개골을 경유하므로 외력의 영향을 쉽게 받는다.

두부 외상에 의한 경막외혈종과 경막하혈종

　외력에 의해 두개골이 골절되어 직접 경막에 동맥혈을 공급하는 수막동맥과 경막과 두개골 사이의 정맥이 끊어져 출혈하여 응고한 것을 경막외혈종이라고 한다. 또한 충격으로 뇌가 내부에서 격하게 흔들려 움직이면 뇌표면과 경막을 연결하는 정맥이 끊기고 경막과 지주막 사이의 경막하강에마찬가지로 혈종을 형성하는데 이를 경막하혈종이라고 한다. 모두 두부에상처를 입은 후 1~3일에 두개내압항진 증상이 보인다.

시험에 나오는 어구

경막하강
중추신경을 덮은 3층의 수막인 경막, 지주막, 연막 중 경막은 두개골에 부착하고 지주막과 연막은 뇌와 척수 표면에밀착해 있다. 따라서 경막과지주막 사이에는 비교적 자유로운 공간이 존재한다.

키워드

경막정맥동
뇌 표면에 모인 정맥혈은 연결정맥으로 경막으로 이행하지만 경막 내에는 종혈로정맥동이 발달해 있으며 정맥혈은 이곳에서 가장 큰 위시상정맥동을 경유해서 속목정맥으로 흘러 들어간다.

메모

연결정맥(bridging vein)
뇌 표면에 모인 정맥혈은 경막하강을 가로지르지 않으면경막정맥동에 도달하지 못하는데 이곳을 건너는 한 무리의 혈관을 연결정맥이라고 한다. 예를 들면 스노보드를 타고 경사면을 가로 방향으로 활주하다가 엉덩방아를찧듯이 넘어지면 이 가교 정맥이 끊길 정도의 외력이 가해진다.

경막외혈종과 경막하혈종

경막외혈종은 두개골과 경막 사이에 출혈을 일으키는 상태, 경막하혈종은 경막과 지주막 사이에 출혈을 일으키는 상태를 말한다.

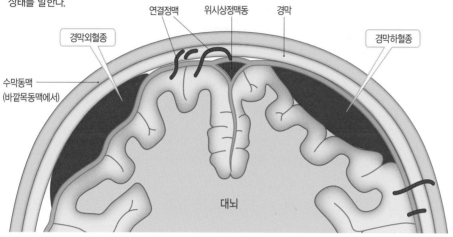

경막외혈종 · 수막동맥(바깥목동맥에서) · 연결정맥 · 위시상정맥동 · 경막 · 경막하혈종 · 대뇌

경막외혈종과 경막하혈종의 차이

	경막외혈종	경막하혈종
CT 화상 보는 방법		
형태	볼록 렌즈	초승달
범위	국한된다.	뇌표를 따라 확산된다.
골절	많다	적다

뇌내 감염증 *intracerebral infection*

POINT
- 미생물이 뇌척수액에 침입한 것을 뇌수막염이라고 한다.
- 바이러스성 뇌염에는 1차성과 2차성(속발성)이 있다.
- 긴 잠복기를 나타내는 것을 슬로우 바이러스 감염증이라고 한다.

세균 감염과 바이러스 감염

뇌내 감염증은 세균 감염과 바이러스 감염으로 나누어서 생각한다. 세균 감염증은 세균성 수막염을 주의해야 하며 영아기부터 영유아기에 특히 많이 보인다. 인플루엔자균, 대장균, B군 용혈성연쇄알균, 황색포도알균, 수막알균 등의 세균이 세균혈증을 일으키고 뇌척수액을 생성하는 뇌실막세포의 맥락얼기라 불리는 부분에서 뇌척수액에 침입해서 연막의 화농성 염증을 일으킨다. 두통과 발열, 구토, 의식장애 외에 목의 굽힘과 무릎을 펴는 등 수막을 늘어나게 하는 기능이 제한된다(수막자극증상).

한편 바이러스 감염증으로는 볼거리 바이러스와 에코바이러스, 콕사키 바이러스 등에 의한 이른바 무균수막염이 증가하고 있다. 이외에도 바이러스가 뇌에 감염되는 질환으로 일본 뇌염과 단순 헤르페스 뇌염과 같이 바이러스가 뇌에서 직접 증식하는 것을 1차성 바이러스성 뇌염이라고 한다. 일반적인 바이러스 감염증에 이어서 생체 측의 면역 원리에 의해서 뇌 증상이 나오는 것을 2차성(속발성) 바이러스성 뇌염이라고 한다. 인플루엔자 뇌염은 아직 어느 쪽의 기저에 의한 것인지 확실히 해명되지 않았다. 또한 감염 후 수개월에서 수년에 걸쳐 진행성 경과를 나타내는 슬로우 바이러스 감염증으로는 홍역바이러스에 의한 아급성경화범뇌염과 JC 바이러스에 의한 진행다초점백질뇌병증이 알려져 있다. 그 외에 특수한 것으로 체내 이상 단백질인 프리온 감염에 의한 크로이츠펠트–야코프병이 있고 경막 이식 등에 의한 의원성 감염이 있다(P.170 참조).

시험에 나오는 어구

무균수막염
바이러스성 수막염을 말하며 세균성 수막염과 같이 화농성 염증을 일으키지 않으므로 뇌척수액 검사로 호중구 대신 림프구가 출현하며 당과 단백질 농도의 변동도 적다.

키워드

슬로우 바이러스 감염증
수개월에서 수년으로 잠복기가 길지만 일단 발병하고 나면 중증으로 진행하여 죽음에 이를 수도 있는 신경계 바이러스성 질환을 가리킨다. 일찍이 프리온병도 여기에 해당한다고 여겼다.

메모

인플루엔자균
호흡기나 중이에 주로 감염되는 그람음성 소간균으로 19세기 인플루엔자가 대유행하던 때에 분리, 동정됐기 때문에 이렇게 불린다. 그 후 인플루엔자는 바이러스 때문이라 판명됐지만 이 세균의 명칭은 정정되지 않았다.

수막자극증상의 진단

수막자극증상이란 주로 지주막하출혈과 수막염 등으로 수막이 자극받으면 나오는 증상을 말하며 수막자극증후(수막자극징후)라고 부른다. 주요 진단 방법은 아래와 같다.

목경직

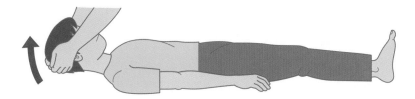

두부를 들어 올려 앞으로 굽히려고 해도 잘 구부려지지 않는다. 널빤지처럼 두부(頭部)뿐 아니라 어깨도 같이 들린다.

케르니크 징후

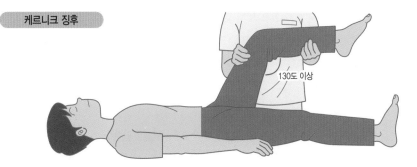

130도 이상

하지를 위 그림과 같이 움직이려고 하면 130도 이상 뻗지 않거나 통증을 호소한다.

브루진스키(Brudzinski) 징후

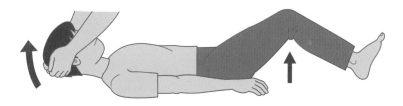

두부를 앞으로 굽히려고 하면 대퇴 관절과 무릎이 구부러진다.

중추신경변성질환 *degencrative disease of centrol neruous*

POINT
- 정해진 부위의 신경세포가 계통적으로 공격당한다.
- 다계통 위축증에는 몇 가지 종류가 있다.
- 수초의 변성은 신경세포의 변성과는 구분해서 취급한다.

정해진 부위가 공격당하는 변성 질환

중추신경의 신경세포가 변성하는 질환 중 원인을 알 수 없는 것을 특히 뇌척수변성질환이라고 한다. 계통적으로 핵과 피질의 신경세포가 탈락하는 질환으로 올리브다리뇌소뇌위축증(Olivopontocerebellar Atrophy)이 유명하다. 이 질환은 소뇌, 교뇌, 연수 올리브 핵(olivary nucleus, -核)에 변성을 보이고 기본적으로 그외의 부위는 손상되지 않는 것이 특징이다. 마찬가지로 줄무늬체흑질변성은 중뇌 흑질과 대뇌 심부 핵 중 근긴장 조정에 관여하는 줄무늬체라 불리는 부분이 변성한다. 또한 샤이-드래거증후군(Shy-Drager syndrome)은 척수의 교감신경 뉴런의 변성이 주 증상이다. 다만 서로 증상이 공유되는 경우가 많아 현재는 다계통 위축증으로 통합되어 있다.

파킨슨병은 중뇌 흑질의 변성으로 상기의 다계통 위축증과 증상의 일부가 공통되지만 파킨슨병에서는 좌우에 차이가 있는 경우가 많다고 여겨진다. 알츠하이머병은 대뇌피질 신경세포의 변성에 의해 비교적 젊은 나이에 치매 증상이 생긴다. 또한 근위축측삭경화증은 대뇌 운동영역에서 나와 추체로를 가는 뉴런의 변성에 의해 운동 마비를 일으킨다. 이처럼 중추신경 신경세포의 변성 질환은 침범당하는 부위가 질환에 따라 정해져 있는 것이 특징이다. 이에 대해 수초(髓鞘)가 변성하는 탈수초질환에 다발경화증이 있다. 수초의 미엘린 단백질에 대해 T림프구가 IV형 알레르기를 일으켜서 수초가 파괴되고 축삭이 변성하는 질환이다. 이것은 신경세포가 변성된 것은 아니기 때문에 계통적인 증상을 보이지 않으며 시신경 등 다양한 부위의 신경 증상이 관해와 재연을 반복하면서 진행한다.

키워드

중추신경의 변성과 위축
변성이란 일반적으로 세포와 조직에 다양한 원인이 가해진 결과 신진대사에 문제가 생기는 상태를 가리키고, 그 상태가 영속해서 괴사로 이어진다. 경색과 염증으로도 중추신경 조직은 변성하지만 특히 뇌척수 변성 질환이라고 하면 원인이 명확치 않은 것 가리킨다. 또한 신경세포가 괴사되어 탈락하면 그 부위는 육안으로 봐서 축소하므로 위축이라는 용어가 이용되고 있다.

메모

변성 질환의 증상
다계통 위축증과 같이 소뇌와 대뇌 핵, 중뇌 등이 주로 침범을 받는 질환군에서는 운동의 정확성과 원활성을 상실한 추체외로 증상이 나타난다. 근위축측삭경화증은 운동신경의 변성으로 추체로 증상이 출현한다. 알츠하이머병 등은 대뇌피질이 변성해서 치매 증상이 나타난다.

관해와 재연
질환 자체가 치유된 것은 아니지만 증상이 일단 쾌차한 상태를 관해(寬解, Remisson), 다시 증상이 악화한 상태를 재연(再然)이라고 하며 치유와 재발과는 구별해서 사용한다.

중추신경의 변성질환

신경세포(뉴런)의 변성질환은 반드시 정해진 부위에 침범한다. 일부 예를 아래에 든다.

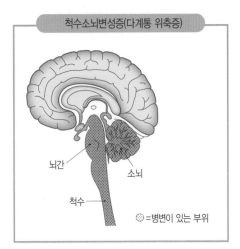

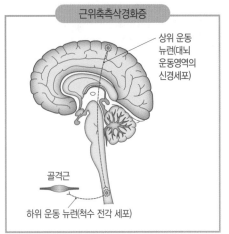

소뇌, 뇌간, 척수에 걸친 신경세포가 서서히 변성되지만 그 외 부위의 신경세포는 침범되지 않는다. 어디가 주로 침범되는가에 따라서 보행 장애, 불수의(不隨意) 운동, 구음(構音, articulation), 필기장애(dysgraphia), 자율신경실조 등 다채로운 증상이 나타난다.

대뇌피질 운동영역의 신경세포의 변성으로 상위 뉴런이 변성하면 그 명령을 받는 하위 뉴런도 변성하고 나아가 그 신경에 지배되는 골격근도 위축한다.

다발경화증

수초의 변성 질환인 다발경화증은 중추신경 내의 다양한 부위가 랜덤으로 침범당한다.

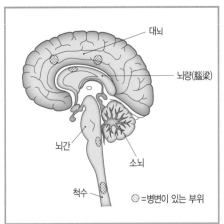

지각이상, 시력장애, 운동실조 등의 증상을 나타내는 일이 많다.

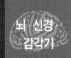

뇌종양 *brain tumor*

- 뇌종양의 조직형은 매우 다양하다.
- 양성 종양이라도 두개내압상승 증상을 나타낸다.
- 신경아교종은 뇌종양 중에서 가장 악성도가 높다.

뇌종양이 일으키는 두개내압상승

한마디로 뇌종양이라고 해도 신경아교세포(글리아세포)에서 발생하는 신경아교종(글리오마), 지주막세포에서 발생하는 수막종, 상의세포에서 발생하는 뇌실막종 외에 송과체에서 발생하는 송과체종과 정소와 난소의 것과 같은 생식세포종 등 매우 다양하다. 일부 종양을 제외하고 대부분 원격 전이를 나타내는 일 없이 종양 세포의 성격으로서는 타 장기라면 양성인 것이 많다고 할 수 있지만, 뇌종양은 폐쇄된 두개골 내에 발생하기 때문에 양성이든 악성이든 발육해서 종양 부피가 증대함에 따라서 두개내압상승 증상을 보인다. 때문에 양성 종양이라도 반드시 수술이 필요하다.

가장 악성도가 높은 신경아교종

뇌종양에서 발생 빈도가 높은 것은 신경아교종과 수막종이다. 수막종은 지주막에서 유래되므로 뇌의 실질과 분리하기 쉬운 결절을 만들지만 신경교종은 뇌 실질의 지지 조직이 종양화하기 때문에 신경세포를 둘러싸는 증식을 한다. 특히 교모세포종(글리오블라스토마)이라는 가장 악성도 높은 조직형에서는 발육이 빠르고 완전하게 절제하는 것은 거의 불가능하며 드물게 전이하는 일도 있다. 또한 소아는 수모세포종(메둘로블라스토마)이라는 종양이 자주 발생하는데. 이것은 신경세포와 신경아교세포로 분화하기 이전의 미숙한 세포에 유래한다고 한다.

일반적으로 소아의 뇌종양은 대뇌와 소뇌를 상하로 가르는 소뇌천막(P.180 참조)의 하측에 발생하는 것이 많고 천막하종양이라고도 부르지만 수모세포종은 그 대표적인 예로 통상적으로는 소뇌에 발생한다. 반대로 성인의 뇌종양은 천막상에 많이 보인다.

양성 종양
타 장기라면 악성 종양과 달리 통상 주위의 정상 조직을 압박하면서 증대하기 때문에 수술하기가 쉬워 예후가 좋다고 한다. 그러나 두개 내에서는 종양 체적의 증가 자체가 환자의 예후를 악화시킨다.

신경아교종(글리오마)
신경아교세포에는 신경세포를 지지하는 별아교세포 외에 중추신경 세포의 수초를 형성하는 희소돌기아교세포가 있고 각각에 유래하는 종양을 별아교세포종, 희소돌기아교세포종이라고 부른다.

뇌종양의 WHO 분류
뇌종양은 두개 내의 종양의 재발을 막지 않으면 두개내압 항진을 초래하므로 수술 후 화학요법과 방사선 치료가 필요하다. 이들 적응을 정하기 위해 거의 모든 종양에 대해 종양세포의 악성도를 Grade Ⅰ에서 Grade Ⅳ까지의 4단계로 나누어 진단한다. Grade Ⅳ가 가장 악성도가 높다.

뇌종양의 조직형은 매우 다양하다.

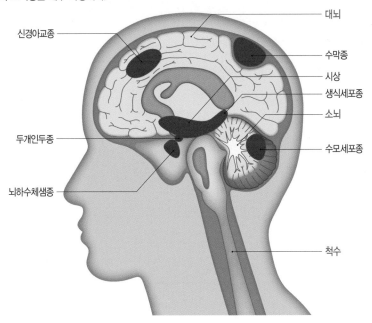

대뇌
신경아교종
수막종
시상
생식세포종
소뇌
두개인두종
수모세포종
뇌하수체샘종
척수

원발성 뇌종양은 다음과 같이 나뉜다.

신경아교종(글리오마) … 가장 발생 빈도가 높은 뇌종양. 글리아라 불리는 신경아교세포가 암화하는 것으로 발생한다.

수막종 … 뇌를 감싸고 있는 수막에 발생하는 종양. 여성 호르몬과의 관련성이 지적되고 있으며 40~50대의 여성에 많다.

뇌하수체샘종 … 뇌하수체에 생기는 종양. 호르몬의 분비 이상이 일어나는 일도 있다. 예후는 좋고 양성 종양.

신경초종 … 뇌신경, 특히 속귀신경(제8뇌신경)에 생기는 종양. 대부분이 양성. 적출해서 완치한다.

두개인두종 … 비교적 양성. 적출이 곤란하고 방사선 치료를 병용한다.

생식세포종 … 송과체와 뇌하수체 주변에서 발생하는 일이 많고 방사선과 화학요법이 효과적이다.

뇌종양의 내역

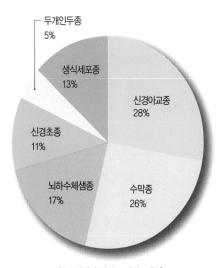

두개인두종
5%
생식세포종
13%
신경아교종
28%
신경초종
11%
뇌하수체샘종
17%
수막종
26%

(국립암센터 암정보 서비스에서)

눈 질병

POINT
- 백내장은 수정체(렌즈)의 백탁 현상이다.
- 녹내장은 안압상승에 의한 신경계 장애이다.
- 안구 표면과 포도막은 염증이 쉽게 파급된다.

실명의 주요 원인은 녹내장과 당뇨병망막병증

눈은 정밀한 광학 카메라의 성능을 능가하는 기능을 갖고 있지만 눈에는 여러 가지 질환이 발생한다.

안구 표면이 직접 외계에 접해 있는 각막과 이것에서 이어지는 결막(이른바 흰자위 부분)에는 알레르기결막염 외에 손가락을 통해 감염되는 아데노바이러스에 의한 유행각결막염 등 다양한 염증성 질환이 있다. 또한 백내장은 카메라의 렌즈에 해당하는 수정체가 나이를 먹으면 변성으로 빛의 투과성이 손상되어 일어난다. 이외에도 지속적인 당뇨병 고혈당에 의해서 생기는 당뇨병백내장이나 풍진바이러스의 태내 감염에 의한 선천백내장도 있다. 카메라의 필름에 해당하는 망막의 안질환으로는 박리가 자주 생기는데, 타박이나 강도 근시에 의한 안구의 변형으로 망막에 천공이 일어나서 박리되는 경우와 염증에 의해서 박리하는 경우가 있다.

망막증이란 주로 망막 혈관의 이상으로 생기는 시력 장애이고, 특히 당뇨병의 고혈당에 의해 이상 혈관이 증식해서 유리체에 침입하는 당뇨병망막병증이 유명하다. 마찬가지로 고농도 산소 치료에 의해서 망막의 이상 혈관 증식이 원인인 미숙아망막증도 있다.

각막과 수정체, 모양체로 둘러싸인 틈새를 앞공간이라고 하며 투명한 방수로 채워져 있다. 녹내장이란 방수의 생성과 유출의 균형이 무너져서 안압이 상승, 시신경이 압박되어 일어나는 장애이다. 유출로가 염증으로 폐색하는 것도 있지만 대부분은 원인이 확실하지 않다. 또한 맥락막(脈絡膜)과 모양체, 홍채를 총칭하는 포도막은 혈관이 많아 염증이 생기기 쉬운 부위로 피부 점막에 염증을 반복하는 베체트병(Behcet's disease)이 유명하다.

 시험에 나오는 어구

망막박리
망막이 바로 하층에 있는 맥락막에서 박리되는 것. 혈관이 많은 맥락막은 망막에 혈액을 공급하고 있는데, 혈액 공급이 끊긴 망막 조직은 불가역적인 괴사에 빠진다.

 키워드

안압
각막과 수정체와 모양체로 둘러싸인 앞공간에는 모양체에서 생성된 방수가 저류해 있고 안구가 정상 광로를 유지하도록 일정한 압력을 가한다. 방수는 각막과 홍채의 접점(우각, 隅角)에서 흡수되어 유출한다.

 메모

정상안압녹내장
일반적으로 녹내장은 방수의 순환이 원활하지 않아 안압이 상승하여 시신경이 과도하게 압박되어 시력장애를 일으키는 질환으로 이해됐다. 그러나 정상안압일 때도 시신경 장애가 많은 것으로 알려졌다. 이를 정상안압 녹내장이라 불린다.

눈의 구조

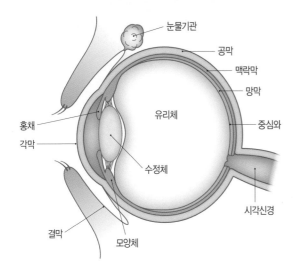

눈물기관
공막
맥락막
망막
중심와
유리체
홍채
각막
수정체
시각신경
결막
모양체

눈은 인체의 정밀기기

시각 정보를 감지하고 뇌에 전달한다. 색을 감지하는 원뿔세포 및 명암을 감지하는 막대세포는 망막의 중심에 늘어선 시세포. 안구는 6개의 외안근에 의해 움직인다.

백내장과 녹내장의 차이

▼ 백내장

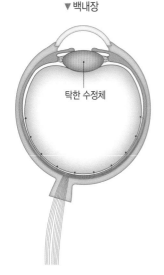

탁한 수정체

▼ 녹내장

안압이 상승

안압이 상승해서 후방으로 압박

시각신경 위축

카메라의 렌즈 역할을 하는 수정체가 탁해지는 질환으로 시야가 흐려져서 희미하게 보인다. 망막과 시각신경 자체에는 문제가 없고 수정체가 탁해질 뿐이므로 수술로 치료한다.

방수(房水)에 의한 안압 등으로 시신경 유두가 함몰돼서 일부 시각 신경에 문제가 생긴다. 시야의 일부가 탈락하거나 빛이 번지는 증상이 나타난다. 망막 자체에는 문제가 없지만 신경 섬유와 시각신경의 연결이 끊긴 상태로 회복은 기대하기 어렵고 심한 경우는 실명될 수도 있다.

귀 질병

POINT

- 중이(中耳)에 장애가 있으면 전도난청이 생긴다.
- 내이(內耳)의 장애로는 감각신경난청과 회전현기증이 일어난다.
- 내이 신경에는 신경초종이 자주 발생한다.

귀 질환의 특징인 난청과 현기증

귀는 외이, 중이, 내이의 3부분으로 나뉜다. 외이의 질환에는 귓불의 피부의 연속으로 황색포도알균과 진균 감염증 및 알레르기성 질환이 보이는 것이 특징이다.

한편 중이는 고막에서 내이로 소리를 전달하는 부분으로 추골, 침골, 등골의 3개 **이소골**이 고막의 진동을 차례로 내이의 달팽이에 보내는데, 내이를 대기와 같은 기압으로 조절하기 위해 이관(耳管, 유스타키오관)에서 인두와 연결되어 있다.

중이는 염증이 일어나기 쉬운 부위이다. 급성 및 만성을 포함해 다양한 형태의 중이염이 일어나고 소리 전달에 문제가 생기는 전도난청의 원인이 된다. 그중에서도 고막 표층의 중층편평상피에서 탈락하는 각질을 배출하지 못해 각질이 진주와 같이 공처럼 뭉쳐져 주위에 육아조직이 형성되는 것을 진주종이라고 한다.

또한 내이는 청각을 느끼는 달팽이와 평형감각을 느끼는 반고리관으로 구성되며 감각신경난청과 회전현기증이 내이 질환의 주요 증상이다. 돌발난청은 내이의 바이러스 감염과 혈액순환장애에 의해서 일어나는 것으로 여겨지지만 원인은 아직 밝혀지지 않았다. 메니에르병(Meniere's disease)은 내이의 부종이 원인이라고 하며 회전현기증과 함께 감각신경난청이 많이 나타나는데, 이것 역시 원인이 알려져 있지 않다.

내이에서 대뇌로 지각을 전달하는 신경은 속귀신경(제8뇌신경)으로 와우에서 나온 달팽이신경과 반고리관에서 나온 안뜰신경이 합류한 신경이다. 이 신경섬유의 수초를 형성하고 있는 슈반(Schwann)세포에서 발생하는 신경초종은 속귀신경종이라고 불릴 정도로 이 부위의 발병률이 높다.

시험에 나오는 어구

회전현기증
뇌의 허혈로 인해 일어설 때 느끼는 현기증과 달리 반고리관의 평형감각신호 전달에 장애가 생겨 바르게 자세를 제어할 수 없는 상태이다. 주변이 회전하는 것처럼 느껴진다.

메모

전도난청과 감각신경난청
중이에 일어나는 장애로 공기의 진동이 내이에 전달되지 않는 것을 전도난청. 내이의 달팽이에 장애가 생겨 청각 신호를 내보내지 못하는 것을 감각신경난청이라고 한다.

속귀신경종
슈반(Schwann)세포에서 발생하는 양성 종양이다. 슈반세포에서 수초가 형성되어 있는 것은 속귀신경을 비롯해 뇌신경이 말초신경에 속하기 때문이다. 덧붙이면 중추신경 세포의 수초는 희소돌기아교세포의 일종으로 구성되어 있다.

귀는 내이, 중이, 외이로 나뉜다. 청각정보와 평형감각을 감지하고 주파수와 소리의 크기를 구분하는 기능을 담당한다.

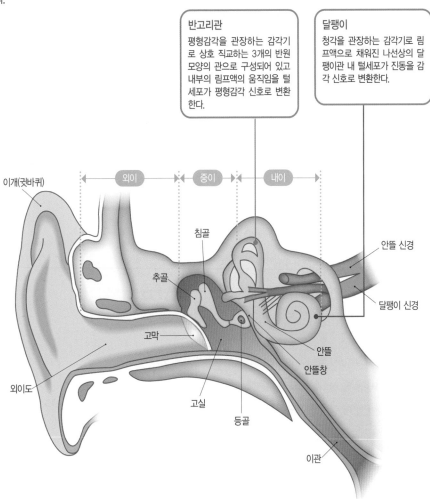

반고리관
평형감각을 관장하는 감각기로 상호 직교하는 3개의 반원 모양의 관으로 구성되어 있고 내부의 림프액의 움직임을 털세포가 평형감각 신호로 변환한다.

달팽이
청각을 관장하는 감각기로 림프액으로 채워진 나선상의 달팽이관 내 털세포가 진동을 감각 신호로 변환한다.

외이 · 중이 · 내이

- 이개(귓바퀴)
- 침골
- 추골
- 고막
- 외이도
- 고실
- 등골
- 안뜰 신경
- 달팽이 신경
- 안뜰
- 안뜰창
- 이관

8장

뇌·신경·감각기의 구조와 질병

column 현기증과 일어섰을 때 느끼는 어지럼증

갑자기 일어났을 때 눈앞이 어두워지고 머리가 핑 도는 것을 현기증이라고 하는데, 이것은 일시적으로 뇌의 혈액이 아래로 가서 생기는 어지럼증이다. 현기증이란 엄밀하게는 정지해 있는데 자신의 몸이 도는 것처럼 느껴지거나 자신 주위의 방이 돌고 있는 것처럼 느껴지는 회전현기증을 말한다.

뇌간 반사와 뇌사 판정

    대뇌와 뇌간(간뇌, 중뇌, 교뇌, 연수의 총칭으로 생명 유지에 중요한 기능을 하는 중추부)의 기능이 불가역적으로 정지한 상태를 뇌사라고 정의한다. 흔히들 오해하는 것이 식물 상태라는 단어인데, 이것은 뇌사와는 다른 개념이다. 식물 상태라는 것은 대뇌의 기능은 잃어도 뇌간과 소뇌가 활동하고 있는 상태를 가리킨다.

    즉, 뇌사를 판정하려면 대뇌 기능 상실을 의미하는 뇌파의 평탄화 외에 다음과 같은 몇 가지 뇌간 반사 상실 유무를 검사할 필요가 있다.

뇌간 반사 상실 검사

- 인두에 튜브를 삽입해도 흡수반사와 구토반사가 없다.
- 각막을 자극해도 깜빡이는 각막반사가 없다.
- 동공에 빛을 비추어도 대광반사가 없다.
- 귀에 냉수를 넣어도 눈을 움직이는 안뜰반사가 없다.
- 머리를 움직여도 그에 대응해서 안구를 움직이는 안뜰눈반사가 없다.
- 안면에 통증을 가해도 동공이 열리는 섬모체척수반사가 없다.
- 인공호흡기를 떼면 호흡중추를 이용한 자발호흡이 시작되지 않는다.

한편 뇌간 반사의 상실을 검사하는 경우는 2인 이상의 의사가 6시간 이상의 간격을 두고 신중하게 판정할 필요가 있다.

신장·비뇨기·생식기의 구조와 질병

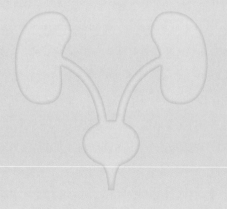

신장·비뇨기·생식기

신장·비뇨기의 구조

POINT

- 사구체는 혈청 속의 물질을 분자의 크기에 따라 여과한다.
- 요세관은 물질의 재흡수와 함께 물과 전해질을 조정한다.
- 요로상피는 수밀성이고 신장에서 조정된 소변을 체외로 배출한다.

신장과 비뇨기의 기능

신장은 노폐물의 배설 기관이라고 불린다. 사람은 체내에 발생하는 암모니아를 처리할 필요가 있기 때문에 간세포에서 유해한 암모니아를 무해한 요소로 변환하고 비뇨기를 통해서 체외로 배설한다. 또한 비뇨기는 요소를 소변으로 배설할 때 동시에 물과 전해질 양을 엄밀하게 조정해서 체내의 호메오스타시스(P.22 참조)를 유지하는 제2의 중요한 역할도 하고 있다.

호메오스타시스의 유지는 신장의 중요한 기능

신장은 우선 사구체에서 혈액을 여과해서 원뇨를 만드는데, 사구체 혈관의 기저막이 체 모양을 하고 있어 분자의 크기에 따른 여과가 이루어진다. 다시 이용할 수 있는 당과 단백질 등의 물질은 근위세관에서 재흡수되지만 근위세관에서 헨레고리(Henle's loop)를 통과할 때 원뇨 중의 물과 전해질도 농도 기울기와 삼투압에 의해서 대강 조절된다. 또 사구체에 유입하는 혈액과 요세관에서 유출하는 원뇨의 비율을 감시하는 사구체옆장치라는 한 무리의 세포가 레닌-안지오텐신-알도스테론계(P.110 참조)를 거쳐 원위세관에서 나트륨을 재흡수한다. 또한 전신에 퍼져 있는 혈압, 혈액량, 혈액 삼투압을 감시하는 세포군이 바소프레신(vasopressin)을 거쳐서 원위세관과 집합관에서 물을 재흡수하고 정밀하게 물과 전해질을 조정한다. 최종적으로 생성된 소변은 신우에서 요관을 통해 방광에 쌓이고 요도에서 체외로 배설된다. 한편 요로는 요로상피라는 물과 전해질이 누설되지 않는 특수한 점막에 덮여 있다.

 시험에 나오는 어구

사구체옆장치
사구체 입구의 혈관 내피와 요세관 상피를 포함한 일군의 세포. 유입 혈액량이 부족하다고 감지하면 레닌을 분비한다. 레닌은 안지오텐시노겐을 안지오텐신 I 로 변환, 다시 안지오텐신전환효소가 안지오텐신 II로 변환한다. 이것인 부신피질에서 알도스테론을 분비해서 원위세관에 작용해서 나트륨(Na)의 재흡수를 촉진시켜 세포외액량이 증가, 순환 혈액량이 회복한다.

 메모

단백질 생명체와 암모니아
단백질 생명체인 동물(사람을 포함)의 체내에 발생하는 암모니아를 처리해야 하는 문제가 있다. 단백질이 분해되면 유해한 암모니아가 발생하기 때문에 이들이 체내에 축적하지 않도록 배설해야 한다.

요로상피의 수밀성
샘상피와 중층편평상피 세포는 세포의 틈새를 통해 비교적 자유롭게 물과 전해질이 출입할 수 있지만, 요로상피는 신장에서 정밀하게 조합된 소변의 조성이 바뀌지 않도록 상당히 수밀성이 높다.

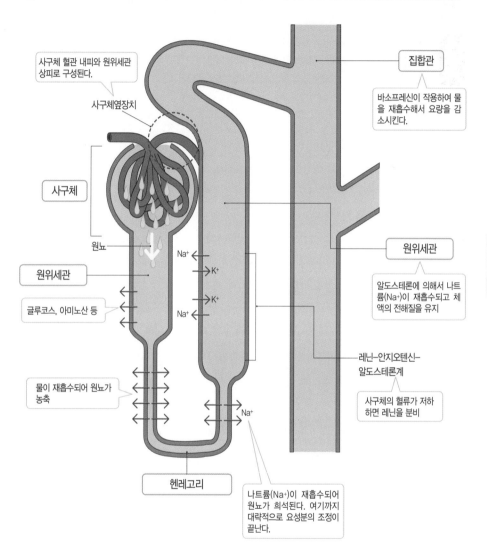

사구체 혈관 내피와 원위세관 상피로 구성된다.

사구체옆장치

사구체

원뇨

원위세관

글루코스, 아미노산 등

물이 재흡수되어 원뇨가 농축

헨레고리

Na+

K+

K+

Na+

Na+

집합관

바소프레신이 작용하여 물을 재흡수해서 요량을 감소시킨다.

원위세관

알도스테론에 의해서 나트륨(Na+)이 재흡수되고 체액의 전해질을 유지

레닌-안지오텐신-알도스테론계

사구체의 혈류가 저하하면 레닌을 분비

나트륨(Na+)이 재흡수되어 원뇨가 희석된다. 여기까지 대략적으로 요성분의 조정이 끝난다.

상기 외에 심장으로 유입되는 혈액량이 너무 많을 때는 심방나트륨배설펩타이드, 뇌나트륨배설펩타이드가 요량을 증가시켜 체액을 줄인다.

신장·비뇨기의 질병

- 신장염에는 사구체신염과 신우신염 두 가지가 있다.
- 소변의 용질과 용매비가 상승하면 요로결석이 일어난다.
- 성인의 신장암은 신세포암종, 소아의 신장암은 빌름스종양이다.

신장의 다양한 질환

신장의 선천 이상에는 양쪽 신장이 서로 붙은 말굽신장, 요세관의 접합 부전에 의한 다낭신장, 신장의 선천적 결손에 기인하는 포터증후군(Potter 症候群) 등이 있다. 포터증후군은 임신 중에 태아가 신장에서 소변으로 내보내는 양수의 과소증을 일으킨다.

신장염은 사구체신염과 신우신염으로 크게 나뉜다. 사구체신염은 Ⅲ형 알레르기를 중심으로 한 면역 이상에 의해서 사구체 혈관의 기저막이 파괴되는 것이 원인이며 대량의 혈청 알부민이 여과망을 통해서 원뇨 속으로 누출되어 고도의 단백뇨, 저알부민혈증, 부종을 보인다. 신우신염은 외음부의 세균이 요로를 역행하여 방광염을 거쳐 요관에서 신우에 감염한 것으로 세균이 방출하는 발열성 물질이 신장의 모세혈관에서 체내로 흡수되어 고열을 일으킨다.

신장 종양에는 어른은 투명세포신세포암종, 소아는 신장모세포종이 있다. 신우에서 요도에 이르는 요로상피에는 요로상피세포암종이 발생하며, 샘암과 편평상피암 성분이 섞이는 일이 있다.

결석은 다 녹지 않은 염류가 응집되는 것

비뇨기의 대표적인 질환에는 요로결석이 있다. 소변은 요산염과 수산염, 탄산염 등 각종 염류를 함유하고 있으며 소변으로 배설되는 수분이 감소하면 포화한 염류가 요로 중에 응집해서 결정화한다. 요로결석은 여름의 발한 과다와 수분 섭취 부족으로 요량이 감소했을 때 일어나지만 고칼슘혈증의 칼슘염과 항암제 치료로 사멸한 종양 세포의 핵산에 유래하는 요산염이 과잉된 경우에도 일어난다.

사구체신염
사구체가 면역 이상에 의한 알레르기에 의해서 파괴되는 질환으로 용혈사슬알균에 감염된 후에 가장 많이 일어난다. 또한 전자현미경이 아니면 사구체 병변을 검출할 수 없는 미세변화신증후군, 사구체의 원뇨 출구가 섬유화되어 막히는 예후가 나쁜 초승달사구체신염 등 많은 형태가 있다.

신증후군
사구체 장애로 대량의 알부민이 소변으로 누출해서 단백뇨, 저알부민혈증, 부종의 세 가지 징후를 보이는 것을 신증후군이라고 한다.

빌름스종양의 발암
빌름스종양의 발암은 WT-1, WT-2 등 여러 개의 유전자가 관여하는 것으로 알려져 있으며 그 중에서도 WT-1이 존재하는 11번 염색체의 미소 결손은 눈의 홍채 형성에 관련된 유전자가 인접하기 때문에 빌름스증후군과 무홍채증이 합병하는 등 기형 합병이 많은 소아 종양이다.

양수의 순환

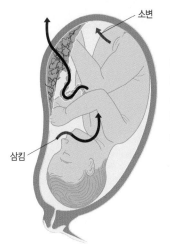

소변

삼킴

양수는 태아가 소변으로 배설하는 것으로, 이것을 다시 태아가 먹고 뱉어서 소화관에서 흡수하고 태반을 통해서 모체로 돌아가는 방식으로 양을 조절한다.

※포터증후군(신장무형성)은 양수가 감소하는 것이고, 양수를 삼킬 수 없는 선천성식도폐쇄증(P.70 참조)은 양수가 과다한 상태이다.

요로결석의 구조와 종류

요로결석은 소변에 함유된 다양한 소금이 요로에 응집돼 일어난다.

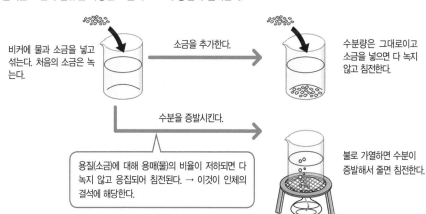

비커에 물과 소금을 넣고 섞는다. 처음의 소금은 녹는다.

소금을 추가한다.

수분량은 그대로이고 소금을 넣으면 다 녹지 않고 침전한다.

수분을 증발시킨다.

용질(소금)에 대해 용매(물)의 비율이 저하되면 다 녹지 않고 응집되어 침전된다. → 이것이 인체의 결석에 해당한다.

불로 가열하면 수분이 증발해서 줄면 침전한다.

결석의 종류에 따른 분류

칼슘결석	• 요로결석의 80% • 파쇄요법을 시행한다. • 수산칼슘이 응집된다.
요산결석	• 요로결석의 5~10% • 알칼리화하는 약제로 용해 요법이 가능 • 요산 과잉 섭취, 백혈병 치료 후에 일어난다.
시스틴결석	• 아미노산 대사이상과 관련 있다.
인산마그네슘·암모늄결석	• 요로감염과 관련 있다.

생식기의 구조

POINT

- 남녀의 생식기는 태생기에 같은 형태로 발생한다.
- 볼프관(Wolffian duct)은 남성, 뮐러관(Muellerian duct)은 여성의 생식기를 형성한다.
- 난자는 태아기부터 배란 준비를 한다.

원래 남녀는 같은 형태로 발생한다

남녀의 생식기는 형상이 완전히 다르지만 태아기에 같은 형태로 복강 내에서 발생한다. 기본 구조는 뮐러관과 볼프관이라는 좌우 2쌍의 관과 고환과 난소로 분화하지 않는 원시성선으로 이루어져 있으며 남녀 태아에 공통된다. 성염색체 XY의 태아는 Y염색체상의 고환결정인자(TDF)가 원시성선을 고환으로 유도하여 세르톨리세포(Sertoli cell)가 분비하는 뮐러관 억제인자가 뮐러관을 억제하고, 또한 라이디히세포(Leydig cell)가 분비하는 안드로스테론(남성호르몬)이 태아의 외관을 남성 형태로 분화시킨다. 이 과정에서 복강 내에 있던 고환은 하강해서 음낭으로 이동한다. 한편 성염색체 XX의 태아는 자연히 볼프관이 퇴화해서 뮐러관이 여성의 내성기를 형성하고 외관도 여성의 형태로 분화한다.

고환은 정세관이라는 관 안에 세르톨리세포가 있고 성숙한 남녀는 세르톨리세포에 지탱된 정모세포가 정자로 성숙한다. 한편 여성의 경우는 모친의 태내에 있을 때 장래에 난자가 될 일차난모세포가 난자 형성을 위한 감수분열(P.220 참조)을 개시하고 배란을 할 때까지 난자는 일차감수분열 전기에 상동염색체가 연접(synapsis)하여 사분염색체(tetrad)를 형성한 상태로 대기한다. 난포는 난소 안에서 난포막세포에 둘러싸여 성숙하기를 기다리고 있지만 배란이 가까워지면 감수분열을 재개해서 이차감수분열 중기의 상태에서 배란하고 복강 내지 자궁관에서 수정해서 수정란으로 배출된다. 이때 자궁내막은 프로게스테론의 영향을 받으며 수정란 착상 준비를 완료한다.

 시험에 나오는 어구

자궁내막
에스트로겐과 프로게스테론이 서로 영향을 주고받으며 자궁주기를 반복한다. 에스트로겐 작용기가 내막 증식기이고, 프로게스테론 작용기가 내막 분비기(임신 준비기)이다. 임신이 성립하지 않으면 프로게스테론 작용이 중단되어 내막은 월경으로 탈락한다.

 키워드

뮐러관과 볼프관
주로 뮐러관이 자궁와 자궁관 등 여성의 내성기, 볼프관이 정관 등 남성의 내성기를 형성한다. 사람의 신장은 태생기에 전신, 중신, 후신의 3개가 차례로 발생하고 마지막의 후신이 영구신이 된다. 볼프관은 중신의 요관에서 발생한 것으로 중신관이라고도 한다.

 메모

프로게스테론
정상 여성의 자궁내막은 에스트로겐의 작용으로 분비선을 증식하고 프로게스테론의 작용으로 분비해서 임신 준비 기간에 들어가는 주기를 반복한다. 수정에서 착상이 성립하면 프로게스테론의 작용이 지속되어 출산까지 태아의 임신을 유지한다.

생식기는 태아기에 남녀 모두 같은 형태로 복강 내에서 발생하고 뮐러관과 볼프관의 발달과 퇴화에 의해 분화한다.

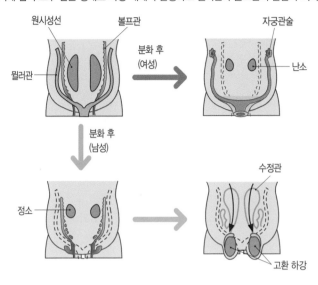

분화 후(남성)

남아는 Y염색체상의 TDF 유전자가 원시성선을 고환으로 유도하고 뮐러관 억제 인자를 내서 뮐러관을 퇴화시킨다. 볼프관은 발달한다. 라이디히세포가 남성호르몬을 배출해서 남성 성기를 형성한다.

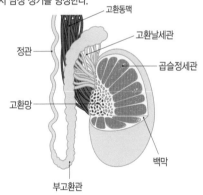

고환의 구조

고환은 복부의 자율신경에 의해 조절된다. 정자를 형성하는 정세관은 고환 내의 소엽에 있다. 정자는 형성된 후 부고환관에서 사정되기를 대기하는 사이에 운동 기능과 생식 기능을 획득한다.

분화 후(여성)

여아는 모친과 같은 여성호르몬하에서 여성 형태로 분화한다. 볼프관은 퇴화하고 뮐러관이 내성기로 발달한다.

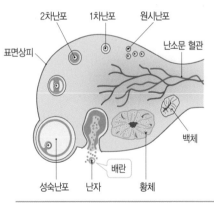

난포의 발달 과정

원시난포는 성숙하면 난포상피에 난포방이 형성되고 난포액으로 채워진다(포상 난포). 난포는 성숙 과정에서 난소의 표면으로 이동하고 그 후 4주마다 좌우의 난소에서 1개씩 방출된다(배란).

9장 · 신장 · 비뇨기 · 생식기의 구조와 질병

유선의 양성질환

POINT
- 유선의 샘내강은 선상피와 근상피의 이중 구조로 되어 있다.
- 양성질환은 샘상피와 근상피의 2형성이 유지된다.
- 유선증은 중노년층, 섬유샘종은 젊은층에서 많이 생긴다.

정상 유선은 샘상피와 근상피로 이루어진다

유선은 흉근 위의 피하에 솟아있는 지방 조직에 발달한 모유 분비선이다. 선방(腺房)과 분비관은 샘상피 바깥쪽에 있는 근상피라는 평활근과 비슷한 상피세포로 덮여 있다. 현미경으로 관찰하면 샘내강의 테두리가 이중으로 보이는데, 이것을 샘상피와 근상피의 이중구조라고 한다. 유선의 양성 질환의 대표적인 것은 유선증, 관내유두종, 섬유샘종의 세 가지이며, 모두 이중구조가 유지되어 있는 것이 특징이다.

양성질환은 이중구조가 유지되어 있다

유선증은 샘상피와 주위 간질(間質)의 비종양성 증식과 위축 증세를 보이는 질환으로 호르몬 균형이 붕괴되기 시작하는 중년기 이후에 많이 보인다. 병변의 경계부는 명확하지 않고 부분분비를 나타내는 아포크린선 (apocrine gland) 화생이 특징이다. 관내유두종은 유관상피가 증식해서 유관 내에 융기하는 병변으로 해당 부위의 유관은 확장한다. 섬유샘종은 비교적 젊은 여성에게 많이 나타난다.

병변의 경계부가 뚜렷하며 샘상피와 주위 간질이 동시에 증식한다. 또한 섬유샘종과 잘 구분되지 않는 것이 엽상종양(phyllodes tumor)이다. 이것도 샘상피와 주위의 간질이 동시에 증식하지만 간질의 증식이 강한 것이 섬유샘종과 다르다. 간질의 증식 정도에 따라 양성, 경계 악성, 악성의 3단계로 나뉜다. 샘내강은 불규칙으로 확장, 협착해서 식물의 엽맥처럼 보이기 때문에 이 명칭으로 불린다. 한편 사춘기 남성도 에스트로겐 작용의 영향으로 유선이 붓는 일이 있으며 이것을 여성형유방이라고 한다. 분비관은 보이지만 모유를 생성하는 선방 조직은 확인되지 않는다.

시험에 나오는 어구

에스트로겐
프로게스테론과 협동해서 여성의 성 주기를 형성하는 호르몬으로 유선 조직에도 수용체가 존재한다.

키워드

이중구조
유선 외에 땀샘, 눈물샘, 침샘도 샘상피와 근상피를 가지며 이중구조를 나타낸다.
또한 전립샘도 샘상피와 기저세포를 가지며, 이것 역시 이중구조라고 한다. 이들 조직에서 이중구조가 있는 것은 원칙적으로 양성 질환이다.

아포크린선
두 종류의 땀샘 중 하나로, 땀샘은 외분비(에크린선)와 부분분비(아포크린선)로 분류된다. 겨드랑 아래, 외음부, 항문 주변, 유륜 등의 특정 부위에 있다. 에크린선은 전신에 분포하며 땀을 분비한다.

메모

유두종
피부, 소화관, 후두 등에 생기는 종양으로 유방 이외에도 생긴다. 병리의 형태학적 진단으로는 유두라는 단어가 사용되지만 원래는 유선의 유두와 같이 표면으로 융기해 있다는 의미이다.

샘상피와 근상피의 이중구조

샘상피와 근상피의 이중구조가 유지되는 것은 원칙적으로 양성 질환이다.

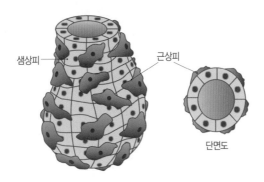

샘상피   근상피

단면도

에크린샘과 아포크린샘

샘상피는 분비 양식에 따라서 외분비(에크린샘)와 부분분비(아포크린샘)로 분류된다.

일반적인 샘(에크린샘)

분비물을 포함한 수송소포(輸送小胞)   세포막

수송소포의 막이 세포막에 유합해서 내용물을 방출(외분비)

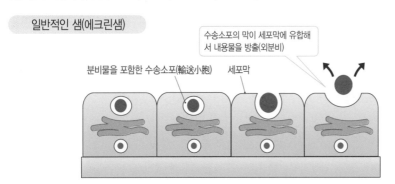

아포크린샘

수송소포

수송소포를 포함한 세포막별로 찢어져서 방출(부분분비)

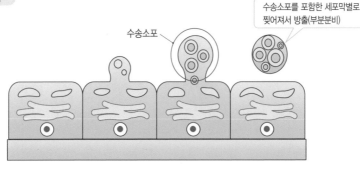

유방암 *breast cancer*

- ●유방암에는 샘상피와 근상피의 이중구조를 볼 수 없다.
- ●분비관에 유래하는 관암종이 다수를 차지한다.
- ●세계적으로 치료 표준화가 진행하고 있는 영역이다.

유방암은 이중구조 잃어

드문 육종을 제외하고 유선의 악성 종양의 대부분은 유방암이다.

고칼로리에 육식 중심의 서구형 식생활이 발암에 관여하며 유전적인 소인도 크다고 한다. 분비관에서 발생하는 관암종과 모유를 생산하는 선방에서 발생하는 소엽암종이 있고 대부분의 증례는 관암종이다. 유방을 4개로 나누면 유방암은 바깥쪽 상방의 겨드랑 쪽에서 가장 많이 발병하고 현미경으로 관찰하면 샘상피와 근상피의 이중구조(P.204 참조)는 보이지 않는다. 또한 소엽암종은 소형의 종양 세포가 여러 개씩 작은 집단을 이루어 침윤하므로 진단이 어려운 암 중 하나다.

유방암은 표준화 치료법이 앞서 있다

유방암은 가장 표준화 치료법이 진행한 암의 하나로 수술, 화학요법, 호르몬요법, 분자표적요법의 네 가지 방법이 주축이 되고 있다. 최근의 수술에서는 유방을 전부 적출하는 게 아니라 부분 절제로 유방을 보존하는 방식이 주류를 이룬다. 또한 안트라사이클린(Anthracycline)과 탁산(Taxane) 등의 우수한 항암제를 사용하고 유방 보존 수술 시행 후에 잔존 가능성이 있는 암세포에 화학요법을 병용하는 일이 많다. 암 세포가 에스트로겐 수용체를 갖고 있으면 에스트로겐 작용을 차단해서 증식을 억제할 수 있다. 병리 조직 표본으로 면역조직화학염색을 하고 에스트로겐 수용체 양성이면 타목시펜(Tamoxifen) 등의 수용체 저해 약제를 투여한다. 또한 암 세포의 침윤에 관여하는 HER2 단백이 양성이면 HER2에 대한 단클론항체(허셉틴)를 투여하는 분자표적요법도 시행된다.

단클론항체(單clone 抗體, monoclonal antibody)
단일항체생산세포의 클론이 생성하는 항체. 한가지 항원에만 특이적으로 결합한다. 암의 침윤을 규정하는 HER2 단백에 대한 항체(허셉틴)는 여기에 결합해서 활성을 억제함으로써 치료 효과를 나타낸다.

유방 보존
유방은 몸의 표면에 있는 장기이므로 비교적 수술이 쉽지만 반대로 환자에게는 유방을 전부 적출하는 데 따른 사회적 손실(예를 들면 욕탕과 온천 입욕 등)도 크다. 그래서 수술 후 화학요법을 포함한 축소 수술로 유두를 포함한 건강한 유방을 남겨두는 것을 유방 보존이라고 한다. 유방암 부위와 진행 상황에 따라서는 유방 보존이 불가능한 예도 있다.

표준화 치료법
매년 스위스의 장크트갈렌에 세계 각지의 유방암 치료 전문가가 모여 최신 치료 자료를 토대로 치료 방침에 대해 논의하고 있다. 특히 선진국에서는 어디서나 같은 수준의 진료를 받을 수 있다.

유방암은 가장 표준화 치료법이 앞선 암 중 하나로 수술, 화학요법, 호르몬요법, 분자표적요법의 네 가지가 주요 치료법이다.

수술

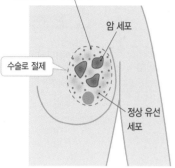

정상 결합 조직 등의 세포

암 세포

수술로 절제

정상 유선 세포

최근에는 부분 절제에 의해 유방을 보존하는 수술이 주류이다.

화학요법(방사선 치료)

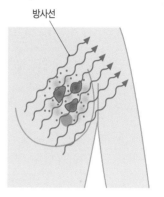

방사선

정상 세포도 암 세포도 무차별로 공격한다. 세포 분열기가 어느 세포에게든 가장 취약한 시기이다. 정상 세포에 비해 암 세포는 증식 속도가 빠르기 때문에 방사선 감수성이 높다.

호르몬요법

에스트로겐 감수성이 있는 세포를 선택적으로 공격한다.

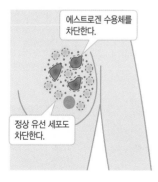

에스트로겐 수용체를 차단한다.

정상 유선 세포도 차단한다.

에스트로겐 수용체를 차단해서 에스트로겐으로 증식할 수 없도록 한다. 정상 유선세포도 차단한다.

분자표적요법

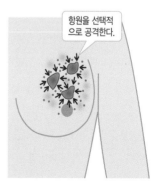

항원을 선택적으로 공격한다.

암 세포만이 표면에 갖고 있는 항원을 선택적으로 공격한다.

9장 신장·비뇨기·생식기의 구조와 질병

신장·비뇨기·
생식기

자궁암 *uterine cancer*

> **POINT**
> - 자궁암은 경부암과 체부암종으로 나뉜다.
> - 자궁경부암은 사람유두종바이러스(HPV)가 원인이다.
> - 자궁체부암종은 과잉 에스트로겐 작용이 원인이다.

자궁경부암은 HPV 감염이 원인

자궁은 바깥쪽에서 순서대로 중층편평상피, 점액샘상피(경관샘상피), 자궁내막(내막샘상피)으로 덮여 있다. 자궁암에는 중층편평상피와 경관샘상피의 경계부에 발생하는 자궁경부암과 자궁내막에서 발생하는 자궁 체부암종이 있다.

자궁경관샘은 점액을 분비해서 자궁강을 보호하고 있지만 세균 감염 등의 자극으로 중층편평상피 화생이 일어나고 이것을 반복하는 사이에 사람유두종바이러스(HPV)에 감염되면 자궁경부암이 발생한다. 그러나 바로 암이 되는 것이 아니라 우선 HPV에 감염된 세포가 이형성이라는 전암 병변을 거쳐 상피내암종(CIS)이 되고 다시 침윤암으로 발전한다. 자궁경부에 드물게 샘암이 발생하지만 대부분은 편평상피암으로 모두 HPV 감염이 원인이다. HPV에는 많은 형태가 존재하고 자궁경부에 감염되는 것으로 특히 16형과 18형 등 침윤암으로 발전할 확률이 높은 것을 고리스크군이라고 한다. 한편 6형과 11형 등 이형성에서 정상 상태로 돌아오는 것이 많은 것을 저리스크군이라고 한다.

자궁체부암종은 자궁내막에 발생하는 샘암이다. 자궁내막은 에스트로겐에 의해서 내막샘의 증식이, 프로게스테론에 의해서 간질의 성숙이 촉진된다. 2개의 여성호르몬이 배란별로 임신을 위한 성주기를 형성하며 폐경이 가까우면 프로게스테론 분비가 감소해서 에스트로겐에 의한 내막샘 증식 작용이 과잉이 되고 자궁내막증식증이라는 전암 병변을 거쳐 샘암으로 발전한다. 그 외에 경구 피임약 복용 등 에스트로겐이 단독으로 과잉 작용하는 상태가 계속되면 자궁체부암종의 원인이 된다.

 시험에 나오는 어구

여성호르몬
난소와 임신 중인 태반에서 분비되는 스테로이드호르몬. 뇌하수체 전엽에 의해서 조절된다. 여성의 제2차 성징과 자궁내막샘을 증식시키는 에스트로겐과 임신 준비와 유지 작용을 하는 프로게스테론으로 크게 나뉜다.

 키워드

이형성
광학 현미경으로 관찰한 세포와 조직의 형태가 정상과는 다른 것을 이형이라고 하고, 아직 암이라고 할 수 없는 세포가 장래에 암으로 발전하면 예측할 수 있는 이형을 나타내는 것을 이형성이라고 한다. 현재는 거의 전암 병변이라는 의미로 이용된다.

상피내암종
이형성을 거쳐 암이 된 세포가 아직은 상피 내에서 간질에 침윤되지 않은 상태. 다시 말해 악성 종양의 특징 중 하나인 침윤성 발육이 멈추어 있다.

 메모

자궁경부암백신
HPV에 의한 감염을 예방하는 백신. 부작용이 사회적 문제가 되고 있다.

208

자궁암의 발병 부위가 되는 상피

자궁암은 경관샘상피와 염증으로 인해 편평상피 화생한 부분의 경계부 등의 상피가 부위가 된다.

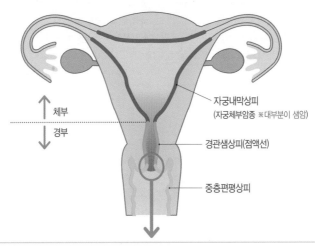

체부
경부

자궁내막상피
(자궁체부암종 ※대부분이 샘암)

경관샘상피(점액선)

중층편평상피

본래 경관샘상피로 덮여 있는 부분과 염증에 의해 편평상피 화생한 부분의 경계부에 자궁경부암이 발생한다. 대부분이 편평상피암이다.

자궁경부 종양성 병변 모식도

자궁경부의 편평상피 화생과 경관샘상피의 경계부 편평상피가 HPV 감염에 의해 이형을 나타낸다.

정상

H
P
V
감
염

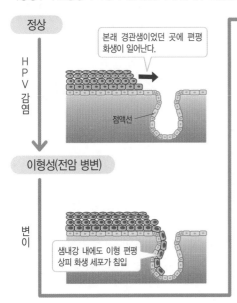

본래 경관샘이었던 곳에 편평 화생이 일어난다.

점액선

상피 내암

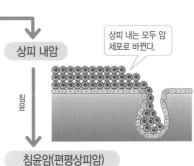

상피 내는 모두 암세포로 바뀐다.

침윤

침윤암(편평상피암)

이형성(전암 병변)

변
이

샘내강 내에도 이형 편평 상피 화생 세포가 침입

기저막을 파괴해서 간질에 침입한다. 혈관과 림프관에 들어가서 전이를 일으키는 경우도 있다.

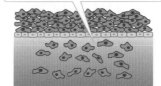

난소암 *ovarian cancer*

POINT
- 난소 종양의 발병 부위(母地, 종양의 기원)는 피막, 간질, 종자세포이다.
- 상피성 종양에는 경계 악성 병변이라는 양성과 악성의 중간 영역이 있다.
- 종자세포종양은 매우 다양한 조직형을 보인다.

난소암의 발병 부위는 3종류

난소는 난자의 성숙과 배란을 담당하는 기관이다. 표면을 덮은 피막, 간질(생식샘에서는 특히 성끈이라고 한다), 난자(종자세포)의 세 가지 부위에서 각각 종양이 발생한다.

난소피막은 복막중피로 덮여 있고 이것이 상피로 화생한 부분에서 상피성 종양이 발생한다. 상피성 종양은 장액종양, 점액종양, 자궁내막샘과 유사한 자궁내막모양종양, 뮐러관의 잔여물에서 발생하는 투명세포종양, 이행상피(요로상피)와 유사한 조직에서 발생하는 브레너종양의 다섯 가지로 분류되고 각각 악성(장액암종 등)과 양성(장액샘종 등)의 중간에 경계 악성 병변이라는 카테고리가 있다. 간질 종양은 난자의 성숙과 배란을 담당하는 세포에서 유래하는 종양으로 난자를 직접 보호하고 있는 과립막세포에서 발생하는 과립막세포종양, 그 바깥쪽을 덮은 난포막세포에서 발생하는 난포막종, 일반적인 섬유성 결합조직에서 발생하는 섬유종의 세 가지가 잇다.

종자세포 종양에는 다양한 종류가 있다

종자세포는 장래 정자와 함께 수정란이 되어 다양한 조직으로 분화해서 하나의 개체를 만드는 세포로 고환의 종자세포 종양과 같은 종양이 발생한다. 난소고환종, 난황낭종양, 미성숙기형종, 융모막암종, 유피낭종 등의 종류가 있고 특히 기형종은 2개 이상의 배엽에서 유래하는 조직이 혼재한 종양이다. 피부와 신경 조직(외배엽), 평활근과 뼈와 연골(중배엽), 기관지 상피와 갑상샘(내배엽) 등을 포함하는 난자에서 유래하는 종양이라고 할 수 있다.

 시험에 나오는 어구

종자세포
난자와 정자를 말하며 염색체 23개, 이른바 1배체의 게놈을 가진 세포이다.

 키워드

난자의 지지조직
난자는 태아기에 일차감수분열 도중에 멈춰 난소 안에서 배란하기까지 대기하지만, 직접 난자를 감싸고 있는 과립막세포는 배란 후에도 정자가 침입하기 전후까지 방사관으로 남는다. 이 바깥쪽을 난포막세포가 감싸고 여기에서 안드로스테론(남성호르몬)이 생성되어 과립막세포로 이행해서 아로마타아제에 의해서 에스트로겐으로 변환한다.

메모

고환과 난소는 종자세포를 성숙시키는 기관으로 태생기에는 같은 원시생식샘에서 발생하므로 기본적으로 같은 종양이 보인다. 종자세포 종양은 고환에서 어느 정도 나타나는 반면 상피성 종양과 간질 종양은 적다. 이것은 난소와 같이 배란에 의해서 표면의 조직이 상처 입는 일이 없기 때문에 혹은 발생 후에 음낭 내로 하강해서 체온에 노출되는 일이 없기 때문이라고 생각된다.

난소는 난자의 성숙과 배란을 수행하는 기관이다. 표면을 덮는 피막, 간질, 난자의 세 가지 성분으로 나뉘어 다양한 종양이 발생한다.

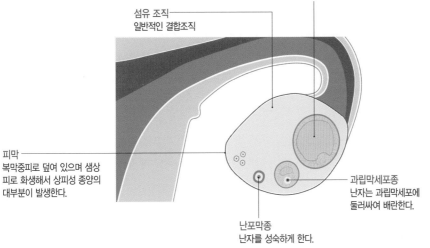

섬유 조직
일반적인 결합조직

종자세포(난자)
태생기에 일차감수분열 중간까지 진행하고 이차감수분열 중 배란하기까지 정지해 있는다.

피막
복막중피로 덮여 있으며 샘상 피로 화생해서 상피성 종양의 대부분이 발생한다.

과립막세포종
난자는 과립막세포에 둘러싸여 배란한다.

난포막종
난자를 성숙하게 한다.

난소종양은 다음과 같이 분류할 수 있다. 특히 장액종양과 점액종양은 양악성 경계 병변이 문제이다.

상피성 종양	난소의 피막은 엄밀하게는 상피는 아니지만, 상피 모양 조직으로 화생(化生)해서 종양화하는 것으로 생각된다.
장액종양	장액암종, 장액샘종
점액종양	점액암종, 점액샘종
자궁내막모양 종양	자궁내막모양암종
투명세포종양	투명세포암종
브레너종양	브레너암종
성끈 간질 종양	
과립막세포종, 난포막종, 섬유종	
종자세포종양	
난소고환종(고환에서는 고환종이라고 불린다), 난황낭종양, 미성숙기형종, 융모막암종, 유피낭종	

전립샘비대와 전립샘암

POINT
- 전립샘과형성은 내선, 전립샘암은 외선에 발생한다.
- 전립샘암에서는 샘내강의 2형성이 상성을 잃는다.
- 전립샘암은 뼈 전이가 많다.

전립샘비대는 정확하게는 전립샘과형성

전립샘은 방광 출구에서 요도를 조이는 위치에 있는 샘조직이다. 요도 주위의 내선과 그 바깥쪽의 외선 2층으로 이루어진다. 외선은 전립샘에서 정액의 합성에 관여하고 내선은 방광 경부 요도에 부속되어 있다. 전립샘비대는 병리학적으로는 전립샘과형성이라 불린다. 나이를 먹으면 생기는 현상 중 하나로 내선의 선관과 간질세포가 증가하는 질환이다. 전립샘의 샘내강은 도관상피의 바깥쪽에 기저세포층을 수반해서 이른바 이중구조를 나타내지만 전립샘과형성에서는 이중구조를 유지한 채 증식한다.

종양 마커인 전립샘특이항원

전립샘암은 외선에서 발생하고 암세포는 기저세포를 수반하지 않고 증식한다. 유방암과 마찬가지로 고칼로리에 육식 중심의 서구형 식생활이 발암에 관여한다. 유전적인 소인도 크고 비교적 고령자에서 많은 암이다. 특이적인 종양 마커(P.46 참조)로서 전립샘특이항원(PSA)이 있고 스크리닝에 사용된다. 환자는 고령자가 많기 때문에 분화도가 높은 전립샘암은 수술을 하지 않고 호르몬 요법만으로 치료하는 일도 있다. 전립샘암은 뼈 전이가 많고 다른 악성 종양의 뼈 전이는 뼈 조직을 파괴하는 것이 대부분인 반면 전립샘암의 뼈 전이는 뼈 조직을 형성해서 전이소(轉移巢, 전이 병소)가 대리석과 같이 딱딱해진다. 또한 전립샘에는 미소암이 많은 것도 특징이다. 직경 수 밀리 이내이고 경계가 명료한 피막에 싸인 채 긴 세월에 걸쳐 침윤도 전이도 일으키지 않다가, 전립샘과형성 등 다른 질환을 수술하다가 우연히 발견된다.

시험에 나오는 어구

전립샘특이항원(PSA)
전립샘에서 분비되는 특이성 단백. 전립샘암뿐 아니라 염증이나 과형성으로도 혈청 중에 증가하므로 진단 확정을 위해서는 전립샘침생검이 필요하다. 국가시험에는 PSA라는 약어로 출제된다.

키워드

비대와 과형성
비대란 세포 하나하나의 용적이 증가하는 것이고 과형성은 세포의 수가 증가하는 것이다. 일반인이 전립샘비대라 부르는 질환은 병리학적으로 전립샘과형성이 올바른 표현이다.

메모

미소암
크기가 1cm 이하, 수 밀리 정도의 작은 암으로 경우에 따라서는 평생 모르고 지나가는 일도 있다. 전립샘과 갑상샘에 많다. 다른 질환을 수술하다가 발견된 것을 우발암, 병리 해부 검체 검색 중에 발견된 것을 잠재암이라고 한다.

전립샘의 병변

전립샘비대증과 전립샘암은 모두 나이를 먹으면 증가하는 남성 질환이지만 발생하는 장소도 성질도 다르다.

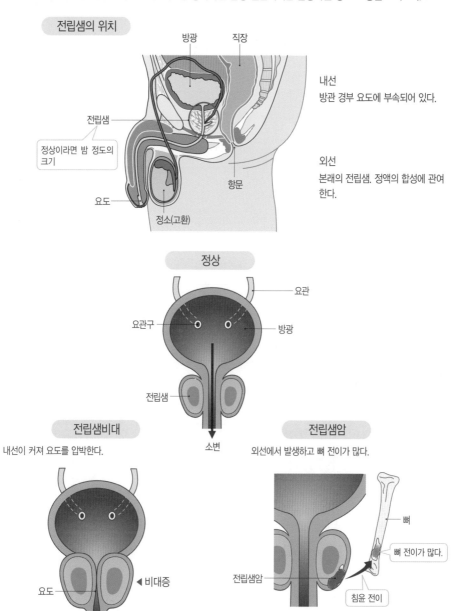

전립샘의 위치

방광
직장
전립샘
정상이라면 밤 정도의 크기
요도
정소(고환)
항문

내선
방관 경부 요도에 부속되어 있다.

외선
본래의 전립샘. 정액의 합성에 관여한다.

정상

요관
요관구
방광
전립샘
소변

전립샘비대

내선이 커져 요도를 압박한다.

요도
비대증

배뇨가 곤란하다. 노령자가 소변을 제대로 보지 못하는 것은 비대증 때문이다.

전립샘암

외선에서 발생하고 뼈 전이가 많다.

뼈
뼈 전이가 많다.
전립샘암
침윤 전이

외선에서 발생하므로 배뇨에 어려움은 없다.

사구체신염과 신우신염

glomerulonephritis and pyelonephritis

신장·비뇨기·생식기

POINT

- 사구체신염은 면역 복합체가 관여하는 사구체질환이다.
- 사구체신염에서는 신증후군이 일어난다.
- 신우신염은 병원 세균이 요로를 역행하는 감염증이다.

사구체신염은 면역 이상 등에 의한 기저막 파괴

신염에는 성질이 다른 두 가지 타입이 있다. 사구체신염은 신장의 사구체 기저막에 항원항체 복합체가 침착해서 혈액을 여과하는 체가 파괴되거나 사구체 혈관의 염증 등으로 사구체 기능에 문제가 생기는 것이다. 병원체에 의한 직접 손상이 원인은 아니다. 급성사구체신염은 용혈사슬알균에 감염한 후 균체 항원의 면역 복합체가 관여하고 비교적 예후가 양호한 것이 많다. 하지만 드물게 혈관염으로 사구체의 원뇨 출구에 반월형 섬유화가 형성되어 예후가 불량한 급속진행사구체신염도 있다. 만성사구체신염에는 당뇨병 합병증인 당뇨병신장, 전신홍반루푸스에 합병하는 루프스신염 외에 IgA에 의한 면역 복합체가 침착하는 IgA 신증, 전자현미경이 아니면 병변을 검출할 수 없는 미소변화형신증후군, 메산지움 세포(mesangial cell, 혈관 사이 세포)가 증식하는 막증식사구체신염 등 원인이 명확하지 않은 것도 포함된다. 사구체신염에서는 사구체 여과에 문제가 있어 대량의 혈장단백(특히 알부민)이 소변으로 누설되기 때문에 고도의 단백뇨, 저알부민혈증 및 그에 수반하는 혈장 삼투압 저하에 의한 부종이 일어난다(신증후군).

한편 신우신염에서는 외음부 요도구 부근의 세균이 요도를 역행해서 방광염을 일으키고 다시 요관을 역행해서 신우로 감염된다. 보통은 소변의 흐름이 있기 때문에 세균의 역행은 저지된다. 그러나 요량이 감소하면 세균은 요도를 역행해서 방광에 이르고 다시 요관에도 협착 등으로 소변이 정체하면 세균은 쉽게 신우까지 도달한다. 신우신염 환자는 세균이 내보내는 발열 물질 때문에 체온이 상승한다.

시험에 나오는 어구

면역 복합체
항원항체반응 결과 생긴 복합체를 말한다. 이것이 조직에 침착해서 생기는 것이 Ⅲ형 알레르기이다.

키워드

당뇨병신장
특히 Ⅱ형 당뇨병의 만성 합병증 중 하나. 당뇨병에 의한 혈관 장애로 신증 외에 망막증과 말초신경장애가 일어나며, 이들을 당뇨병의 3대 합병증이라고 한다.

메모

사구체세포
보우만주머니 안에 수납된 모세혈관 다발을 사구체라고 하며, 이 모세혈관 내피에는 무수한 구멍이 체모양으로 비어 있다. 이 모세혈관 바깥을 발세포라는 상피세포가 복잡하게 얽혀 있으며, 이 모세혈관을 묶은 것이 메산지움세포이다. 미소변화형신증후군은 전자현미경으로 관찰하면 발세포의 돌기가 융합해 있다.

신염은 사구체신염과 신우신염의 두 가지 타입으로 나뉜다.

사구체신염

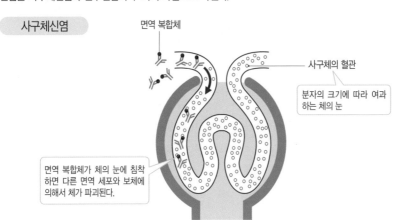

면역 복합체

사구체의 혈관

분자의 크기에 따라 여과
하는 체의 눈

면역 복합체가 체의 눈에 침착
하면 다른 면역 세포와 보체에
의해서 체가 파괴된다.

신우신염

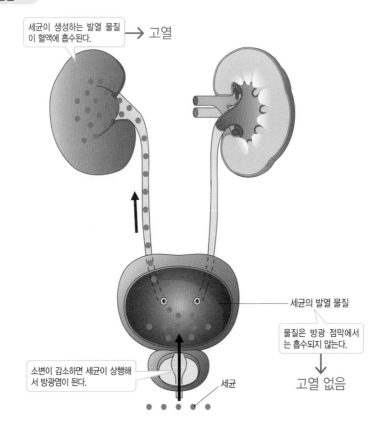

세균이 생성하는 발열 물질
이 혈액에 흡수된다. → 고열

세균의 발열 물질

물질은 방광 점막에서
는 흡수되지 않는다.
↓
고열 없음

소변이 감소하면 세균이 상행해
서 방광염이 된다.

세균

수신증

- 수신증은 요로 폐색에 수반하는 최종적인 신우 확장이다.
- 방광요관역류도 수신증의 원인이 될 수 있다.
- 수신증은 신부전과 신우신염을 초래한다.

수신증은 요로 폐색에서 신우가 확장한 상태

수신증이란 요로의 협착과 폐색에 수반되는 신장의 최종 병태이다. 결석과 종양에 의한 요로의 협착, 특히 유로가 매우 좁아진 요관의 폐색에 의한 것이 많지만 전립샘비대와 이물 삽입 등에 의한 요도의 협착도 최종적으로는 양쪽의 수신증을 유발한다. 또한 방광에 일단 저장된 소변은 보통 요관과 방광의 결합부가 밸브 작용을 해서 역류를 방지하지만, 여기에 이상이 있으면 복압이 상승해서 쉽게 요관으로 역류한다(방광요관역류). 소변이 앞으로 나아가지 못하는 점에서는 협착과 같은 효과도 초래하지만 방광과 신우 등 비교적 여유가 있는 공간의 병변에서는 쉽게 협착은 일어나지 않는다.

수신증은 신부전과 신우신염을 일으킨다

비뇨계는 신장에서 생성된 소변이 중력으로 방광으로 물방울이 떨어지는 구조가 아니라 소화관과 마찬가지로 요로 벽에 있는 평활근이 연동 운동을 해서 소변을 하류로 흘러보낸다. 요로의 일부에 협착이나 역류가 있으면 그 바로 위의 평활근이 보상성으로 비대해져서 보다 강한 힘으로 소변을 하류로 흐르게 하려고 한다. 보상이 실패하면 요로는 그 부분에서 확장해서 보다 상부의 평활근이 대신 보상하려고 한다. 보상의 실패와 요로의 확장 변화가 순차적으로 상류로 이행하고 최종적으로 신우에 이르는 것이 수신증이다.

이후에는 신장 실질이 확장된 신우와 신장의 피막에 끼어서 위축되고 투석이 필요한 신부전이 된다. 또한 최초의 협착부보다 상류에서는 소변의 흐름이 정체하기 때문에 세균의 역행성 감염으로 신우신염 합병증을 쉽게 유발한다.

 시험에 나오는 어구

신부전
다양한 원인으로 주로 신장의 물과 전해질의 조절 능력이 저하한 상태. 수신증도 그 원인 중 하나이다.

 키워드

요로
신장에서 생성된 소변이 배설되기까지 요로상피로 덮인 관강. 신우에서 요관을 상부 요로, 방광에서 요도를 하부 요로라고도 한다. 어느 부분에서 요류의 정체와 역류가 일어나든 모두 수신증의 원인이 될 수 있다.

신장 실질
사구체와 요세관 등 혈액을 여과해서 소변을 만드는 기능을 담당하는 부분을 말한다.

 메모

방광 요관 역류
방광의 두꺼운 근육층 내를 요관이 관통하는 부분은 평활근의 구조가 섬세하며 일단 방관에 떨어진 소변이 역행하는 것을 방지하는 밸브 구조로 되어 있다. 여기에 선천적 근육층 이상이 있으면 복압이 가해졌을 때 역류가 일어난다. 소아에게 일어나는 수신증의 대부분은 방광 요관 역류가 원인이다.

신우조영검사
신장이나 방광에 이상이 없는지는 정맥에 조영제를 투여하는 신우조영검사를 통해 확인한다.

수신증은 요로의 협착과 폐색에 수반되는 신장의 최종 병태. 보상실패와 요로 확장으로 신부전과 신우신염을 초래한다.

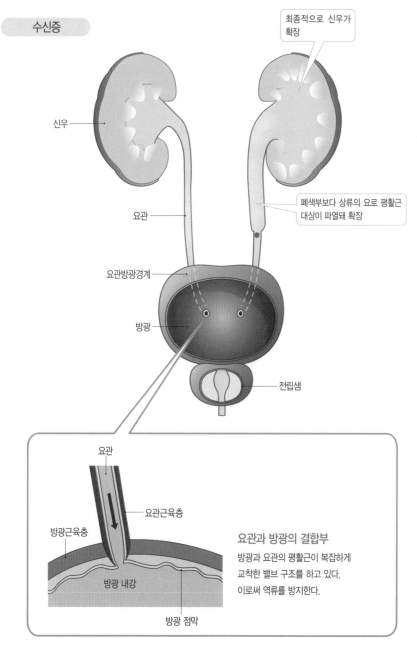

수신증

최종적으로 신우가 확장

신우

폐색부보다 상류의 요로 평활근 대상이 파열돼 확장

요관

요관방광경계

방광

전립샘

요관

요관근육층

방광근육층

방광 내강

요관과 방광의 결합부
방광과 요관의 평활근이 복잡하게 교착한 밸브 구조를 하고 있다. 이로써 역류를 방지한다.

방광 점막

자궁경부 병변과 세포진의 진화

자궁경부의 이형성에서 상피 내암을 거쳐 침윤암으로 이르는 병변을 특히 자궁경부 병변이라고 총칭한다. 이런 일련의 자궁경부 관련 병변을 진단하는 데 세포진이라는 검사 방법이 이용된다.

세포진을 한마디로 말하면 몸의 표면에서 벗겨진 세포, 긁어낸 세포, 체액 중에 부유한 세포 등을 모아서 슬라이드 유리에 칠한 표본을 염색해서 현미경으로 관찰하는 기술이다.

몸의 일부를 절취해서 채취한 검체를 그대로 포르말린으로 고정해서 표본으로 하는 조직진이라는 기술에 비해 비교적 간단하고 환자에 침습되지 않고 검체를 채취할 수 있다. 때문에 질환의 조기 발견을 위한 스크리닝 검사에는 대단히 유효한 검사라고 할 수 있다.

자궁경부암은 일본에서 연간 1만 명 이상의 여성이 발병하고 있고, 앞으로 암으로 발전할 전암 병변의 이형성까지 포함하면 더 많은 여성이 앓고 있다.

자궁경부의 세포 채취는 환자에 침습되는 것이 매우 작고, 또 세포진으로는 전암 병변부터 침윤암까지 각 단계의 세포 형태 변화를 정확하게 파악할 수 있기 때문에 자궁경부암의 조기발견 수단으로 세포진이 개발되어 장족의 발전을 하고 있다. 현재는 자궁경부암 이외의 병변에도 널리 응용되고 있지만, 세포진은 자궁경부암의 스크리닝을 베이스로 발전해 왔다고 해도 과언이 아니다.

10장

유전의 구조와
질병

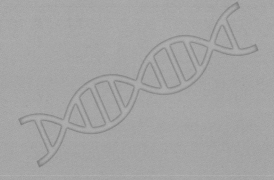

유전의 구조

 POINT

- 생물의 형질은 1쌍 2개의 유전자에 의해서 자손에게 전달된다.
- 사람의 세포는 상염색체와 성염색체로 구성된다.
- 유전이란 DNA를 다음 세대로 물려주는 것이다.

DNA의 전달로 자식은 부모와 닮는다

왜 사람의 자식은 사람일까?, 왜 아이는 부모를 닮았을까? 오랜 사람들의 의문을 해결하는 계기가 된 것은 멘델이 1865년에 발표한 유전의 법칙이었다(멘델의 법칙). 생물의 형질은 1쌍 2개의 유전자에 의해서 결정되며 이들 인자는 1개씩 분리해서 다음 세대로 전해진다. 이들을 분리의 법칙(멘델의 제1법칙)이라고 한다.

분리의 법칙에서 중요한 것은 1쌍 2개의 염색체가 1개씩 분리하는 감수분열이다. 사람의 세포는 46개의 염색체를 갖고 있다. 성별에 관계없이 1번부터 22번까지의 상염색체가 2개씩 총 44개이고 남녀의 성을 결정하는 성염색체(XX가 여자, XY가 남자)가 2개이다. 염색체란 세포분열 시에 핵내에 있는 DNA가 응집한 막대모양의 구조체를 말한다. 한편 염색체는 광학현미경으로 관찰할 수 있다. DNA 분자는 이 염색체를 타고 균등하게 다음 세포에 이어져서 세포는 정확하게 자신과 같은 DNA를 가진 세포를 복제한다.

같은 번호의 염색체를 상동염색체라고 하며 한쪽은 부친에게서, 다른 한쪽은 모친에게서 물려받는다. 또한 정자와 난자를 형성하는 감수분열에서는 1쌍 2개의 상동염색체를 1개씩 분리하고 DNA의 양도 정확하게 절반으로 나누어 다음 세대로 물려준다. 이렇게 해서 정자와 난자가 합체한 수정란은 다시 상동염색체를 1쌍 2개 갖게 되어 부모가 다음 세대의 개체에 위탁한 DNA에 의해서 형질이 재현된다.

염색체
세포의 핵내에 있고 세포분열 시에 막대모양의 구조체로 관찰되는 유전 정보의 담당자. 핵내의 염기성 색소에 잘 물드는 물질을 염색질이라고 명명한 것에서 염색질이 굳은 것이라는 의미에서 염색체라고 한다. 염색체는 'DNA의 운반체'로 비유된다.

유전자
염색체 중에 일정한 순서로 배열되어 각각이 하나씩 유전 형질을 결정하고 양친에게서 자손으로, 세포에서 세포로 전해지는 인자이다.

멘델의 제2법칙
상동염색체상의 같은 번호에는 형질을 결정하는 DNA가 쌍으로 존재한다. 이것이 멘델이 제창한 1쌍 2개의 유전 인자에 해당한다. 쌍을 이룬 DNA에는 작용의 강약이 있다는 것이 멘델의 우성열성의 법칙이다.

멘델의 제3법칙
다른 상동염색체상에 있는 DNA에 대해서는 분리의 법칙과 우성열성의 법칙이 독립적으로 성립한다. 이것이 독립의 법칙이다.

감수분열

감수분열이란 생물 세포의 핵분열의 1형식으로 2회의 연속된 핵분열에 의해서 염색체 수가 절반으로 주는 것을 말한다.

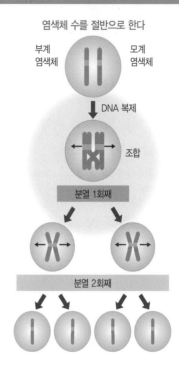

염색체 수를 절반으로 한다

부계 염색체 / 모계 염색체

DNA 복제

조합

분열 1회째

분열 2회째

멘델의 법칙

식물(완두콩)의 잎 색상을 예로 들어 유전자 조합을 가시화하면 다음과 같다.

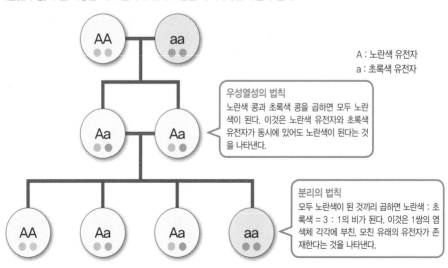

A : 노란색 유전자
a : 초록색 유전자

우성열성의 법칙
노란색 콩과 초록색 콩을 곱하면 모두 노란색이 된다. 이것은 노란색 유전자와 초록색 유전자가 동시에 있어도 노란색이 된다는 것을 나타낸다.

분리의 법칙
모두 노란색이 된 것끼리 곱하면 노란색 : 초록색 = 3 : 1의 비가 된다. 이것은 1쌍의 염색체 각각에 부친, 모친 유래의 유전자가 존재한다는 것을 나타낸다.

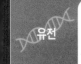

 유전

주요 유전 질병

y

POINT
- ●유전병은 일정한 법칙에 따라 부모에게서 자식으로 전달되는 질환이다.
- ●유전질환은 DNA의 돌연변이로 일어나는 것도 있다.
- ●미토콘드리아 DNA의 이상으로 일어나는 질환도 있다.

DNA의 이상은 일정 법칙으로 자식에게 유전된다

유전병이란 부모에게서 자식으로 DNA의 이상이 일정 법칙에 따라서 전달되는 질환을 총칭한다. 부모에게서 자식으로 질환이 유전되는 법칙에는 몇 가지가 있다. 우선, DNA의 돌연변이로 일어나는 질환은 멘델의 법칙에 따라 유전되기 때문에 멘델유전질환 또는 유전병이라고 한다. 돌연변이를 일으킨 DNA가 1번부터 22번까지의 상염색체상에서 우성으로 발병하는 것을 상염색체 우성유전병, 열성으로 발병하는 것을 상염색체 열성유전병, X염색체상에서 열성으로 발병하는 것을 X연관열성유전병(반성열성유전병)이라고 한다.

미토콘드리아에도 유전자가 있다

부모의 세포가 가진 DNA는 감수분열에 의해서 23개의 염색체 세트(게놈)가 되어 수정란에 유도되는데, 이때 정자 또는 난자가 운반해 온 염색체 수와 크기에 과부족이 있으면 그만큼 DNA의 양에도 과부족이 생긴다. 그러면 수정란은 정상적으로 발생하지 못한다.

이것을 염색체이상이라고 한다. 또한 복수의 유전자가 관여된 유전병을 다인자유전질환이라고 하고 고혈압과 당뇨병도 다인자유전질환의 일종이다.

여기까지 설명한 질환은 세포의 핵내 DNA 유전이지만 세포질에 있는 미토콘드리아에도 DNA가 존재한다. 수정란은 난자의 미토콘드리아를 이어받기 때문에 미토콘드리아 유전자 이상은 모친에게서만 자식에게 전달되고 뇌와 근육, 간 등 미토콘드리아의 대사가 왕성한 곳에 나타난다.

 시험에 나오는 어구

돌연변이
DNA는 아데닌(A), 티민(T), 구아닌(G), 시토신(C) 4종류의 염기가 직쇄상으로 배열해 있다. 이 염기 배열이 3개 단위로 1개의 아미노산을 지정하고 있으며, 만약 1개의 염기가 다른 염기로 바뀌는 경우 그 부분이 원래 지정한 아미노산의 종류가 달라진다. 이것을 유전자의 돌연변이라고 한다.

 키워드

게놈
정자와 난자에 전해진 22개의 상염색체와 X 또는 Y염색체의 1세트를 게놈이라고 하며, 게놈이 2세트를 이루어 수정란은 사람으로서 발생을 시작한다. 게놈 1세트를 가진 정자와 난자 같은 세포를 1배체, 2세트를 가진 수정란과 같은 세포를 2배체라고 한다.

 메모

유전자 이상과 유전병
암과 아교질병도 그 배경에 유전자(DNA)의 이상이 있다는 사실은 잘 알려져 있다. 그러나 이들 질환은 일정한 법칙에 따라 부모에게서 자식에게 전달되는 것은 아니므로 유전병(유전질환)이라고는 하지 않는다.

222

부모로부터 아이에게 질환은 유전된다

부모에게서 자식으로 유전되는 유전질환에는 선천적인 것과 선천적 요소와 후천적 요소가 합쳐서 일어나는 것이 있고, 주로 3종류로 나눌 수 있다.

유전병 타입	주요 특징
멘델유전질환	● 선천대사이상이라는 대사계의 질환이 많고 하나의 유전자에 결함이 있는 것이 원인으로 발병한다. ● 부친 또는 모친이 가진 유전자의 변이 계승 방법에 따라서 상염색체열성유전·상염색체우성유전·X연관열성유전 등으로 나뉜다.
염색체이상	● 정자와 난자의 배우자를 형성하는 감수분열 시, 상동염색체가 제대로 하나씩 분리하지 않으면 수정란에서 그 염색체가 1개 과잉(삼염색체성, trisomy) 또는 부족(단일염색체성, monosomy)해진다. ● 양친의 염색체에 전좌와 결실 등 염색체 형태에 이상이 있으면 그 부분의 DNA 양이 과잉(부분 삼염색체성) 또는 부족(부분 단일염색체성)해진다.
다인자유전질환	● 복수의 유전자가 질환을 일으키는 방향으로 작용하는 힘의 합이 일정 이상이면 발병한다. 비교적 흔한 질환(당뇨병, 고혈압, 암 등)에 많고 식사 등 환경 요인도 관여한다. ● 고혈압과 당뇨병, 암 등이 대표 질환이다.

수정과 미토콘드리아 유전

미토콘드리아는 독자의 DNA를 갖고 있으며 수정란은 난자의 미토콘드리아를 계승하기 때문에 미토콘드리아 DNA의 이상은 모친에게서만 자식에게 전달된다.

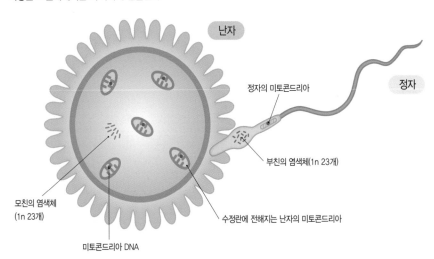

난자

정자의 미토콘드리아

정자

부친의 염색체(1n 23개)

모친의 염색체
(1n 23개)

수정란에 전해지는 난자의 미토콘드리아

미토콘드리아 DNA

유전병 *gempathy*

- DNA의 돌연변이 때문에 정상 단백질이 합성되지 않는다.
- 유전병은 멘델유전질환이라고도 불린다.
- 대부분의 질환은 멘델의 법칙에 따라 유전된다.

DNA의 돌연변이가 원인

유전 정보는 DNA에서 RNA(세포 내 핵산)로 전사되며 더 나아가 단백질로 전달된다. 이 유전 정보의 흐름을 '센트럴 도그마'라고 한다. 생물은 이 법칙에 의해서 자신의 구성 성분인 단백질을 계속 만든다.

그러나 기본 설계도라고도 할 수 있는 DNA의 염기 배열에 이상이 있으면 그대로 보존되어 메신저 RNA(유전자를 전사해서 나르는 RNA)에 그대로 전사된다. 그러면 다시 단백질 전달 과정에서 잘못된 아미노산 배열을 지정하게 된다. 그 결과 정상 단백질을 만들 수 없는 것이 원인으로 증상이 나오며, 이들을 유전병이라고 총칭한다. 한편 이 유전은 멘델의 법칙에 따르기 때문에 유전병을 멘델유전질환이라 부르기도 한다.

우성유전병과 열성유전병

상염색체 우성유전병인 마르팡증후군(Marfan syndrome)은 피브릴린이라는 단백질을 지정하는 DNA의 돌연변이로 일어나는 질환이다. 조직의 탄력을 유지하는 기능에 문제가 생겨 대동맥박리와 눈의 수정체이탈 등을 일으킨다.

또한 상염색체를 열성유전하는 페닐케톤뇨증은 페닐알라닌이라는 아미노산을 대사하는 효소 단백질을 지정하는 DNA의 돌연변이로 일어나는 질환이다. 아미노산을 정상 생화학 경로로 분해할 수 없고, 그 결과 이상 물질이 체내에 축적해서 지능 장애 등의 증상을 일으킨다.

 시험에 나오는 어구

선천대사이상
생체 내의 당, 아미노산, 지질, 핵산, 금속 등의 대사를 수행하는 효소 단백질이 DNA의 이상에 의해 정상 기능을 할 수 없기 때문에 이상 물질이 축적되는 증상을 일으키는 1군의 질환을 총칭한다.

 키워드

센트럴 도그마
(central dogma)
생물의 유전 정보는 DNA에 담겨 있고 그것이 메신저 RNA에 전사되어 다시 단백질에 번역된다는 분자 생물학상의 기본 개념을 말한다.

 메모

멘델의 법칙에 따르는 상염색체 우성유전에는 마르팡증후군, 연골무형성증, 헌팅턴무도증, 가족성 대장암 등이 있다. 상염색체 열성유전병에는 페닐케톤뇨증, 메이플시럽뇨증, 호모시스틴요증 등이 있고 다수의 선천성 대사 이상을 포함한다. 또한 X 연관열성유전병(반성열성유전병)에는 색각이상, 뒤센느근디스트로피, 혈우병, 선천성무감마글로불린 혈증 등이 있다.

유전병은 DNA 염기의 돌연변이에 의한 단백질 기능 부전이 원인으로 증상을 일으키는 유전자가 우성·열성 어디에 작용하는지에 따라서 아래의 세 가지로 나뉜다.

상염색체 우성유전병

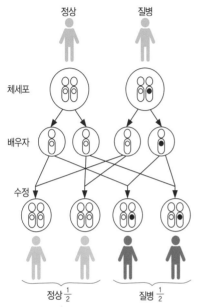

상염색체 열성유전병

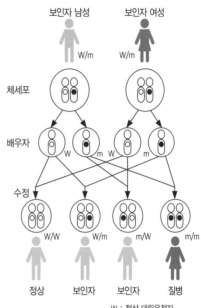

W : 정상 대립유전자
m : 열성 변이 대립유전자

X연관 열성 유전병

모친이 보인자이다.

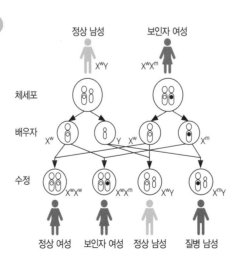

X^w : 정상 유전자를 가진 X염색체
X^m : 열성 변이유전자를 가진 X염색체

염색체이상

POINT
- 염색체이상은 정자와 난자에서 받는 DNA의 과부족이 원인이다.
- 삼염색체성 다운증후군은 21번 염색체의 이상이 원인이다.
- 각 염색체의 수와 크기의 이상이 공통된 증상을 발현한다.

다운증은 21번 염색체의 불분리가 원인

염색체란 세포분열로 핵내의 DNA를 균등하게 분할하기 위해 핵내에 있는 DNA가 응집한 막대모양의 구조체를 말하며 공평하게 DNA를 분배하기 위한 포장에 비유된다. 배우자(정자와 난자)를 형성하는 세포분열(감수분열)에서는 각 염색체의 쌍이 1개씩 분리하여 염색체 수가 절반인 23개가 되어 정자와 난자에 전해지고 수정 시에 다시 2개씩 합쳐 46개가 된다.

가령 난자에서 21번째 상동염색체의 쌍이 감수분열로 분리할 수 없으면(불분리) 난자는 21번 염색체를 2개 가지게 되고 이것이 정상 정자와 수정해서 수정란에서는 21번 염색체가 3개 존재하게 된다. 이것이 삼염색체성 다운증후군의 원인이다. 불분리에 의한 이상은 13번과 18번에도 보이지만 21번 이외의 불분리는 모두 유산된다.

염색체 전좌도 감수분열의 불균등이 원인

DNA가 균등하게 분할할 수 없는 원인에는 상동염색체의 불분리뿐 아니라, 별도의 상동염색체가 절단되어 그 절편이 변환하거나 2개의 염색체가 상호 유착해서 겉보기에 1개인 염색체 전좌도 있다.

이처럼 수정란이 물려준 염색체에 과부족이 있으면 염색체상에 응집되어 포장되어 있는 DNA의 발현이 흐트러져서 다양한 증상이 나온다. 그러나 이상을 보이는 염색체별로 공통의 DNA가 영향을 받기 때문에 출현하는 증상도 염색체별로 비슷하다.

 시험에 나오는 어구

다운증후군
가장 많이 보이는 염색체이상. 1866년에 영국의 의사 다운이 보고했다. 현재는 21번 염색체의 과잉에 의한 것으로 알려져 있으며 삼염색체성 외에 전좌형이 있다. 이것은 21번 염색체가 다른 염색체와 유착하기 때문에 그 염색체와 함께 과잉 21번 염색체가 수정란에 전달되는 것이 원인이다.

 키워드

불분리
상동염색체가 감수분열 시 1개씩 분리하지 않아야 한다. 이것은 멘델의 분리 법칙이 성립하지 않는 것을 의미한다.

 메모

성염색체이상
사람의 염색체는 1번에서 22번까지의 상염색체 외에 성을 결정하는 X와 Y염색체가 있고 가장 많이 보이는 터너증후군은 X염색체의 단완 일염색체성(짧은 쪽 팔에 존재하는 DNA가 하나 적다)이다. 남성의 성염색체 이상에는 클라인펠터증후군이 가장 많고 X염색체 수가 Y염색체 수보다 많은 것이 원인이다.

염색체이상의 분류

염색체이상은 상염색체의 이상에 의한 것과 성염색체의 이상에 의한 것으로 크게 나뉜다.

분류	원인	질환
상염색체의 이상	염색체 수가 많다.	다운증후군(21번 트리소미(삼염색체성), 18번 트리소미, 13번 트리소미
	전좌와 결실 등 구조의 이상	고양이울음증후군 등
성염색체의 이상	X염색체 모노소미 (단일염색체성)	터너증후군(XO)
	X염색체의 과잉	클라인펠터증후군(XXY)

삼염색체성 다운증후군

염색체 이상에서 가장 많이 보이는 질환. 21번 염색체가 하나 더 존재하면 수정란에서 21번 염색체가 3개 존재하게 되어 삼염색체성 다운증후군을 유발하는 원인이 된다.

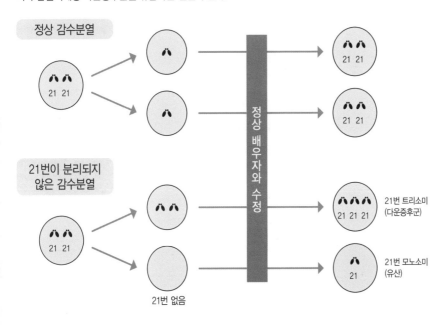

유전 태아병

POINT

- 태아병이란 발생 분화와 기관 형성 과정에서 일어나는 이상으로 유전은 아니다.
- 위험 인자가 태아에 작용하는 것은 일정 시기에 한정된다.
- 태내 감염과 방사선 피폭, 임신 중 의약품 복용이 원인인 경우도 있다.

기관 형성 과정에서 일어나는 이상

태아병이란 환경 요인과 병원체 등의 위험 인자에 의해서 발생 분화와 기관 형성 과정에서 일어나는 이상이다. 임신 초기의 기관 형성기를 태아기라고 하지만 구체적으로는 1개의 수정란에서 다양한 기관이 형성되고 사람의 몸의 원형이 완성되기까지의 시기를 말한다.

기관 형성기에는 체내의 거의 모든 세포는 사람의 기관으로 분화하기 때문에 DNA의 유전 정보를 발현시키면서 세포분열을 반복하지만 바이러스 감염과 방사선 피폭, 화학물질의 작용 등으로 유전 정보의 발현에 문제가 있으면 태아는 심각한 손상을 입는다.

기관 형성기에 위험 인자가 작용해서 기형 발생

위험 인자의 작용이 아직 수정란에 가까운 시기라면 태아 자체가 사멸해서 유산이 된다. 또한 이미 사람으로서 기관이 완성된 후라면 기형은 발병하지 않는다. 그러나 기관의 발생에 심각한 영향을 미치면서 출산까지의 생명적인 여력이 남은 시기에 위험 인자가 작용한 경우에는 출산 후에 기형이 생길 가능성이 높아진다. 이 시기를 기형 발생의 임계기라고 부르기도 한다.

기형이 발생하는 위험 인자에는 풍진 바이러스, 사이토메갈로바이러스와 톡소플라스마 원충 등의 자궁내감염, 태내에서의 방사선 피폭, 임신 중 모체에 의한 탈리도마이드와 항암제, 항경련제 등의 의약품 영향, 알코올 복용, 엽산 등의 영양소 결핍 등이 있다.

 시험에 나오는 어구

자궁내감염증
모체에 감염된 병원체가 태반을 통과하면 태아도 감염되는데, 이것을 자궁내감염 또는 선천성감염이라고 한다. 모체가 첫 감염인 경우에 태아의 태반경유감염이 문제가 되므로 모체 혈청 중 IgM 항체의 상승 여부가 태아의 위험을 평가하는 데 있어 중요하다.

 메모

선천풍진증후군
풍진 바이러스에 면역이 없는 임신 초기에 풍진에 걸리면 태아가 감염되어 다양한 기형이 생기는 선천 이상증. 풍진 대유행한 다음 해에 백내장과 내이성 난청 등의 선천 이상을 가진 신생아가 다수 출산한 사실을 통해서 판명됐다.

탈리도마이드 사건
1950년대 말기에 부작용이 없는 정신 안정제로 처방된 탈리도마이드가 태아의 사지 기형을 유발하는 원인이라는 사실이 확인됐고 1961년 서독(당시)에서는 이를 경고했다. 그러나 일본에서는 약제 회수가 늦어져서 피해 사례가 많았다.

기형 발생 임계기

수정 직후부터 기관 형성기가 끝난 후기 사이가 기형이 발생할 위험이 가장 높은 시기이다. 한편 태아기는 임신 8주 내지 9주 말까지로 정의되는 경우가 많지만 임신 초기의 기관 형성기라고 이해하면 된다.

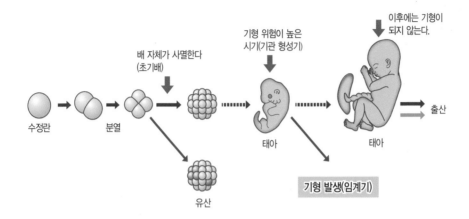

기형 발생의 위험 인자

기관 형성되는 사이에 기형을 발생시키는 위험 인자로서 작용하는 것에는 아래와 같은 것이 있다. 단 실제 임상 현장에서는 이들 원인이 반드시 확실하지 않은 증례가 많다.

위험 인자	예
생물학적 요인	자궁내감염증 ● 풍진(백내장, 내이 장애, 선천성 질환) ● 사이토메갈로바이러스 ● 톡소플라스마 원충 ● 매독 트레포네마
물리학적 요인	방사선 피폭
화학적 요인	약제 복용 ● 탈리도마이드(사지 기형) ● 항암제 ● 항경련제 ● 알코올(행동 이상, 저체중아) ● 흡연(저체중아)
기타	영양장애 ● 엽산 결핍(무뇌아)

유전자 진단

POINT

- ●유전자 진단은 널리 보급되어 있고 검사도 자동화되어 있다.
- ●유전자 진단은 사람의 DNA 염기 배열을 조사한다.
- ●종양 검출과 출생 전 진단에 이용된다.

샘플에서 DNA를 추출해서 검사한다

유전자 진단은 물려받은 질환과 친자 관계를 알 수 있는 검사로 일반화되어 있고, 최근에는 검사 자체도 자동화되어 있다.

사람의 몸을 구성하는 모든 세포는 양친에게서 받은 모든 유전자를 핵내에 보유하고 있다. 때문에 혈액과 모발, 손톱의 모든 조직을 유전자 진단 샘플로 사용할 수 있다. 유전자 진단은 샘플에서 DNA를 추출해서 중합효소사슬반응(PCR법, Polymerase Chain Reaction)으로 증폭하고 아데닌(A), 티민(T), 구아닌(G), 시토신(cytosine) 4종류의 염기가 어떤 순서로 배열되어 있는지를 조사한다.

리스크 평가에 활용이 기대된다

사람이 갖고 있는 총 유전자는 약 2,000종 정도이지만 이들을 모두 검사하는 데는 비용이 든다. 때문에 보통은 임상 진단과 가계도 조사를 통해 이상이 의심되는 유전자에 대해 검사하게 된다.

예를 들면 악성 종양의 경우 일반 병리 진단으로는 검출할 수 없을 정도로 미량의 종양 세포 검출, 치료 저항성을 나타내는 유전자의 유무, 종양 보인자의 검지 등이 가능하다. 또한 유전성 질환에서는 질환의 진단 확정, 가계 내 보인자의 선별(스크리닝), 태아의 출생 전 진단 등에 이용된다. 향후에는 본태고혈압과 당뇨병, 동맥경화증에 의한 심근경색 등 각종 생활습관병의 발병 전 리스크 평가에 활용할 수 있을 것으로 기대된다.

시험에 나오는 어구

중합효소사슬반응(PCR법)
DNA를 증폭하는 원리 또는 그것을 이용한 수법. 수법을 가리키는 경우는 PCR법이라 불린다. 극히 미량의 DNA에서 특정 DNA의 절편을 단시간에 대량으로 증폭시킬 수 있다.

키워드

출생 전 진단
임신 중 태아의 상태를 검사해서 진단한다. 양수의 태아 유부세포와 태반 융모세포를 이용해서 선천 이상을 조사한다.

중합효소사슬반응(PCR법)

DNA의 증폭법인 중합효소사슬반응(PCR법)에 의해 극히 미량의 DNA에서 특정 DNA 절편(프라이머)을 단시간에 증폭할 수 있다.
다음의 절차(①~③)를 반복하면서 DNA 절편이 증폭된다.

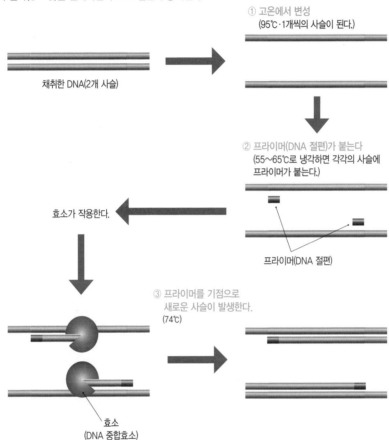

채취한 DNA(2개 사슬)

① 고온에서 변성
(95℃·1개씩의 사슬이 된다.)

② 프라이머(DNA 절편)가 붙는다
(55~65℃로 냉각하면 각각의 사슬에
프라이머가 붙는다.)

프라이머(DNA 절편)

효소가 작용한다.

③ 프라이머를 기점으로
새로운 사슬이 발생한다.
(74℃)

효소
(DNA 중합효소)

---

column ## 유전자 진단의 윤리적 문제

유전자 진단은 이상이 있는 태아의 중절을 둘러싸고 윤리적 문제가 자주 거론된다. 또한 생활습관병의 발병 리스크도 유전자적으로 평가된 경우 취직과 결혼, 보험 가입 등에 영향을 미칠 우려가 있다. 유전자 진단 결과는 구체적 특성의 근간과 관련되는 데이터이기 때문에 개인정보보호 관점에서 엄중하게 관리하는 사회 체제 구축도 중요한 과제라고 할 수 있다.

찾아보기

그림으로 이해하는 인체 이야기
신체와 질병의 구조

2022. 5. 17. 초 판 1쇄 인쇄
2022. 5. 24. 초 판 1쇄 발행

감　수 │ 다나카 후미히코
감　역 │ 윤관현
옮긴이 │ 김희성
펴낸이 │ 이종춘
펴낸곳 │ [BM] (주)도서출판 **성안당**
주소 │ 04032 서울시 마포구 양화로 127 첨단빌딩 3층(출판기획 R&D 센터)
　　　　10881 경기도 파주시 문발로 112 파주 출판 문화도시(제작 및 물류)
전화 │ 02) 3142-0036
　　　　031) 950-6300
팩스 │ 031) 955-0510
등록 │ 1973. 2. 1. 제406-2005-000046호
출판사 홈페이지 │ **www.cyber.co.kr**
ISBN │ 978-89-315-8968-9 (03510)
　　　　978-89-315-8977-1 (세트)
정가 │ 16,500원

이 책을 만든 사람들
책임 │ 최옥현
진행 │ 조혜란, 최동진
본문 디자인 │ 김인환
표지 디자인 │ 박현정
홍보 │ 김계향, 이보람, 유미나, 서세원, 이준영
국제부 │ 이선민, 조혜란, 권수경
마케팅 │ 구본철, 차정욱, 오영일, 나진호, 강호묵
마케팅 지원 │ 장상범, 박지연
제작 │ 김유석

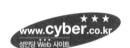
www.cyber.co.kr
성안당 Web 사이트

편집협력: 유한회사 view기획
본문디자인·DTP: 유한회사 PUSH I 집필협력: 이이오 사키
일러스트: 나카무라 시게루, 아오키 요시히토, 아오키 렌지, 미야시타 야스코